Eponyme und Syndrome in der Psychiatrie

Biographisch-klinische Beiträge

Dirk Arenz

EPONYME UND SYNDROME
in der Psychiatrie

Biographisch-klinische Beiträge

Dirk Arenz

Viavital Verlag

Die Deutsche Bibliothek - CIP-Einheitsaufnahme
Arenz, Dirk:
Eponyme und Syndrome in der Psychiatrie : biographisch-klinische Beiträge /
Dirk Arenz. - Köln : Viavital-Verl., 2001
ISBN 3-934371-27-2

Postfach 130363
50497 Köln
Satz, Layout, Cover: Andrea Dotzauer
Druck: medio Druck, Köln

Inhalt

Alphabetisches Verzeichnis der Eponyme und Syndrome

Verzeichnis der Exkurse

Geleitwort

Obwohl dieses Buch im engeren Sinne ein Werk über einige wichtige Eponyme in der Psychiatrie ist, eignet es sich gleichzeitig hervorragend für den ersten Einstieg in die allgemeine Geschichte unseres Faches. Insbesondere scheint es interessant für diejenigen Kollegen, die sich bis jetzt überhaupt noch nie mit historischen Fragen befasst haben. Gerade für sie könnten die oftmals nicht immer glatt verlaufenden Entwicklungen, die sich hinter unseren heutigen Begriffen, Konzepten, diagnostischen Kategorien und therapeutischen Ansätzen verbergen, eine wahre Offenbarung sein.

Der Schwerpunkt des vorliegenden Buches – was bei einem deutschen Autor vielleicht nicht sonderlich überrascht – liegt auf einigen der wichtigsten deutschsprachigen Vertretern des Faches der letzten 150 Jahre. Demnach berücksichtigen diese Kernbeiträge solche Meilensteine in der Psychiatrie wie, zum Beispiel, die bahnbrechenden Lehren von Kahlbaum und seinem Schüler Hecker; die von Kraepelin und seinem großen Kontrahenten Wernicke, durch dessen allzu frühen Tod Kraepelin seinen großen diagnostischen Einfluss ungehindert ausbauen konnte; die von dem Heidelberger Jaspers, Mayer-Gross und dann Kurt Schneider, der später sehr stark abgewichen ist von Kraepelins klinischen Ansichten, insbesondere was seine diagnostischen Grenzen der Schizophrenie anging; und die von Bonhoeffer, Bleuler und dem leider allzu schnell vergessenen Klaus Conrad. Aber auch die Psychiatrien einiger anderer Länder kommen nicht zu kurz und werden gebührend berücksichtigt, allen voran die großen klinischen Leistungen der Franzosen, wie beispielweise Briquet, Capgras, Charcot, de Clérambault, Cotard oder Magnan.

Hervorzuheben ist auch, dass das Buch sich nicht nur mit dem mehr oder weniger immer noch Gültigem für den heute praktizierenden Psychiater beschäftigt. Mit anderen Worten, es geht auch ausführlich ein auf die vielen klinischen und therapeutischen Irrwege, welche die Psychiatrie als aufstrebende Wissenschaft in den letzten 250 Jahren durchmachte, zum Beispiel, die sehr einflussreichen Lehren von Mesmer am Ende des 18. und dann von Gall am Anfang des 19. Jahrhunderts. Für manche Leser könnten gerade diese Beiträge den besonderen Reiz des Textes ausmachen. Vielleicht wirken auch einige der Inhalte des Buches so faszinierend, weil sie ausgesprochen skurril anmuten. Haben Sie beispielsweise gewusst, dass Ganser über den Maulwurf habilitiert hat, dass de Clérambault ein Werk über den Bumerang verfasst, oder dass Hecker eine besondere Streichholzschachtel erfunden hatte? Manchmal allerdings wirken die Beiträge ausgesprochen makaber und dann kann es einem dabei richtig gruselig werden, wenn man, zum Beispiel, von solchen merkwürdigen therapeutischen Errungenschaften wie der Autenriethschen Pustelsalbe oder dem Siegburger Siegel und ähnlichen schauderhaften Dingen erfährt. Aber all dies gibt uns keinen Anlass zur Überheblichkeit. Wir wissen doch nicht, ob im nächsten Jahrhundert unsere gegenwärtigen wissenschaftlichen und therapeutischen Bemühungen in der Psychiatrie auch nicht zu einem ähnlichen Gegenstand der Belustigung bzw. des Kopfschüttelns werden könnten.

Obwohl der Autor die wichtigsten Gegebenheiten, die hinter den einzelnen Eponymen stehen, mit der gebührenden Seriosität behandelt – insbesondere diejenigen, die mit der persönlichen Tragik einiger Biographien zu tun haben – ist er nicht abgeneigt, häufig Humorvolles durchblitzen zu lassen. Wo sonst könnte man in einem wissenschaftlichen Werk den Teil eines langen – aber leider nicht so besonders guten – Gedichts vom Emil Kraepelin lesen, um es dann in einem anderen Beitrag mit „Mignons Lied" aus Goethes „Wilhelm Meisters Wanderjahren" vergleichen zu können? Diese Tendenz findet man auch hie und da in den Angaben zur weiterführenden Literatur. Um sich davon zu überzeugen, brauchen Sie nach dem Lesen des Beitrages über das Fregoli-Syndrom nur ins Internet zu gehen und auf www.brachetti.com klicken. Bei Ihrer nächsten Reise nach Paris könnten Sie dann einen leibhaftigen Fregoli auf der Bühne erleben!

In unserer schnelllebigen Zeit wird der Geschichte der Medizin durch die noch aktiven Mediziner im allgemeinen leider viel zu wenig Aufmerksamkeit geschenkt. Durch die Flut der Neuigkeiten werden zurückliegende Ereignisse und Ergebnisse meistens zum Schnee vom gestern deklariert und ziemlich bald vergessen. Eigentlich schade! Insbesondere wenn es ein Werk wie das jetzt vorliegende gibt, ein Buch, das trotz seiner historischen Hauptperspektive ausgesprochen gegenwartsbezogen und dazu noch sehr flüssig und spannend geschrieben ist. Meines Erachtens stellt es eine große Bereicherung dar und ich kann ihm nur eine weite Verbreitung wünschen.

Bonn, im November 2001

Prof. Dr. K. Koehler

Vorwort

Warum ein Buch über Eponyme in der Psychiatrie? In der Psychiatrie – wie in den anderen medizinischen Disziplinen nicht anders – war es lange Zeit üblich, neu entdeckte Krankheiten, Syndrome oder „Gesetzmäßigkeiten" nach ihren Erstbeschreibern in Form von Eponymen zu benennen. Der wissenschaftliche Wert der Eponyme ist dabei begrenzt. Oft handelt es sich um historische Begriffe oder Darstellungen von Syndromen, Erscheinungen oder Krankheiten, die heute nicht mehr in dieser Form in den diagnostischen Manualen bestehen und darüber hinaus auch im aktuellen klinischen Jargon ihre Bedeutung verloren haben. Auf der anderen Seite fällt das Lernen „am konkreten Fall" meist leichter. Dies gilt sicher für „das Lernen am Patienten", indem es die Motivation für das Studium einer Erkrankung durch die persönliche Bindung, die sich aus der Begegnung zwischen Patient und Arzt ergibt, erhöht. Aber Erkrankungen oder Syndrome gewinnen auch an Konturen, wenn die Personen, die hinter den klinischen Beschreibungen, den Entdeckungen oder den Konstruktionen stehen, deutlich werden. Auch dabei kommt es zu einer „persönlichen Beziehung". Ein Begriff wird der Anonymität entrissen, wenn dahinter eine Person spürbar wird. Im Erleben einer Biographie werden individuelle Motivationen, Eigenarten und Schicksale deutlich, zugleich öffnet der Zugangsweg über Eponyme auch den historischen Blick auf die jeweiligen Zeitströmungen, Ansichten über Krankheiten, Bedingungen der Entstehungsgeschichten und vieles mehr.

Die traditionellen Konzeptionen der „Krankheitsbilder", hinter denen die „Entdecker" noch spürbar waren, sind heute eher den nüchternen operationalisierten Kriterien standardisierter Diagnosemanuale gewichen. Der persönliche Zugang zur Psychiatrie ist daher schwieriger geworden. Ein möglicher Weg führt dabei über

„Geschichten". Hierzu gehören einerseits die anamnestischen Erzählungen der Patienten in Form von Lebensgeschichte(n) oder -entwürfen, Plänen oder auch den Gründen ihres Scheiterns. Dies ist die Biographie, die für den Zugang zwischen Therapeut und Patient unerlässlich ist. Der biographischen Anamnese – und damit auch der Zeit, diese zu erheben – kommt in der Psychiatrie ein zentrale Bedeutung zu.

Auf der anderen Seite kann das Interesse an unserem Fach aber auch durch Krankheitsbeschreibungen in Form von Eponymen und Biographien vermittelt werden. Bei allem Fortschritt und dem Bemühen um eine gemeinsame psychiatrische Sprache durch die modernen Diagnosemanuale DSM-III/IV und ICD-10, wird man oft eine operationalisiert-ermüdende Wirkung auf den Leser feststellen. Diesem Mangel soll der vorliegende Band durch den biographischen Zugang entgegenwirken. Hinter vielen psychiatrischen Konzepten und Erkrankungen, die teilweise auch heute noch in den aktuellen Diagnosemanualen verborgen sind oder sonst eine Bedeutung in der Psychiatrie haben, stehen konkrete Personen mit Biographien, Lebens- und manchmal auch Leidensgeschichten. Leider wird durch eine komprimierte Zusammenstellung der verfügbaren Biographien deren Informationsgehalt eingeschränkt. Ziel der Zusammenstellung soll daher besonders sein, Interesse beim Leser zu wecken und zu weiterführender Lektüre anzuregen.

Dass wir bei aller beeindruckenden Vielfalt, welche die Psychiatrie als Fach bietet, nicht gänzlich historisch unbelastet unserer Arbeit nachgehen sollten, wird besonders anhand der nationalsozialistischen Bestialität, die den psychisch Kranken widerfuhr, deutlich. Darüber hinaus können jedoch auch zahlreiche „Therapiemethoden" vergangener Zeiten – zumindest aus heutiger Sicht – als Irrwege aufgefasst werden. Die in diesem Buch angerissenen Themen zeigen vielfach, dass eine Rückbesinnung auf die Psychiatriegeschichte sinnvoll, ja sogar unentbehrlich ist. Der nicht immer „zwanglose" Umgang mit den Patienten wird deshalb an mehreren Stellen des Buches behandelt, teilweise in thematisch zusammenhängenden „Exkursen". Beim Lesen des einen oder anderen Abschnitts wird deutlich, dass sich natürlich die Bedingungen für die psychisch Kranken seit Pinel, Conolly und dem „Non-restraint" exorbitant verbessert haben, dass auf der anderen Seite aber auch die Diskussionen der zeitgenössischen Autoren zur Frage der Abschaffung der Zwangsmittel eine geradezu verblüffende Aktualität behalten haben.

Die Liste der Eponyme ist natürlich alles andere als vollständig. Dies war auch nicht Ziel; vielmehr musste eine Auswahl getroffen werden, die sich auf der einen Seite an der verfügbaren Literatur, auf der anderen Seite an einer inhaltlichen Gewichtung orientierte. Dabei werden neben wichtigen Eponymen, die zum psychiatrischen Allgemeinwissen gehören, auch Syndrome beschrieben, die einer gewissen Skurrilität aus heutiger Sicht nicht entbehren. Aber auch „Sonderwege" können mitunter gegenwärtige Hauptströmungen verdeutlichen, ganz abgesehen auch von unterhaltsamen Aspekten.

Dieses Buch wendet sich in erster Linie an psychiatrisch ausgebildete Ärzte und Therapeuten, die ein tieferes Verständnis für psychiatriehistorische Entwicklungen anstreben. Auf der anderen Seite kann sich aber auch dem psychiatrischen Anfänger durch diese Herangehensweise ein Zugang zu der oft als verwirrend empfundenen Terminologie erschließen.

Ein Kommentar im Sinne einer kurzen klinischen Bewertung unterstreicht in jedem Abschnitt die Bedeutung des jeweiligen Eponyms aus der gegenwärtigen klinischen Perspektive. Dieses Vorgehen ist daher nicht frei von Subjektivität. Viele Eponyme sind aus heutiger Sicht zwar medizinhistorisch, aber dennoch zum Verständnis des heutigen Standortes innerhalb der Psychiatrie wichtig. Viele hochgepriesene Neuerungen gab es darüber hinaus bereits früher unter anderen Begriffen oder sie wurden vergessen, um in anderem Gewand wieder aufzutauchen. Bei der Auswahl wurden auch einige Autoren aufgenommen, die zwar streng genommen nicht durch ein Eponym geehrt wurden, deren Namen aber so stark mit einem bestimmten Begriff oder einem speziellen psychiatrischen Sachverhalt verbunden sind (z.B. Mayer-Gross, Kurt Schneider, Conrad, Weitbrecht), dass eine fast gleichwertige, „eponymhafte" Begrifflichkeit eine Aufnahme in die Sammlung rechtfertigt. Dies verschiebt den Charakter des Buches zwar einerseits in die Richtung einer psychiatriehistorischen Übersichtsarbeit mit vielleicht auch einem kleinen „Lehrbucheffekt", andererseits werden aber auch noch zu schließende Lücken deutlicher.

Die Darstellungen orientieren sich an der klinischen Psychiatrie und deren Entwicklung. Eine gewisse Akzentuierung deutschsprachiger Eponyme lässt sich aus der Zusammenstellung erkennen, wobei aber auch andere Eponyme, besonders aus der französischen Tradition, berücksichtigt wurden. Aufgenommen wurden auch einige Eponyme aus dem psychiatrisch-neurologischen Grenzbereich. Nicht aufgenommen wurden dagegen vorwiegend „psychotherapeutische Eponyme", insbesondere aus psychoanalytischer Sicht wäre eine Genealogie des griechischen Götter- und Heroenwesens eine zwar reizvolle, aber auch das vorliegende Konzept sprengende Aufgabe. Hingegen wurden einige Eponyme aufgenommen, die sich auf nicht-psychiatrische, historische oder auch fiktive Vorbilder gründen. Hier galt es besonders, die Spreu vom Weizen zu trennen und nicht jedes vermeintlich neue „Syndrom", in die Aufstellung aufzunehmen. Dennoch ist auch dieser Abschnitt noch ausbaufähig.

Die Anordnung der einzelnen Eponyme erfolgt nach den Geburtsdaten der Namensgeber. So lassen sich die Eponyme sicherer in den jeweiligen Zeitrahmen einordnen und zwischen einzelnen Syndromen wird sogar gelegentlich ein innerer Zusammenhang spürbar, sofern es sich um wesensverwandte Themenbereiche handelt. Bei den historischen oder fiktiven Eponymen wurde die Anordnung alphabetisch gestaltet, da ein chronologisches Vorgehen bei den verschiedenen Namensgebungen nicht sinnvoll erschien. Pfeile im Text verweisen (bei der ersten Nennung) auf eigene Kapitel zu anderen Eponymen.

Viele Darstellungen sind darüber hinaus unvollständig. Mal fehlen berufliche, mal private Details. Wo es mir möglich war, wurden Originaltexte – mit teils aktualisierter Orthographie – herangezogen. Zu manchen Personen gab es darüber hinaus auch differierende Angaben in der verfügbaren Literatur. Daher freue ich mich über jede gut gemeinte Kritik und Anregung. Vorschläge zur Erweiterung oder qualitativen Verbesserung der vorliegenden Zusammenstellung sind jederzeit willkommen.

Der Autor bedankt sich besonders für Anregung und Hilfe bei: H. Rabe vom Viavital-Verlag, K. Koehler, E. und T. Kistemann, P. Schneck, H. Kindt, R. Mensch, D. Zlotina, dem zauberhaften A. Brachetti, F. Poustka, A. Kraam, G. Wessolek, R. und U. Clemens, S. Elsner, D. Dietschmann, meiner Familie für die Geduld und Katja für die Buntstifte. Besonderer Dank gebührt auch der Firma Pfizer, ohne deren Unterstützung das Buchprojekt in dieser Form nicht möglich gewesen wäre.

Bonn, im November 2001

Dirk Arenz

EPONYME
und
SYNDROME
nach realen Namen

Charles Bonnet (1720–1793)

Charles-Bonnet-Syndrom

Biographie:

Charles Bonnet war Schweizer Naturforscher in Genf und ein von Locke beeinflusster Philosoph, der dem Empirismus zugerechnet wird.

Der Beschreibung nach hatte Charles Bonnet 1760 über die optischen Trugwahrnehmungen seines 89-jährigen, fast erblindeten, aber psychisch unauffälligen Großvaters Charles Lullin berichtet, der ihm amüsiert von allerlei Gestalten, Tieren, Menschen, Gebäuden und sogar einer spiegelbildlichen Doppelgängerhalluzination (Heautoskopie)[1] in seiner optischen Wahrnehmung erzählt hatte, die in der Wirklichkeit gar nicht vorhanden seien. Lullin berichtete über Erscheinungen von Menschen, Vögeln, Fuhrwerken oder Gebäuden in voller Klarheit und Lebhaftigkeit sowie bei voller Wachheit. Darüber hinaus entdeckte Charles Bonnet die „Parthenogenese" der Blattlaus, was für die Entwicklung der Embryologie bedeutsam war: Nach Isolierung eines neugeborenen Insekts beobachtete er, wie einige Tage danach 95 Einzelwesen aus ihm, ohne Mitwirkung eines männlichen „Keims", hervorkamen. Auch für die Entwicklung der Helminthologie lieferte Bonnet einen Beitrag. „Darmwürmer" waren nämlich im 18. Jahrhundert Gegenstand von Spekulationen verschiedener Naturforscher, Ärzten und sogar Philosophen. Man suchte nach ihrem Ursprung und spekulierte darüber, ob eventuell Adam als der erste Mensch die Darmwürmer auf das ganze Menschengeschlecht übertragen haben könnte. Während einige Autoren annahmen, dass die Würmer bei der Frau, die nach biblischer Auffassung aus einer Rippe Adams geschaffen worden war, über die Brustlymphgefäße eingedrungen sein könnten, andere Forscher die Darmwürmer gar als Teil der Erbsünde ansahen, waren für Charles Bonnet die Spermien für deren Auftreten verantwortlich.

Klinische Beschreibung:

Der Begriff des Charles-Bonnet-Syndromes wurde von Morsier 1936 zur Bezeichnung optischer Halluzinationen bei älteren Patienten mit Augenerkrankungen geprägt, ohne dass diese auf eine psychiatrische Erkrankung – beispielsweise eine Schizophrenie – zurückzuführen sei. Podoll et al. (1989) definierten diagnostische Kriterien und differenzialdiagnostische Abgrenzungen des Charles-Bonnet-Syndroms, die sich an der Originalbeschreibung, späteren Kasuistiken sowie eigenen beobachteten Fällen orientieren (Tab. 1).

Kommentar:

Das Charles-Bonnet-Syndrom kann in der operationalisierten Diagnostik der ICD-10 unter dem weiter gefassten Begriff der Organischen Halluzinose (F06.0) eingeordnet werden. Ähnliche Phänomene anderer Sinnesmodalitäten sind z.B. die Musikhalluzinose bei Schwerhörigkeit sowie unter Umständen auch der taktile Dermatozoenwahn (sog. Ekbom-Syndrom). Die organischen Halluzinosen sind wichtige Krankheitsbilder, die zwar relativ selten auftreten, aber immer noch gelegentlich als schizophrene Psychosen verkannt werden. Eine kausale Behand-

Tab. 1: Diagnostische Kriterien des Charles-Bonnet-Syndroms (n. Podoll et al. 1989)
1. Bei normalem Bewusstsein auftretende visuelle Halluzinationen bei älteren Personen sind das dominierende Zeichen
2. Keine Bewusstseinstrübung wie beim Delir; keine wesentliche Beeinträchtigung der intellektuellen Fähigkeiten wie bei der Demenz; keine dominierende Verstimmung wie beim organischen affektiven Syndrom; keine dominierenden Wahnphänomene wie beim organischen Wahnsyndrom; keine Psychose; keine Intoxikation; keine neurologische Grunderkrankung mit Läsionen der zentralen Sehbahnen und Sehrinde
3. Eine Visusminderung in Folge einer ophthalmologischen Erkrankung lässt sich als spezifischer organischer Faktor in der Mehrzahl der Fälle (87%) nachweisen, ist aber nicht obligat

lungsmöglichkeit des Charles-Bonnet-Syndroms und der Musikhalluzinose kann u.U. in operativen Eingriffen am entsprechenden Sinnesorgan bestehen.

Literatur:

Girod, C (2001) Der Weg zum Verständnis des menschlichen Ursprungs: Analyse der Befruchtung. In: Sournia JC, Poulet J, Martiny M (Hrsg) Illustrierte Geschichte der Medizin. Digitale Bibliothek 53. Directmedia, Berlin

Kömpf D (1993) Visuelle Halluzinationen – neurologische Aspekte. In: Möller HJ, Przuntek H (Hrsg.) Therapie im Grenzgebiet von Psychiatrie und Neurologie. Springer, Berlin Heidelberg New York

Podoll K, Osterheider M, Noth J (1989) Das Charles-Bonnet-Syndrom. Fortschr Neurol Psychiat 57:43-60

Théodoridès, J: Geschichte der Parasitologie. Das 18. Jahrhundert. In: Sournia JC, Poulet J, Martiny M (Hrsg) Illustrierte Geschichte der Medizin. Digitale Bibliothek 53. Directmedia, Berlin

www.philosophenlexikon.de

Franz Anton Mesmer (1734–1815)

Mesmerismus

Biographie:

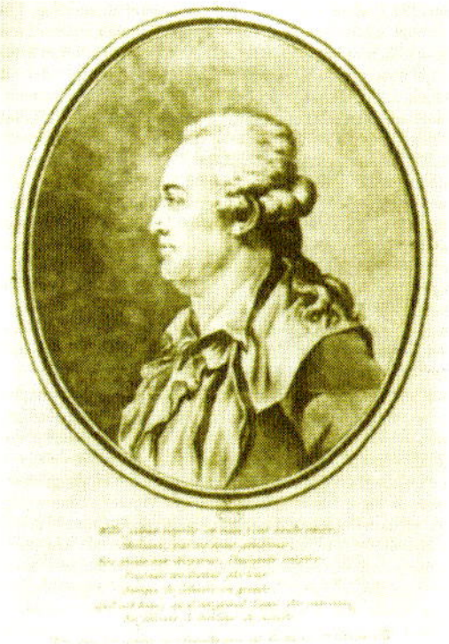

Franz Anton Mesmer wurde am 23. Mai 1734 in Iznang am Bodensee geboren. Er war das dritte von neun Kindern. Sein Vater war Wildhüter in den Diensten des Fürstbischofs von Konstanz. 1752 wurde er im Alter von 18 Jahren an der theologischen Hochschule in Dillingen eingeschrieben. 1754 schrieb er sich für das dritte theologische Jahr an der Jesuiten-Universität in Ingolstadt ein. Wahrscheinlich studierte er anschließend Philosophie. 1759 schrieb er sich in Wien als Student der Rechte ein, ein Jahr später wechselte er zur Medizin. Nachdem er sein Studium in Wien beendet hatte, promovierte er dort 1766 im Alter von 33 Jahren mit einer Dissertation über den Einfluss der Planeten auf die menschlichen Krankheiten. Wie Mesmer seine Studien finanzierte, ist unklar, es wird vermutet, dass er – wie später in seinem Leben – reiche Gönner fand oder Geheimbünden angehörte. 1767 heiratete er Maria Anna von Posch, eine reiche Witwe, und er ließ sich in Wien als Arzt nieder. Er lebte auf einem prächtigen Landsitz und zu den Freunden des Hauses gehörten u.a. die Musiker Gluck, Haydn und die Familie Mozart, wobei Mozarts erste Oper, „Bastien und Bastienne", in Mesmers Privattheater uraufgeführt wurde. 1773–1774 behandelte Mesmer Fräulein Österlin, eine 27-jährige Patientin, die an „15 verschiedenen Symptomen" litt. Mesmer behandelte sie am 28. Juli 1774 mit am Körper befestigten Magneten, worauf die Patientin fühlte, wie Ströme eines unbekannten Fluidums durch ihren Körper abwärts flossen und ihre Beschwerden zumindest einige Zeit lang verschwanden. Zu dieser Zeit war er 40 Jahre alt und seine „Entdeckung" des „thierischen Magnetismus" sollte sein weiteres Handeln bestimmen, indem er versuchte, die medizinische Welt von dem Wert seiner Fluidum-Theorie zu überzeugen. Fräulein Österlin wurde weitgehend von ihren Symptomen befreit und sie heiratete schließlich sogar Mesmers Stiefsohn. Mesmers ärztliche Kollegen missbilligten jedoch dessen neue Forschungs- und Therapierichtung. 1775 behandelte Mesmer den ungarischen Baron Horeczky de Horka, der an nervösen Krämpfen litt und den auch die angesehensten Ärzte Wiens nicht hatten heilen können, auf dessen Drängen hin auf seinem Schloss in der Slowakei. Dort kam es unter den Schlossbewohnern rasch – aus heutiger Sicht – zu endemischen hysterischen Symptomen mit anschließenden („Wunder"-) Heilungen. Man war dort von den ungewöhnlichen Fähigkeiten Mesmers überzeugt, obwohl der Baron selbst die Behandlung abbrach, weil er sie als zu anstrengend erlebte. Im selben Jahr reiste er an den Bodensee, wo er wiederum mehrere Aufsehen erregende Heilungen durchführte. Danach wurde er vom Kurfürst nach München gerufen, wo er seine Fähigkeiten demonstrieren durfte und zum Mitglied der Bayerischen Akademie der Wissenschaften berufen wurde. Mit dem Gefühl seines Triumphes kehrte er nach Wien zurück. Dort nahm er u.a. Maria-Theresia Paradis, eine 18-jährige Patientin auf, die seit ihrem dritten Lebensjahr erblindet war und von den bekanntesten Ärzten Wiens erfolglos behandelt worden war. Ihre Eltern waren sehr einflussreich. Die Patientin war als blinde Musikerin bekannt und genoss sogar die Protektion der Kaiserin Maria-Theresia. Nach einigen magnetischen Sitzungen behauptete sie, dass sie wieder sehen könne und Mesmer verkündete voreilig den Erfolg der Behandlung. Die Wiener Ärzteschaft jedoch bestritt den Therapieerfolg und es kam zu einem scharfen Konflikt zwischen Mesmer und der Familie Paradis. Maria-Theresia verlor zudem endgültig ihr Augenlicht. Mesmer behauptete daraufhin, dass eine Heilung weder in ihrem eigenen, noch im Interesse der Familie gelegen habe, da ansonsten ihre Berühmtheit als blinde Musikerin verblasst und evtl. auch die finanzielle Unterstützung durch die Kaiserin ausgeblieben wäre[2]. Ende 1777 verließ Mesmer Wien. Über seine Gründe ist viel spekuliert worden, ob man ihn von höherer Stelle dazu gezwungen hat, ob er vor den zunehmenden Anfeindungen seiner ärztlichen Kollegen floh, ob sich Maria-Theresia Paradis in ihn verliebt hatte oder ob er aus einer Launenhaftigkeit bei überempfindlichen und instabilen Charakterzügen heraus handelte. Der genaue Grund liegt im Dunkeln. Nach einer von ihm selbst beschriebenen Phase der Depression und Selbstzweifel erreichte er im Februar 1778 Paris, dessen damalige Atmosphäre als im Umbruch befindlich, ruhelos, neugierig auf neue Ereignisse und Moden und gewissermaßen auch als „hysterisch" geschildert wird. So konnten die Voraussetzungen für Mesmer und die Verbreitung seiner Lehre kaum besser sein. Schon nach kurzer Zeit empfing er Patienten aus den höchsten Gesellschaftsschichten und magnetisierte sie gegen hohe Honorare. Dabei bemühte er sich besonders um Zugang zu wissenschaftlich-akademischen Kreisen und suchte deren wissenschaftliche Anerkennung. 1780/81, als die Zahl seiner Patienten weiter anwuchs, führte er Kollektivbehandlungen mittels eines „baquet´s" oder auch eines „magnetisierten Baumes" durch. Die ungewöhnlichen Behandlungsmethoden und Mesmers Erfolg, v.a. bei reichen, unter diversen Symptomen leidenden Pariser Oberschicht-Damen („vapeurs") und seine horrenden Honorare festigten die Ablehnung durch die etablierte Medizin, die Mesmers Methoden als Scharlatanerie ansahen. Mesmer, der seine Entdeckungen und seine Heilmethode darüber hinaus auch durch Plagiatoren bedroht sah, gründete mit einigen Vertrauten die „Société de l´Harmonie", eine Mischung aus Geschäftsunternehmen, privater Schule und Freimaurerloge, die durch finanzielle Beteiligung einflussreicher Personen Mesmer ein zusätzliches Vermögen bescherte. Durch die Mesmersche Schule und deren Aktivität gewannen seine Theorien in Frankreich trotz Ablehnung durch große Teile der etablierten Medizin rasch an Popularität. Es kam jedoch auch zu – aus heutiger Sicht – ziemlich bizarren Vorstellungen: In der Geschichte der Geschlechtskrankheiten z.B. nahm ein von Mesmer und dessen Vorstellungen vom tierischen Magnetismus beeinflusster Marinearzt namens „Le Bru" zwischen 1784 und 1792 an, dass das Gift der Geschlechtskrankheiten erst durch ein elektrisches Fluidum virulent werden könne. Es entstehe durch Reibung beim Geschlechtsverkehr, beim Kuss oder sogar bei der Bewegung der Augenlider. 1784 berief der König aufgrund des großen Aufsehens um Mesmer eine Untersuchungskommission, die aus Mitgliedern der Académie des Sciences und der Académie de Médicine bestand sowie eine zweite Kommision mit Mitgliedern der Société Royale. Die Kommissionen kamen schließlich zu der Überzeugung, dass es keinerlei Beweise für die Existenz des von Mesmer postulierten „magnetischen Fluidums" gebe. Therapeutische Wirkungen wurden auf „Einbildung" zurückgeführt. Außerdem wurde in einem „Geheimbericht" auf die Gefahren erotischer Verwicklungen bei dem Verfahren hingewiesen. Ärzten, die die Mesmersche Methode weiter verwendeten, wurde mit Strafe gedroht. Ein intendiertes rechtsgültiges Verbot der Ausübung des Heilverfahrens scheiterte jedoch wegen Verfahrensfehlern. Der Mesmerismus war nach wie vor in Frankreich sehr populär, sah sich jetzt jedoch zunehmender Kritik ausgesetzt. Zudem wandten sich einige einflussreiche Schüler von ihrem Meister ab. Zwei Skandale beendeten Mesmers Karriere endgültig: Im April 1784 gab Maria-Theresia Paradis ein Konzert in Paris, das Mesmer unvorsichtigerweise besuchte und was die Diskussion um seine damalige therapeutische Niederlage weiter entfachte. Im August des gleichen Jahres wurde er nach Lyon eingeladen, um im Rahmen der dortigen Société de l'Harmonie vor dem Prinzen Heinrich von Preußen seine Kunst zu demonstrieren. Diese Demonstration geriet zu einem Desaster. Anschließend war Mesmer aus Paris verschwunden. Über die weiteren Aktivitäten Mesmers gibt es nur wenig konkrete Angaben. Er hielt sich wohl zu unterschiedlichen Zeiten in der Schweiz, in Deutschland, Frankreich und Österreich auf, wobei er 1793 bei einer Rückkehr nach Wien als politisch Verdächtiger ausgewiesen wurde und ein Jahr später sogar mit einem politischen Anschlag in Verbindung gebracht wurde. Anschließend ging er in die Schweiz nach Frauenfeld und erwarb die Schweizer Staatsbürgerschaft. Nach wie vor wohlhabend, führte er das Leben eines reichen Aristokraten. Kurz vor seinem Tod zog Mesmer in die Nähe seines Geburtsortes nach Meersburg am Bodensee, wo er am 05. Mai 1815 starb. Der Mesmerismus war zu dieser Zeit in Deutschland populär, sein Begründer aber weitgehend vergessen. Um sein Leben und seine Persönlichkeit rankten sich jedoch bald wundersame Erzählungen, die auf seine angeblich übernatürlichen Fähigkeiten zielten. Über seine Persönlichkeit ist wenig bekannt, doch scheint Mesmer Beschreibungen zufolge auf der einen Seite sehr charmant, charismatisch, und gewinnend gewesen zu sein, auf der anderen Seite aber auch launisch, narzisstisch, sensitiv, paranoid, autoritär-despotisch, egozentrisch und „zyklothym". Als Hüter seiner eigenen Lehre und dem ambivalenten Verhältnis zu seinen Schülern (z.B. d'Eslon, Bergasse, Puységur[3]) offenbaren sich Parallelen zu anderen geschlossenen Systemen und deren Begründern (z.B. Sigmund Freud).

Klinische Beschreibung:

Mesmer begriff während der Behandlung von Fräulein Österlin, dass die heilende Wirkung nicht allein von den Magneten ausgehen konnte, sondern er glaubte, dass die magnetischen Ströme durch ein allgegenwärtiges und alle Lebewesen verbindendes Fluidum hervorgerufen wurden, das sich in seiner eigenen Person besonders akkumulierte. Dies nannte Mesmer den „thierischen Magnetismus". Der Magnet verstärkte diesen Mechanismus bloß und gab ihm eine Richtung. Mesmers Theorie basierte auf einigen Grundprinzipien (Tab. 1):

Tab. 1: Mesmers System in Grundzügen (zit. n. Ellenberger)

1. Ein subtiles physikalisches „Fluidum" erfüllt das Universum und stellt eine Verbindung zwischen dem Menschen, der Erde und den Himmelskörpern her, ebenso zwischen den einzelnen Menschen

2. Krankheiten entstehen aus der ungleichen Verteilung dieses Fluidums im menschlichen Körper; die Genesung wird erreicht, sobald das Gleichgewicht wieder hergestellt ist

3. Mit Hilfe bestimmter Techniken lässt sich dieses Fluidum kanalisieren, aufbewahren und anderen Personen übermitteln

4. Auf diese Weise lassen sich bei Patienten „Krisen" hervorrufen und Krankheiten heilen

Mesmer war fest überzeugt, selbst in hohem Maße Träger des geheimnisvollen Fluidums zu sein, da er selbst durch seine Anwesenheit Symptome bei Menschen auslösen und heilen konnte. Jeder Mensch besitzt nach Mesmer vom Fluidum, Kranke weniger als Gesunde. Das Wesen und die Wirksamkeit des „thierischen Magnetismus" wurden als physikalische Prozesse angenommen; Mesmer empfand sich als naturwissenschaftlicher Aufklärer und er lehnte mystische Erklärungsversuche oder auch „Suggestion" als Erklärung seiner therapeutischen Erfolge strikt ab. Das „universelle Fluidum" erfülle den gesamten Kosmos (gravitatio universalis) und dies erkläre auch den Einfluss der Gestirne auf die Menschen. Darüber hinaus stellte er Analogien zur Entdeckung der Elektrizität auf; sein „baquet" war eine Nachahmung der kürzlich erfundenen „Leidener Flasche". Eine zeitgenössische Beschreibung des „baquets" schildert John Grieve, ein englischer Arzt 1784 (zit. n. Ellenberger):

„ [...] Ich war vor ein paar Tagen in seinem Haus und habe seine Arbeitsmethode mit angesehen. In der Mitte des Raumes steht ein Gefäß von etwa anderthalb Fuß Höhe, dass man hier einen baquet nennt. Es ist so groß, dass 20 Menschen leicht darum herum sitzen können; in den Deckel, mit dem das Gefäß bedeckt ist, sind nahe dem Rand Löcher gebohrt, entsprechend der Anzahl von Menschen, die das Gefäß umgeben sollen. In diese Löcher sind eiserne Stäbe gesteckt, die im rechten Winkel nach außen gebogen sind; die Stäbe sind verschieden lang, so dass sie den Körperteil berühren können, an den sie angelegt werden sollen. Außer diesen Stäben gibt es ein Seil, das einen der Patienten mit dem baquet verbindet, und von ihm zum nächsten führt, und so fort, die ganze Runde entlang. Die spürbarsten Wirkungen werden durch die Annäherung Mesmers hervorgerufen; man sagt, er übermittele das Fluidum durch bestimmte Bewegungen seiner Hände oder seiner Augen, ohne die Person zu berühren. Ich habe mit mehreren Leuten gesprochen, die diese Wirkungen erlebt haben, bei denen durch eine Handbewegung Krämpfe hervorgerufen und behoben wurden [...]."

Eine beim Patienten ausgelöste „Krise" sah Mesmer als Beweis seiner Krankheit, gleichzeitig aber auch als Mittel zu deren Heilung an, indem eine gehäufte Auslösung der Krisen die Krankheit zum Verschwinden bringe. Mesmer sah alle Krankheitsformen als durch ein Missverhältnis des Fluidums bedingt an, folglich konnten sie alle durch den „thierischen Magnetismus" geheilt werden („Es gibt nur eine Krankheit und eine Heilung"). Mesmers Methode unterschied sich theoretisch und auch praktisch erheblich von der damaligen „Schulmedizin": Bis auf „magnetisches Wasser" wurden keine Medikamente benutzt, der Magnetiseur suchte Körperkontakt zum Patienten durch Berührung und Bestreichen erkrankter Glieder und es wurden z.B. mittels des baquets Kollektivbehandlungen durchgeführt. Die Umgebung sollte die Behandlung unterstützen: Spiegel, Musik aus magnetisierten Instrumenten, z.B. Mesmers berühmtes Spiel auf der Glasharmonika etc. Die Patienten saßen schweigend um das baquet herum, bis einige von ihnen „Krisen" entwickelten, die eine Behandlung durch Mesmer oder seinen Assistenten im „chambre des crises" nötig machte. Eine andere Form der Kollektivbehandlung – für ärmere Patienten – wurde mit Hilfe eines „magnetisierten Baumes" durchgeführt.

Exkurs: Die Kontroverse zwischen Joseph Gassner (1727–1779) und Franz Anton Mesmer (1734–1815) und die „Besessenheit“

Die Kontroverse zwischen der „alten Ordnung“, in der die Ursache von Erkrankungen hauptsächlich übernatürlichen Mächten im Sinne von Besessenheit angelastet wurde und einer naturwissenschaftlich orientierten Medizin, zu der sich Mesmer bekannte, kann anhand der Rivalität von Pater Joseph Gassner und F.A. Mesmer exemplarisch dargestellt werden. Beide waren zu ihrer Zeit ungemein populär und konnten spektakuläre Heilerfolge für sich verbuchen. Während Gassner dem alten Denken der „Dämonomanie“ verhaftet war und den Exorzismus als Heilungsmethode – teilweise in Massenveranstaltungen – anwandte, fühlte sich Mesmer dem neuen naturwissenschaftlichen Denken verpflichtet, indem er die naturwissenschaftlichen Entdeckungen des Magnetismus für die Medizin zu nutzen suchte. Gassner wurde 1727 in Braz in Vorarlberg geboren und 1750 zum Priester geweiht. Ab 1758 übte er sein geistliches Amt in Klösterle in der Ostschweiz aus. Nachdem er unter starken Kopfschmerzen und anderen Symptomen litt, wenn er die Messe lesen sollte, kam in ihm der Verdacht auf, dass er selbst besessen sei. Nach Exorzismus-Gebeten verschwanden die Beschwerden. Danach praktizierte er den Exorzismus mit großem Erfolg in seiner Umgebung. Um 1774/75 führte Gassner große öffentliche Wunderheilungen durch und er polarisierte so die öffentliche Meinung zwischen „Traditionalisten“ (die Hexenverfolgungen und deren Inquisitionsprozesse waren noch nicht vollständig abgeschafft) und naturwissenschaftlichen „Aufklärern“. 1775 kam es zu mehreren Untersuchungskommissionen, wobei auch Mesmer gegen Gassner aussagte. Mesmer behauptete, Gassner heile tatsächlich, aber nicht durch Exorzismus, sondern durch den „thierischen Magnetismus“, ohne es zu wissen[4]. Gassner wurde daraufhin von verschiedenen weltlichen und geistlichen Autoritäten zur Mäßigung aufgefordert und in ein kleines Dorf namens Pondorf versetzt, wo er am 04. April 1779 starb.

Tab. 2: Krankheitseinteilung nach Gassner (zit. n. Ellenberger)

1. Natürliche Erkrankungen	(Bereich des Arztes)
2. Übernatürliche Erkrankungen	(Bereich des Exorzisten)
• Circumsessio	Vom Teufel hervorgerufene Nachahmung einer natürlichen Krankheit
• Obsessio	Wirkung von Hexerei
• Possessio	Teufelsbesessenheit

Exorzistische und Besessenheitsideen spielen bis heute innerhalb der (katholischen) Kirche eine gewisse – wenn auch untergeordnete – Rolle. Einen Einblick gibt diesbezüglich das Buch des Jesuitenpaters Adolf Rodewyk (1963) über die „dämonische Besessenheit“, in dem die Diagnostik der Besessenheitszustände und exorzistische Riten nach dem sog. „Rituale Romanum“ ausführlich beschrieben werden. Danach sind insbesonders das „Verstehen fremder Sprachen“, „Wissen um Entferntes und Verborgenes“ sowie „außergewöhnliche Kräfte“ für die dämonische Besessenheit typisch. Rodewyk stellt eine Merkmalsliste mit Einzelsymptomen zu-

Tab. 3: Merkmale der „dämonischen Besessenheit" nach Rodewyk (1963)

1. Aus dem Gebiet der Parapsychologie

- **Metagnomische Fähigkeiten:**
  Telepathie, Mentalsuggestion (Gedankenlesen), Telästhesie (Hellsehen), Kryptoskopie (besonders bei der Erkennung verpackter Reliqien), Teleskopie, Retroskopie (Rückblick in die Vergangenheit), Präkognition (Zukunftswissen), Glossolalie (Sprachverständnis)

- **Metadynamische Fähigkeiten:**
  Leviation, unnatürliche Schwere, Telakustik mit: Raps (Klopflauten), Bangs (Hammerschläge), Mimikrygeräusche (Kettengerassel, Scharren an der Wand, schleppende Fußtritte und dergleichen)

2. Aus dem Gebiet der Psychologie

- Hypnotische Zustände, Trancen, Lähmungen aller Art: Taubheit, Stummheit, Blindheit

- Schwellungen (z.B. Meteorismus); auf der Haut: Verbrennungen ohne äußere Ursache

- Verätzungen, Dermographismen (plötzlich entstehende Buchstaben und Striemen); Anästhesie, Halluzinationen, Zwangsvorstellungen und –handlungen, Meinhaftigkeitsstörungen, Essstörungen, Schlafstörungen, Automutilationen, Suizidalität

sammen, die seiner Meinung nach allesamt auf eine „Besessenheit" hindeuten. Besonderes Augenmerk widmet Rodewyk psychischen Zuständen, die heute allgemein unter „Dissoziative Störungen" und speziell u.a. unter die „Dissoziative Identitätsstörung" (Multiple Persönlichkeit) gefasst werden und die eine große Überschneidung mit hysterischen Phänomenen in der traditionellen Terminologie darstellen. Hysterische Symptome aber basieren nicht selten auf Suggestion.

Kommentar:

Mesmer stand „auf eine merkwürdige Art zwischen Aufklärung und Romantik" (Hoff) indem er eine nach heutiger Sicht am ehesten suggestive oder „Hypnotherapie" entwickelte, diese aber physikalisch mit Hilfe eines allgegenwärtigen „Fluidums" zu erklären versuchte. Dies war die lange Zeit sehr populäre, jedoch in wissenschaftlichen Kreisen abgelehnte Lehre vom „animalischen Magnetismus". Der Begriff des „Unbewussten" findet sich in der wissenschaftlichen Literatur wohl erst 1846 bei Carus (1789–1869)[5]. Auch heute angewandte esoterische Theorien und Methoden – beispielsweise wenn von Übertragung oder Verschiebung von „Energie" vom Therapeuten auf den Patienten gesprochen wird – erinnern teilweise an Mesmers „Fluidum"-Theorie. Auf der anderen Seite betonte Mesmer den „Rapport" zwischen Therapeut (Magnetiseur) und Patient sowie die auszulösende „Krise" als Weg zur Heilung. Dies sind Elemente, die auch heute in bestimmten etablierten psychotherapeutischen Methoden zur Anwendung kommen. Ellenberger betont, dass Mesmer mit seinen „übernatürlichen Fähigkeiten“ den Schamanen, Magiern und auch seinem frühen Kontrahenten Gassner näher stand als den Psychotherapeuten des 20. Jahrhunderts. Auf der anderen Seite wies z.B. Jerome D. Frank in einer berühmten Studie verblüffende Gemeinsamkeiten schamanistischer und „moderner“ Psychotherapie nach. Ellenberger würdigt die Vorläuferfunktion Mesmers bezüglich der Entwicklung einer „dynamischen Psychiatrie“: „Wie dem auch sei, es ist nicht daran zu zweifeln, dass die Entwicklung der modernen dynamischen Psychiatrie sich bis zu Mesmers „thierischem Magnetismus“ zurückverfolgen lässt, und dass die Nachwelt sich ihm gegenüber bemerkenswert undankbar gezeigt hat.“ Während der Mesmerismus in Frankreich zwar außerordentlich populär war, ihm aber der Zugang zu wissenschaftlich-akademischer Bedeutung verwehrt blieb, richteten in Deutschland nach einer preußischen Untersuchungskommission 1812/1816 die Universitäten Berlin und Bonn immerhin Lehrstühle für Mesmerismus ein. Die Frage nach der „Naturwissenschaftlichkeit“ des Mesmerismus und der Idee des „Fluidums“ ist letztlich nicht einfach zu beantworten. Tatsächlich hatten Magnete als traditionelles Heilmittel eine lange Tradition seit der Antike und viele bis dahin als „übernatürlich“ geltende Phänomene wurden ideologisch nach und nach „entzaubert“ (Elektrizität in Form z.B. der „Leidener Flasche“ 1745, Galvanismus ab 1780, die erste Montgolfière hob 1783 ab etc.) Jedenfalls kann Mesmer als ein früher Vorläufer der Psychotherapie (ohne dies selbst zu wissen) bezeichnet werden. Dank dem Chirurgen James Braid (1795–1860) aus Manchester wurde der Begriff des Magnetismus bald durch die Hypnose ersetzt. Für → Charcot (Schule der Salpêtrière) war die Hypnose ein somatischer Zustand, der durch „physische Erregung ohne Mithilfe von Suggestion“ erzeugt wurde, für die konkurrierende „Schule von Nancy“ (Liébault und Bernheim) war sie hingegen ein Ergebnis der Suggestion. Die Hypnose war darüber hinaus eine der wesentlichen Quellen der Psychoanalyse Sigmund Freuds (1856–1939).

Literatur:

Bourguignon A (2001) Geschichte der Psychoanalyse: Das Unbewusste vor Freud. In: Sournia JC, Poulet J, Martiny M (Hrsg) Illustrierte Geschichte der Medizin. Digitale Bibliothek 53. Directmedia, Berlin

Darnton R (1986) Der Mesmerismus und das Ende der Aufklärung in Frankreich. Ullstein, Frankfurt/M Berlin

Ellenberger H (1985) Die Entdeckung des Unbewussten. Diogenes, Zürich

Frank JD (1985) Die Heiler. Dtv/Klett-Cotta, München

Hoff P (2000) Geschichte der Psychiatrie. In: Möller HJ, Laux G, Kapfhammer HP (Hrsg) Psychiatrie und Psychotherapie. Springer, Berlin Heidelberg New York

René Burgun, R, Laugier P (2001): Die Geschichte der Geschlechtskrankheiten. Die Geschichte der Gonorrhöe In: Sournia JC, Poulet J, Martiny M (Hrsg) Illustrierte Geschichte der Medizin. Digitale Bibliothek 53. Directmedia, Berlin

Schott H (1998) Der sympathetische Arzt. C.H. Beck-Verlag, München

Sloterdijk P (1987) Der Zauberbaum. Suhrkamp, Frankfurt am Main

John Brown (1735/1736–1788)

Brownianismus

Biographie:

John Brown wurde 1735 oder 1736 in Preston oder Lintlaws geboren und er starb am 07. Oktober 1788 in London. Über Browns Leben ist nur wenig bekannt, eine auf Thomas Beddoes zurückgehende Biographie aus dem Jahr 1795 wird als unzuverlässig angesehen. Wenn man davon ausgeht, dass der Autor der „Elementa medicinae" (1780), Joannes Bruno und John Brown eine Person sind, so ist zumindest wahrscheinlich, dass er 1762–1763/1764 für die Chemie-Vorlesungen William Cullens (1710–1790)[6] eingeschrieben war, 1776 in Leiden immatrikulierte und einige Jahre Präsident der studentischen Royal Medical Society in Edinburgh war. Es wird weiter angenommen, dass er 1779 sein medizinisches Examen absolvierte und Mitbegründer einer Freimaurerloge in Edinburgh war. Brown war wohl der erste, der den Begriff „Neurasthenie" (1780) prägte, der später durch den amerikanischen Neurologen George Beard (1839–1883) Popularität erlangte.

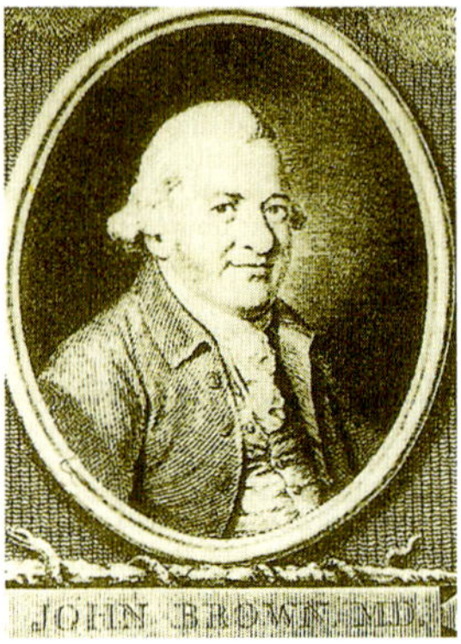

Klinische Beschreibung:

John Brown schrieb 1780 ein spekulatives Buch, die „Elementa Medicinae", das bald einen großen Einfluss in der gesamten Medizin gewann und sich in der Tradition der alten Humoralpathologie[7] befand. Besonders sein Einfluss auf die „Irrenheilkunde" wurde sehr groß. Auch in Deutschland wurde sein Werk populär, besonders unter den Anhängern der romantischen Naturphilosophie. Alle Krankheiten basierten demnach auf einem Missverhältnis zwischen der dem Organismus innewohnenden Erregbarkeit (Lebenskraft) und der auf ihn einwirkenden Reizstärke (Erregung). Die pathologische Erregbarkeit, die sich u.a. in Raserei oder Lethargie äußern konnte, erforderte daher eine aktive therapeutische „Gegenregulation". Die psychosomatisch wirksame Lebenskraft äußerte sich in einem Wechselspiel zwischen dem „Seelenorgan" (Gehirn) und Körperorganen über das Nervensystem, wobei ein „sympathetischer" Antagonismus zwischen dem zentralen (Gehirn) und dem vegetativen (Hypochondrium) Nervensystem angenommen wurde.

Es ließen sich nach dieser Theorie alle Erkrankungen in zwei große Klassen aufteilen:

1. **Sthenische Krankheiten** (Manie, Tobsucht etc.). Die Therapie bestand dabei im Wesentlichen aus Reizentzug, Ableitung der pathologischen Bestandteile der entsprechenden Körperflüssigkeiten und sedierenden Maßnahmen: Blutausleerungen hinter den Ohren, dunkle Zimmer, „Tranquilizer" (Zwangsstuhl)[8] und andere Zwangsmaßnahmen, kalte Umschläge, Sturzbäder etc.

2. **Asthenische Krankheiten** (Hypochondrie, Melancholie etc.). Therapeutisch wurde Reizzufuhr versucht: Opium, Digitalis, „gut gehopftes Bier", nahrhafte Diät, Kampfer, Arnica etc.

In der Therapie der Geisteserkrankungen im 18. und 19. Jahrhundert wurde – auch unter Berücksichtigung oder zumindest in der Tradition des Brownianismus – unterschieden (vgl. Schott) zwischen:

1. **Moralische Behandlung**: Der „moralischen Behandlung", der sich in wissenschaftstheoretischer Hinsicht vor allem die sog. „Psychiker" verpflichtet fühlten, lag die Ansicht zu Grunde, dass Geisteserkrankung im Wesentlichen ein „Verlust von Freiheit" sei, der letztlich durch Gesetzlosigkeit und damit eigenes Verschulden verursacht sei (z.B. Heinroth)[9]. Die „moralische Kur" äußerte sich daher überwiegend in einer Beschränkung des (vom Gesetz abschweifenden) Handelns und auch der Sinneseindrücke.

2. **Physische Behandlung**: Die „physische Behandlung" zielte auf die Wiederherstellung eines physiologischen Gleichgewichtes im Säftehaushalt des Organismus, vor allem in den kommunizierenden Röhren des Nervensystems (Brown). Therapeutische Maßnahmen zielten daher auf die Ableitung von Krankheitsstoffen, Umpolen der Lebenskraft und die Zuführung heilkräftiger Substanzen.

Meist wurden jedoch beide „Therapiekonzepte" (nicht nur in der Therapie der Geisteserkrankungen, sondern auch in der übrigen Medizin) miteinander verquickt, so dass die traditionelle Unterscheidung zwischen „Psychikern" und „Somatikern"[10] zwar für deren theoretische Grundannahmen bezogen auf die Entstehung der Geistesstörungen zutreffen mag, für die darauf folgende Therapie jedoch eher willkürlich erscheint. Diese Verbindung zwischen „empirisch-naturwissenschaftlich-medizinischer" und von Schuldvorwürfen gegen den Patienten vermischten „moralischen" Theorie ermöglichte auch Legitimationen für verschiedene Zwangsmethoden, denen die Geisteskranken ausgesetzt wurden. Mittel zur Disziplinierung der Kranken konnten so leicht physiologisch („medizinisch") gerechtfertigt werden. Schott (1990) beschreibt die Metapher des ans Kreuz von Moral und Medizin geschlagenen Geisteskranken, dessen einer Balken von der Lehre der moralischen Beschränkung (Heinroth) und dessen anderer von der Lehre der physischen Gegenreizung (Brown) gebildet wurde.

Einzelne zeitgenössische Therapien waren z.B. folgende:

1. **Manipulationen am Kopf** (das Gehirn war als das Organ der Seele erkannt): Schröpfen an den Schläfen, Blutegel in die Nase (Nasse), Haarseile am Nacken, Siegburger Siegel (Jacobi), Glüheisen, Einschnitte in die Schädelhaut, Brennzylinder (Moxa), Öffnen der Schläfenarterien etc.

2. **Kaltwasserkur** (vgl. auch die aufkommende „Naturheilkunde" mit Wasserheilanstalten und Hydrotherapien [Kneipp 1821–1897]): Sturzbäder auf den Kopf (10-40 Eimer [Ideler]), kalte Duschen, Ins-Wasser-Werfen, Überraschungsbäder, Fußbäder etc.

3. **Entleerung des Unterleibs** (oft erfolgten „sympathetische" Begleiterkrankungen des vegetativen Nervengeflechtes durch das zentrale Nervensystem [Reil

1759–1813]): Erbrechen („Ekelkur"), Abführen (Klistiere, Laxantien), Blutentziehungen (Blutegel).

4. **Diätetik** (zur Kräftigung des Rekonvaleszenten): Speise und Trank, Licht und Luft, Arbeit und Ruhe, Wachen und Schlafen, Beschäftigung: Körpertätigkeiten an frischer Luft, Garten und Feldarbeit, Holzsägen und Tischlern, Waschen, Rechnen und Lesen, Musik und Malen, Theater und Tanz.

5. **Andere Heilsysteme** von geringer Bedeutung innerhalb der „Anstaltspsychiatrie": Elektrisieren (Galvanisation), mineralischer und → animalischer Magnetismus (Mesmer), Homöopathie (Hahnemann 1755–1843).

Es galt daher in der Psychiatrie des ausgehenden 18. und 19. Jahrhunderts als allgemein anerkannte Lehrmeinung, dass die „Beschränkung" der äußeren und inneren Reize zur Behandlung der Geistesstörungen die wirksamste Heilmethode, zumindest bei den akuten Zuständen, darstelle. Es wurde in dieser Beziehung wenig zwischen verschiedenen Erkrankungen unterschieden.

Kommentar:

Die Humoralpathologie, „kommunizierende Nervenröhren" oder das Prinzip der absichtlich erzeugten „Gegenerkrankungen" sind historische Konzepte, die heute in der etablierten Medizin keine Rolle mehr spielen. Doch lassen sich auch noch Spuren z.B. in der Homöopathie oder des Begriffes der „Lebenskraft"[11] im allgemeinen Sprachgebrauch und in esoterischen Heilverfahren finden. Was das „therapeutische Prinzip der Beschränkung" und die Vermischung zwischen Moral und physiologisch-medizinischer Begründung betrifft, so sollten wir uns selbstkritisch fragen, ob dies im psychiatrisch-klinischen Alltag nicht auch heute noch gelegentlich – z.B. im Rahmen von Fixierungen – vorkommen kann[12].

Literatur:

Glatzel J, Haas S, Schott H (1990) Vom Umgang mit Irren. Beiträge zur Geschichte psychiatrischer Therapeutik. Roderer, Regensburg

Heinroth J (1825) Anweisung für angehende Irrenärzte zu richtiger Behandlung ihrer Kranken. Vogel, Leipzig

Niewöhner-Desbordes U (2001) John Brown. In: Eckart WU, Gradmann C (Hrsg) Ärzte Lexikon. Springer, Berlin Heidelberg New York

Schneider PJ (1824) Entwurf zu einer Heilmittellehre gegen psychische Krankheiten oder Heilmittel in Beziehung auf psychische Krankheitsformen. Laupp, Tübingen

Schott H (1998) Der sympathetische Arzt. Beck, München

Franz Joseph Gall (1758–1828)

Johann Christoph Spurzheim (1776–1832)

Gallsche Schädellehre (Phrenologie nach Gall und Spurzheim)

Biographie:

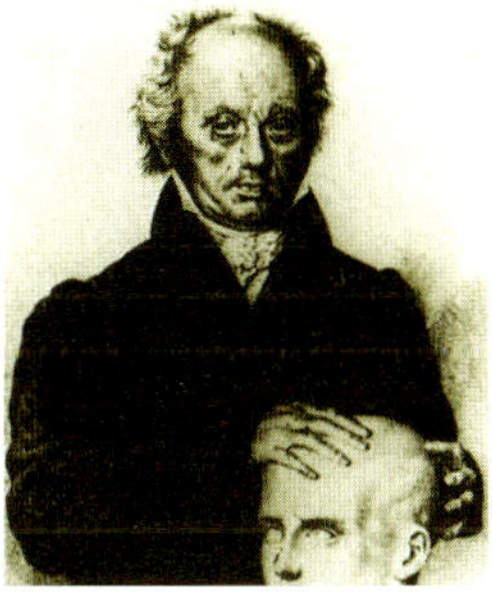

Franz Joseph Gall (Abb.) wurde am 9. März 1758 in Tiefenbrunn geboren. Er war bereits als Medizinstudent sehr an anatomischen Fragestellungen interessiert. 1781 kam er von Straßburg nach Wien, setzte seine Studien fort und praktizierte dort ab 1785. Bereits 1791 spekulierte er in „Anatomisch-philosophischen Untersuchungen" über eine Lokalisierung verschiedener seelischer Fähigkeiten in verschiedenen Hirnregionen. 1798 entwickelte er ein Forschungsvorhaben, das darauf zielte, Sitz und Ursache der verschiedenen seelischen Funktionen in unterschiedlichen Organen im Gehirn zu lokalisieren (Organologie). Gall vertrat darüber hinaus die Ansicht, dass sich die individuellen seelischen Fähigkeiten durch spezielle Ausformungen oder Wölbungen des Schädels manifestierten (Phrenologie). Er legte sich eine umfangreiche Schädelsammlung sowie viele Gips- und Wachsabdrücke zu. Als er durch seine Hirn- und Schädellehre zunehmend populär und berühmt wurde, erhielt er in Wien 1802 zeitweise Vorlesungsverbot wegen „Materialismus-Verdacht" und antireligiöser Tendenzen. Daraufhin verließ er Wien im Jahre 1805 und unternahm Demonstrations- und Vortragsreisen durch Europa, bevor er sich 1809 in Paris niederließ und dort mit seinem Schüler Spurzheim anatomische Werke zum Hirnaufbau schrieb. Galls Lehre wurde zwar recht populär, erzielte aber wissenschaftlich zu seinen Lebzeiten keinen Durchbruch. Auch eine Vortragsreise 1823 nach England brachte nicht den erhofften Erfolg. Gall wurde sogar in vielen Karikaturen verspottet. Er lehrte darüber hinaus, dass die Gehirnwindungen Endigungen der Nervenbahnen sind. Er starb am 22. August 1828 in Montrouge.

Johann Christoph Spurzheim wurde am 31. Dezember 1776 in Longuich geboren. Er studierte zunächst Theologie in Trier, ging dann 1799 nach Wien, wo er von 1800–1804 Medizin studierte und Galls Privatvorlesungen besucht hatte. 1804 erfolgte seine Promotion. Ein Jahr später begleitete er Gall als Sekretär auf dessen Vortragsreisen durch Europa (Deutschland, Schweiz, Holland, Frankreich). Er entwickelte ab 1804 zusammen mit Gall die Phrenologie und wirkte an deren Verbreitung maßgeblich mit. In Frankreich erschien 1807 eine von beiden verfasste Darstellung ihrer neurologischen Theorien. Ein kurz darauf erschienenes zweites Werk über das gleiche Thema hatte Gall zum Teil aufgrund von Streitigkeiten mit Spurzheim allein verfasst. Nachdem es zu dem Konflikt mit Gall gekommen war, ging Spurzheim eigene Wege, ohne jedoch das System der Phrenologie aufzugeben.1814 reiste er nach England und Irland, machte dort die phrenologischen Theorien bekannt und veröffentlichte darüber hinaus mehrere Schriften. 1815 veröffentlichte er in London sein Hauptwerk „The Physiognomical System of Drs. Gall and Spurzheim". Ab 1817 war er Mitglied des Royal College of Physicians in London. Nachdem er etliche Auszeichnungen erhalten hatte, kehrte er 1817 nach Paris zurück, promovierte hier 1821 erneut und unternahm in den nächsten Jahren zahlreiche weitere Vortragsreisen. Er starb am 10. November 1832 während einer Reise nach Amerika in Boston an Typhus.

Klinische Beschreibung:

Die von Gall begründete und von Spurzheim so bezeichnete „Phrenologie" ging von der Grundannahme aus, dass sich die verschiedenen seelischen Funktionen (Charakter, Gemüt, Vorlieben, Talente, Fähigkeiten, Eigenschaften etc.) verschiedenen Großhirnregionen zuordnen ließen und darüber hinaus auch anhand der Schädelkonfiguration zu erkennen seien. Die an die Anatomie des Großhirns gebundenen seelischen Funktionen formen im Rahmen der Hirnentwicklung und dessen Wachstums die äußerlich erkennbare Schädelform. Beispiele hierfür sind: Liebe zur Nachkommenschaft, Fortpflanzungsinstinkt, Musikalität, Habgier, Mordtendenzen, Diebstahl etc. Insgesamt wurden jeder Hirnhälfte symmetrisch bis zu 37 verschiedene Funktionen anatomisch zugeordnet. 1798 schrieb Gall: „Im Ganzen geht mein Zweck dahin: Die Verrichtungen des Hirns überhaupt, und seiner Bestandteile insbesondere zu bestimmen; dass man in der Tat mehrere Fähigkeiten und Neigungen aus Erhabenheiten und Vertiefungen am Kopfe oder Schädel erkennen kann, und die wichtigsten Wahrheiten und Folgerungen welche sich hieraus für die Arzneiwissenschaft, für die Sittenlehre, Erziehung, Gesetzgebung usw. und überhaupt für die nähere Menschenkenntnis ergeben, einleuchtend vorzutragen" (zit. n. Schott).

Kommentar:

Galls Phrenologie wurde schnell berühmt und wissenschaftlich viel diskutiert. Allerdings wurde sie auch oft kritisiert und war Zielscheibe vieler Karikaturen. Die Popularität der Gallschen Lehre zeigte sich u.a. in der Darstellung auf sog. „Phrenologie-Köpfen" aus Elfenbein oder Keramik mit den entsprechend eingezeichneten Hirnarealen. Da für Gall Hirnstruktur, Hirnfunktion und menschliches Verhalten nur verschiedene Aspekte einer einheitlichen und naturalistischen Lehre vom Menschen darstellten, bestand die Neuerung der Phrenologie v.a. darin, dass sich psychologische Fragestellungen danach nicht mehr mit spekulativ angenommenen philosophisch-theologischen Ursachen befassten, sondern sich an anatomisch-physiologischen Kategorien orientierten. Hierin gilt die Phrenologie als Vorläuferin späterer Hirnlokalisationslehren (z.B. Meynert, → Wernicke etc.). Auf der anderen Seite hatte auch die Phrenologie Vorläufer: Während die babylonische, assyrische und altägyptische Medizin den „Sitz der Seele" eher im Herz lokalisierten, wie dies auch Aristoteles (384–322 v. Chr.) oder Teile der griechischen Medizin und Philosophie annahmen, lokalisierte z.B. Alkmaion von Kroton (um 500 v. Chr.) die Seele ins Gehirn[13] und Herophilos von Chalkedon (um 330 v. Chr.) explizit in den von ihm entdeckten vierten Ventrikel. Auch der berühmte Galen (2. Jahrhundert n. Chr.) lokalisierte die Seele in die Ventrikel („Hirnhöhlen") des Gehirns. Im Mittelalter fand die Fortsetzung der wissenschaftlichen Medizin v.a. in der arabischen Welt im Rückgriff auf die Ansichten Galens statt. Dies betraf auch die „Drei-Kammer-Theorie" über den Sitz der Seele (sinnliche Einbildung oder Wahrnehmung in der ersten [Vorderhirn], Denken in der zweiten [Mittelhirn] und Gedächtnis in der dritten [Hinterhirn] Hirnhöhle). Abgesehen vielleicht einmal von Descartes (1596–1650), der als wichtigster Repräsentant des Rationalismus im 17. Jahrhundert von einem strikten Dualismus zwischen Körper (res extensa) und Geist (res cogitans) ausging und der die Natur des Menschen unter mechanistisch-körperlichen Gesichtspunkten als Maschine und mit Sitz der Seele in der Zirbeldrüse betrachtete, war die Phrenologie eine Neuerung, indem sie verschiedene Hirnfunktionen in die Großhirnhemisphären verlagerte. Auch wenn dabei „die Seele" mehr und mehr aus dem Blickfeld verloren wurde, sind spätere Versuche der Lokalisation verschiedener kognitiver, emotionaler oder motorischer Phänomene in bestimmte Hirnareale u.a. über z.B. Meynert (1833–1892), Wernicke (1848–1905) bis hin zu modernsten wissenschaftlichen Anstrengungen mit Hilfe bildgebender Verfahren (z.B. SPECT, PET, fMRI) nachweisbar und auch heute noch hochaktuell.

Eine andere durch die Phrenologie aufgeworfene Frage ist die der äußeren Erkennbarkeit seelischer Funktionen durch z.B. die Schädelkonfiguration. Auch hierbei hat es später einige diesbezügliche Versuche zu einer wissenschaftlichen Etablierung gegeben, wenn man z.B. an die Degenerationslehre (Morel 1809–1873, → Magnan 1835–1916) denkt, die von der Möglichkeit einer diachron fortschreitenden Degeneration hinsichtlich Geistesstörungen von Familien oder Gesellschaften über Generationen hinweg ausging und die hierfür körperlich erkennbare Stigmata ins Felde führte. Ein Beispiel für diese Stigmata ist das sog. „Morelsche Ohr", eine Verbildung, in der das Ohr nur in seinen oberen Teilen groß ist. Als Degenerationszeichen galten darüber hinaus aber auch Mikrozephalie, Schädelasymmetrie, Missbildungen, vom Durchschnitt stark abweichende Körperproportionen, übermäßige Behaarung, zusammengewachsene Augenbrauen, angewachsene Ohrläppchen etc. Die Zahl der Degenerationszeichen wuchs mit der Zeit auf über 100 an. Die Degenerationslehre wurde in der Wissenschaft, aber mehr noch in der Bevölkerung und politischen Kreisen bald sehr populär, was sie mit der Phrenologie Galls und Spurzheims verband. Die Gefahr, die in einer vermeintlich fortschreitenden „Degeneration" ganzer Bevölkerungsteile oder „Rassen" gesehen wurde, verband sich schließlich mit aufkommenden sozialdarwinistischen Thesen zu einer unheilvollen Mischung, in deren Tradition auch die nationalsozialistische Gesetzgebung zur Euthanasie und die Tötung der sog. „Ballastexistenzen" (Hoche) stehen. Ganz abgesehen von einer hier nicht intendierten wissenschaftlichen Bewertung der sog. „Degenerationslehre" zeigt dieses Beispiel eindringlich die Gefahren und die Anfälligkeit von Theorien, politisch oder unter dem Deckmantel „moralischen Handelns" für jeweils eigene Zwecke missbraucht zu werden.

Literatur:

Gradmann C (2001). Spurzheim, Johann Christoph. In: Eckart WU, Gradmann C (Hrsg) Ärzte Lexikon. Springer, Berlin Heidelberg New York

Hagner M (2001) Gall, Franz Joseph. In: Eckart WU, Gradmann C (Hrsg) Ärzte Lexikon. Springer, Berlin Heidelberg New York

Schott H (1998) Der sympathetische Arzt. Beck, München

Sournia JC, Poulet J, Martiny M (Hrsg) Illustrierte Geschichte der Medizin. Digitale Bibliothek 53. Directmedia, Berlin 2001

Ferdinand Autenrieth (1772–1835)

Autenriethsche Pustelsalbe (Brechweinsteinsalbe), Autenriethsche Maske, Autenriethsche Birne, Autenriethsches Palisadenzimmer

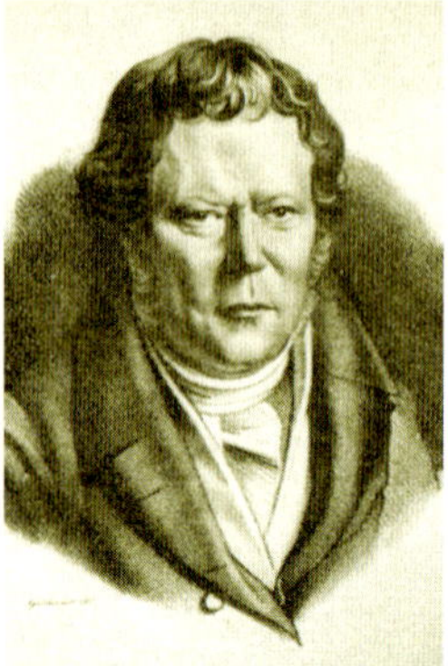

Biographie:

Ferdinand Autenrieth wurde in Stuttgart als Sohn eines Professors der „Kameralwissenschaften" 1772 geboren. Er besuchte das Gymnasium, mit dem 13. Lebensjahr (er wurde als „frühreif" beschrieben) bereits die Karlsakademie, wo er Medizin und Naturwissenschaften studierte. Mit 20 Jahren promovierte er zum Doktor der Medizin. Er studierte in Amerika das Gelbfieber, wurde später in Stuttgart Hofmedikus, 1797 ordentlicher Professor der Anatomie, Physiologie, Chirurgie und Geburtshilfe an der Universität Tübingen. Er war als „Medizinalvisitator" für einen großen Teil Württembergs zuständig. Autenrieth war ein Gegner der von ihm so bezeichneten „wirklichkeitsfremden" Naturphilosophie. 1805 übernahm er die Leitung der Tübinger Medizinischen Klinik. Er war darüber hinaus in eigener Praxis und als Gerichtsgutachter tätig. Er wurde eine der führenden Persönlichkeiten der Tübinger Hochschule und dort 1819 Vizekanzler, 1822 sogar Kanzler. Autenrieth wird als Reformer, aber auch als streng konservativer Politiker geschildert. Später beschäftigte er sich vorwiegend mit philosophischen Themen, wie z.B. Ansichten über Natur und Seelenleben oder auch biblischen Fragen. Rufe nach Halle, Breslau, Bonn und Berlin lehnte er ab. Im Alter von 63 Jahren erlag er einem Schlaganfall. Autenrieth wird als ein Mann von „kleiner Statur, aber mit großem Schädel" beschrieben, als ein Naturwissenschaftler, Mediziner, Schriftsteller, Philosoph, Politiker und Theologe. Als Kanzler habe er die Universität „diktatorisch" geführt. Er war u.a. mit Johann Christian Reil (1759–1813) befreundet. Auch wenn er sich gegen vermeintlich „wirklichkeitsfremde" Theorien wehrte, waren seine Ansichten über die Geisteskrankheiten doch selbst recht spekulativ; so betrachtete er die „zurückgetriebene Krätze" als eine Hauptursache des Wahnsinns. Praktische Erfahrung mit Geisteskranken schien er nur sehr begrenzt gehabt zu haben. Zu seinen Patienten gehörte aber immerhin der Dichter Friedrich Hölderlin (1770–1843)[14]. Autenrieth postulierte eine innere Verwandtschaft der verschiedenen psychischen Krankheiten. Diese seien wie Glieder einer Kette: auf die Hypochondrie und Melancholie folge die „Narrheit" und auf diese der „Blödsinn". Dies entspreche einem Übergang vom „weichen Nervensystem" (Ganglien) bis zum Großhirn (Metastasenlehre). Dabei gebe es psychische und somatische Ursachen der Geistesstörungen.

Klinische Beschreibung:

Die sog. „Autenriethsche Pustelsalbe" enthielt Brechweinstein (Tartarus stibiatus), Kalium-antimonotartrat, was eine Antimonverbindung ist[15]. Die Vergiftungen sind der Arsenvergiftung ähnlich. Der Brechweinstein wurde im 18. und 19. Jahrhundert innerlich als Emetikum, äußerlich als die Haut reizende und Entzündungen setzende Salbe verwendet. Die Reizerzeugung der Haut beruhte auf der damals geläufigen Vorstellung, Geisteskrankheiten durch „Gegenerkrankungen" heilen zu können. Theoretisch mit dem → „Brownianismus" im Einklang, wurden viele dieser Anwendungen mit dem therapeutischen Prinzip des Antagonismus als einem antagonistischen Verhältnis zwischen Gehirn und „gangliösem System" begründet. Gehirnanstrengung bewirke dabei z.B. eine „träge Zirkulation der Lymphe im Drüsen-System des Unterleibs". Theoretisch wurde postuliert, dass ein „Gegenreiz" das gestörte Gleichgewicht wieder ins Lot bringen könnte. Werde z.B. das Gangliensystem gereizt, so werde das Gehirn beruhigt. Die Ausläufer der antiken Säftelehre spiegeln sich in den therapeutischen Konzepten jener Zeit, und die Theorie der Anwendung der Autenriethschen Salbe erklärte 1912 Carl Wilhelm Pelman (1838–1916)[16] in seinen Erinnerungen folgendermaßen:

„Im allgemeinen dachte man sich die Wirksamkeit der Einreibung so, als ob durch den gewaltigen Schock der Entzündung und des Fiebers das Gefäßsystem des Gehirnes in eine vermehrte Tätigkeit und damit zu einer erhöhten Arbeitsleistung geriete, durch welche die vorhandenen Krankheitsstoffe auf den Trab gebracht und mechanisch aus dem Gehirn entfernt würden. Im besonderen wendete man sie daher in solchen Fällen an, wo die akute Zeit der Erkrankung im Abklingen begriffen und eine Abschwächung der geistigen Fähigkeiten zu befürchten war. In diesem letzten Augenblick sollte noch einmal zum Sammeln geblasen und der entscheidende Schlag geführt werden."

Pelman beschreibt eindrücklich die Auswirkung der Salbe bei der Einreibung des Schädels, wobei bei dessen Ausführungen die Autenriethsche Salbe als Quecksilberpaste dargestellt wird. Tatsächlich spielten Quecksilberpräparate in der frühen „somatischen" Behandlung von Geisteskranken eine große Rolle. Aber lesen wir zunächst die Ausführungen des Zeitgenossen P.-J. Schneider (1824):

„Die Autenriethsche Pustelsalbe besteht bekanntlich aus einer Mischung von anderthalb Drachmen Brechweinsteins und neun Drachmen Schweinefett. Diese Salbe wird nun mittelst eines ledernen Handschuhes auf den kahl geschornen und abrasierten Kopf, und zugleich auch in die Herzgrube täglich dreimal zu einem Kaffeelöffel voll so lange eingerieben, bis ein den Blattern ähnlicher Pustelausschlag, den man durch fortgesetztes Einreiben noch vergrößern und weiter ausbreiten kann, nach und nach erfolgt. Die eingeriebene Stelle wird mit einem etwas erwärmten Flanelle bedeckt. Die Schmerzen, welche auf diese Pusteln folgen, sind oft nicht zu beschreiben. Daher ist ihre Wirkung in jeder Beziehung viel kräftiger und eindringender, als jene der Vesikatorien. Wunderbar ist die Nebenwirkung dieses Ausschlages auf die Genitalien und die weiblichen Brüste, an welchen Teilen während desselben oft ein sehr heftiger und lästiger Pruritus sich einzustellen pflegt. [...] Zu den vorzüglichsten Lobrednern dieser Salbe gehört ganz besonders Hofmedicus Dr. Müller in Würzburg; er entlässt fast keinen Irren aus der Behandlung, ohne zuvor dieses Mittel bei ihm angewandt zu haben. Er lässt nicht nur einen kleinen Fleck in die Hirnschale, sondern den ganzen Schädel damit einreiben [...]. Die darauf hin erfolgte Eiterung war oft so stark, dass er einige Mal, wo der Kranke sich sehr am Kopfe gerieben hatte, die ganze Kopfbedeckung gleich einer Nachthaube abgehen sah, und es sehr lange dauerte, bis sich dieselbe wieder erzeugte."

Der bereits erwähnte Carl Wilhelm Pelman, beschreibt in den „Erinnerungen eines alten Irrenarztes" (1912) die Anwendung der Autenriethschen Salbe in der zweiten Hälfte des 19. Jahrhunderts in der 1825 gegründeten und von Jacobi geleiteten Anstalt in Siegburg:

„Ich komme hiermit zur Anwendung der sogenannten ableitenden Mittel, des Haarseils und besonders der Einreibung des Schädels mit einer Salbe von tartarus stibiatus (Autenriethsche Salbe). Diese Einreibung bildete eine Spezialität der Anstalt, und man konnte in den verschiedenen Pflegeanstalten der Provinz noch nach Jahren die von Siegburg übernommenen Kranken an der tiefen Delle erkennen, die sie auf ihrem Schädel trugen und die als „Siegburger Siegel" bezeichnet wurde. [...] Das Verfahren war folgendes: Zunächst wurde auf der Höhe des Scheitels, und zwar gerade dort, wo sich die Naht des Scheitels mit der Stirnnaht begegnet, ein talergroßes Stück ausrasiert und mehrmals täglich mit einer starken Quecksilbersalbe eingerieben. Dies wurde solange fortgesetzt – etwa 3–5 Tage – bis die Haut des Schädels aufgetrieben, die Augen verschwollen und das Gesicht bis zur Unkenntlichkeit verstrichen war. Dann wurden die Einreibungen eingestellt und die Einreibungsstelle mit feuchtwarmen Breiumschlägen behandelt. Mittlerweile war das eingeriebene Stück der Kopfhaut schwarz und brandig geworden und fing an, sich unter dem Einflusse der warmen Umschläge loszulösen, bis man es mit der Pinzette fassen und herausnehmen konnte. War die Einreibung gut gemacht, und in jenen Tagen war das durchweg der Fall, dann war das Loch scharfrandig wie mit dem Meißel ausgestemmt, und man sah auf dem Grunde den blanken Schädel mit seinen verschiedenen Nähten frei liegen. Die Heilung der Wunde dauerte eine längere Zeit. Zunächst stieß sich die der ernährenden Knochenhaut beraubte äußere Schädelplatte ab, und die Einwirkung der Salbe war so gewaltig, dass ihr nicht selten die innere Schädelplatte folgte. Die harte Hirnhaut lag alsdann frei, ohne jeden weiteren Schutz, und man konnte ihr Pulsieren sehen. Wenn dann ein solcher Kranker in Streit mit seiner Umgebung geriet und es zu Handgreiflichkeiten kam, dann konnte man sich, und zwar mit Recht, der Besorgnis nicht verschließen, dass ein unglücklicher Schlag das schlecht geschützte Gehirn treffen und dem ganzen Kurverfahren ein vorzeitiges Ende bereiten würde."

Pelman wunderte sich in weiteren Passagen seines Buches darüber, dass es bei der Anwendung der Quecksilbersalbe nur selten zu ernsteren Infektionen gekommen sei. Ein mit ihm befreundeter Chirurg jedenfalls soll bei der Demonstration einiger derart behandelter und mit dem „Siegburger Siegel" versehener Patienten entsetzt die Flucht vom Siegburger Michaelsberg ergriffen haben.

Auch die anderen „Therapeutika", die sich mit dem Namen des Tübingers verbinden, lassen den Leser erschauern und erinnern an die finsteren Zeiten des „mechanischen Zwanges" vor Conollys[17] „Non-restraint-Bewegung". Nachzulesen ist das Gruselkabinett früher psychiatrischer Therapieversuche u.a. bei P.-J. Schneider (1824). Die Autenriethsche Maske war eine „Maske von Schuhsohlenleder", die eine Öffnung für Nase und Mund freiließ, aber weites Öffnen des Mundes nicht gestattete und hinter dem Kopf mit Lederriemen zusammengebunden wurde. Die Birne „[...] wird in den Mund gesteckt" und mit einem Lederriemen hinter dem Kopf befestigt. Das Autenriethsche Palisadenzimmer war ein isoliertes Zimmer für unruhige Patienten, das deren Zerstörungswut standhalten sollte.

Kommentar:

Besonders zwei Aspekte der historischen „Therapeutika", die den Namen Autenrieths tragen, sind hinsichtlich aktueller Bezüge bemerkenswert: Erstens wird der Leser in die finsteren Zeiten einer Psychiatrie geführt, in denen sich „moralische" und „natur"-wissenschaftliche Therapien, Heil- und Disziplinarmethoden in undurchsichtiger Weise vermischten. Möglicherweise ist die Problematik der Vermischung zwischen Therapie und Disziplinierung im „stationären Alltag" auch heute noch existent. Zumindest müssen wir uns als Therapeuten bei der Anwendung von beschränkenden Maßnahmen angesichts der dargestellten psychiatriehistorischen Beispiele fragen, ob oder inwieweit z.B. Fixierung, Ausgangsbeschränkungen etc. einem primär therapeutischen Zweck, Schutzaspekten für Andere oder der Disziplinierung des Betroffenen dienen. Oft werden sich auch weiterhin diese Aspekte nicht völlig voneinander trennen lassen, aber uns sollte klar sein, warum wir welche Maßnahme anwenden, da sich Disziplinarmaßnahmen, Gewalt und Zwang zum Nachteil der betroffenen Patienten und einer freundlichen stationären Atmosphäre, immer schon hinter sprachlich euphemistischen Termini verbargen. Auch wird anhand des Beispiels der „Autenriethschen Pustelsalbe" das im 18. und 19. Jahrhundert populäre „Prinzip des therapeutischen Antagonismus" deutlich. Die Erzeugung einer körperlichen Erkrankung, z.B. willkürlich gesetzte Entzündungsreize, sollte die jeweilige Geisteskrankheit heilen. Psychiatrische Therapeutika mit vorwiegend körperlichen Wirkungen haben eine lange Tradition in der Nervenheilkunde, die mit Fiebertherapien, Schlafkuren und Krampfbehandlungen fortgesetzt wurde. Auch wurden körperliche Nebenwirkungen bei der Neuroleptikatherapie lange Zeit nicht nur als unvermeidbar, sondern sogar als notwendig und diagnostisch wegweisend angesehen: Man ging nach der Einführung der Neuroleptika ab 1952 in der wissenschaftlichen Psychiatrie z.T. davon aus, dass eine antipsychotische Wirkung eines Medikaments nur nach Erreichen einer individuellen „neuroleptischen Schwelle" erreicht wird, die man anhand auftretender feinmotorischer extrapyramidaler Störungen der Handschrift definierte. Zwar diente der → „Handschriftentest nach Haase" auch dazu, neuroleptische Überdosierungen und damit grobmotorische Nebenwirkungen zu vermeiden, er verdeutlicht aber auch das Konzept einer prinzipiell bestehenden positiven Koppelung zwischen antipsychotischem Effekt einerseits und extrapyramidaler Symptomatik andererseits. Dieses Konstrukt von zwei notwendig zusammengehörenden Seiten derselben Medaille wurde erst mit der Einführung nebenwirkungsarmer, sog. „atypischer" Neuroleptika entscheidend verändert.

Literatur:

Gaupp R (1921) Ferdinand Autenrieth 1772–1835. In: Kirchoff T (Hrsg.) Deutsche Irrenärzte. Bd.1. Springer, Berlin

Grüsser OJ (1987) Justinus Kerner (1786–1862). Springer, Berlin Heidelberg New York London Paris Tokio

Hölderlin F (1987) Gedichte. Reclam, Stuttgart

Orth L, Dutschewka-Kothes Y, Klenk W, Roelcke V, Wolf-Braun B. (1995) „Pass op, sonst küss de bei de Pelman". Das Irrenwesen im Rheinland des 19. Jahrhunderts. Verlag Grenzenlos e.V., Bonn

Pelman C (1912) Erinnerungen eines alten Irrenarztes. Cohen, Bonn

Pschyrembel W (1997) Klinisches Wörterbuch. De Gruyter, Berlin

Schaldach H (1980) Wörterbuch der Medizin. Thieme, Stuttgart New York

Schneider PJ (1824) Entwurf zu einer Heilmittellehre gegen psychische Krankheiten oder Heilmittel in Beziehung auf psychische Krankheitsformen. Laupp, Tübingen

Sir Benjamin Collins Brodie (1783–1862)

Brodie-Krankheit, Brodie-Symptom, Brodie-Abszess

Biographie:

Benjamin Collins Brodie wurde am 8. Juni 1783 in Winterslow, Wiltshire in England geboren und er starb am 21. Oktober in Broome Park, Surrey. Er arbeitete als Chirurg viele Jahre am St. George Hospital. 1810 wurde er Mitglied der Royal Society. Sein wahrscheinlich wichtigstes Werk war das 1818 erschienene: „Pathological and Surgical Observations on the Diseases of the Joints", in dem er den Beginn von Erkrankungen in verschiedenen Gewebeformen der Gelenke untersuchte und eine exakte Bewertung der jeweiligen Schmerzsymptomatik zum Beleg einer organischen Erkrankung versuchte. Dieses Buch führte zu insgesamt vorsichtigeren Methoden in der damaligen Behandlung der Gelenkserkrankungen, einer erheblichen Reduktion der Amputationszahlen und damit zur Bewahrung vieler Gliedmaßen und auch Patientenleben. Brodie wurde 1834 zum Baronet (Adelstitel) ernannt und war der erste Präsident des General Medical Council.

Klinische Beschreibung:

Bekannt in der somatischen Medizin wurde Brodie durch den Begriff des „Brodie-Knochenabszesses", eine chronisch verlaufende Sonderform der hämatogenen Osteomyelitis. Der Begriff „Brodie-Symptom" bezeichnet dagegen eine Zone dermatologischer Hyperästhesie bei hysterischer Coxalgie. Dies leitet zum psychiatrischen Eponym der „Brodie-Krankheit" über, die im psychiatriehistorischen Sprachgebrauch eine sog. „Coxalgia hysterica" bezeichnet. Die klinische Beschreibung erfolgte durch Brodie 1837, später durch → Charcot 1886 und bezieht sich auf ein psychogenes Hüftleiden ohne organische Grundlage.

Genießen wir die Beschreibung der „Brodie-Krankheit" durch Charcot in der Übersetzung durch Sigmund Freud (1886): „Es handelt sich also dabei nach Brodie um ein schmerzhaftes Leiden, eine Neuralgie oder Hyperästhesie, wenn Sie wollen, der Gelenksnervenenden, welche in verschiedenen Gelenken auftreten und eine schwere organische Gelenkserkrankung so täuschend nachahmen kann, dass die Differenzialdiagnose aufs äußerste erschwert werden kann. Besonders schwierig wird die Diagnose, wenn das Leiden im Hüftgelenke sitzt; eine nicht materielle Coxalgie kann dann für ein schweres organisches Hüftleiden scrophulöser oder anderer Natur gehalten werden und umgekehrt. Doch ist die Abwesenheit materieller Veränderungen bei der von Brodie beschriebenen Gelenksaffektion hinreichend erwiesen: erstens durch den Verlauf der Krankheit, die in völlige und mitunter selbst sehr schnelle Heilung ausgeht, und zweitens durch eine gewisse Zahl von Autopsien. Es mag sie überraschen, dass ich von Autopsien bei einer Krankheit rede, der ich selbst einen so gutartigen Charakter zugeschrieben habe, aber es gibt deren in der Tat eine gewisse Anzahl, nur sind es Autopsien am Lebenden, wahrhafte „Biopsien". Die Kranken nämlich, die von diesem Leiden befallen sind, zeigen den eigentümlichen Hang, oft in der ungestümsten Weise nach chirurgischen Eingriffen zu verlangen, und Sie sehen nun leicht ein, dass, wenn solche an Mania operativa passiva leidende Kranke [...] zu ihrem Unglücke an Chirurgen geraten, die von der Mania operativa, aber diesmal activa [...], befallen sind, die seltsamsten Operationen aus diesem unheilvollen Zusammentreffen entstehen. Selbst

Amputationen wurden mehrmals ausgeführt, wovon Brodie und Coulson mehrere Beispiele berichten. Die Beobachtung, welche der letztgenannte Autor erwähnt, ist ganz besonders interessant. Es handelte sich um ein junges, seit drei Jahren im Kniegelenke leidendes Mädchen; der Unterschenkel war gegen den Oberschenkel gebeugt, die Schmerzen unerträglich, einige Chirurgen hatten jeden Eingriff abgelehnt, endlich aber fand sich einer, der dazu bereit war; die Amputation wurde ausgeführt und siehe da, die Untersuchung des Knies ergab ein normales Gelenk mit vollkommen gesunder Kapsel, die in der Zartheit und Transparenz des physiologischen Zustandes prangte, nur die Knochen waren etwas leicht, boten der Säge wenig Widerstand und die Knorpel etwas verdünnt, wie man's gewöhnlich an Extremitäten findet, welche durch längere Zeit zur Unbeweglichkeit genötigt waren. Ich könnte Ihnen noch mehrere Beispiele dieser Art anführen, aber ich glaube, was ich gesagt habe, genügt bereits, um Ihnen zu zeigen, dass es schmerzhafte Affektionen der Gelenke ohne materielle Veränderungen gibt, welche schwere Gelenkserkrankungen vortäuschen und durch Irreführung der Diagnose die schwersten Folgen heraufbeschwören können."

Kommentar:

Die Coxalgia hysterica (und mit ihr verbundene hyperästhetische Hautareale) spielt in der modernen Psychiatrie als eigenständiges Syndrom keine Rolle, kommt aber durchaus vereinzelt vor, auch im Rahmen von Somatoformen Störungen (ICD-10:F45), die v.a. im Rahmen des → Briquet-Syndroms dargestellt werden. Die Beschreibung durch Charcot (s.o.) ist aber nach wie vor noch aktuell, wenn sie nicht nur streng auf die „Gelenksaffektionen" beschränkt wird: Ganz nebenbei liefert Charcot anhand der „Brodie-Krankheit" auch ein Beispiel einer „Artifiziellen Störung" oder auch → Münchhausen-Syndroms (ICD-10:F68.1). Auch wird die oft komplizierte Interaktion dieser Patienten mit den behandelnden Ärzten beschrieben. Es klingt weiterhin eine heute angenommene gelegentliche Überschneidung zwischen Somatoformer und Artifizieller Störung in dem historischen Text an. Patienten mit offensichtlich „funktionellen" oder „somatoformen" Symptomen ohne organisches Korrelat, die ihre Ärzte zu massiven somatischen Eingriffen drängen, leiden in der Regel unter schwersten psychiatrischen Störungen und sind meist auch nur sehr schwer psychotherapeutisch günstig zu behandeln. Finden diese Patienten Ärzte, die die gewünschten Eingriffe vornehmen, werden sie zusätzlich zu organisch Kranken „konvertiert", ohne dass sich die zu Grunde liegenden Beschwerden in der Regel wesentlich bessern. Häufiges Projektionsfeld somatoformer Beschwerden sind z.B. die Zähne oder der Kieferbereich, was bis zur gänzlichen Zahnextraktion oder sogar anschließenden Kieferoperationen führen kann. Begünstigend für die Entwicklung somatoformer Symptome bei entsprechend disponierten Menschen sind darüber hinaus möglicherweise auch gesellschaftlich weit verbreitete Ängste vor schädlichen Umwelteinflüssen. Wird bei einer Patientin mit einer gesicherten Somatoformen Störung von einem zusätzlich aufgesuchten zweiten Arzt voreilig z.B. eine „Amalgamallergie" diagnostiziert, so handelt es sich meist um eine kontraproduktive und die Beschwerden der Patientin verfestigende Interaktion, die bereits in anderen Zusammenhängen bei Charcot, aber auch im Rahmen des Münchhausen-Syndroms beschrieben werden.

Literatur:

Britannica.com and Encyclopaedia Britannica, Inc. 1999-2000

Brodie BC (1837) Lectures illustrative of certain local nervous affections. London

Charcot JM (1886) Neue Vorlesungen über die Krankheiten des Nervensystems insbesondere über Hysterie. Übersetzung von Sigmund Freud. Toeplitz & Deuticke, Leipzig Wien, S.309f

Coulson W (1851) Hysterical affections of the hip joint. London Journal of medicine, tom. III, pag.631

Pierre Briquet (1796–1881)

Briquet-Syndrom, Briquetsches Zeichen, Briquetsche Ataxie

Biographie:

Pierre Briquet studierte Medizin in Paris, wo er 1827 promovierte. Er wurde Krankenhausarzt zunächst in Cochin 1836, dann am Pariser Hôpital de la Charité 1846, als er bereits 50 Jahre alt war. Dort wurde er zum Leiter einer Abteilung mit hysterischen Patientinnen ernannt. Die Charité war während der Revolution renoviert worden und nahm nun auch Frauen auf. Briquet war darüber hinaus Honorarprofessor an der medizinischen Fakultät von Paris. Er verfolgte über zehn Jahre lang 430 Patientinnen mit dem später nach ihm benannten Syndrom. 1859 brachte Briquet das Krankheitsbild der Hysterie in eine deskriptive, d.h. auf beobachtbare Symptome beruhende Form. Das Geschlechterverhältnis Frauen – Männer betrage zwanzig zu eins. Der Begriff „Briquet-Syndrom" wurde durch Guze et al. 1975 in die psychiatrische Terminologie eingeführt. Von modernen Hysterie-Forschern wird der Vorname Briquets des öfteren auch mit „Paul" angegeben.

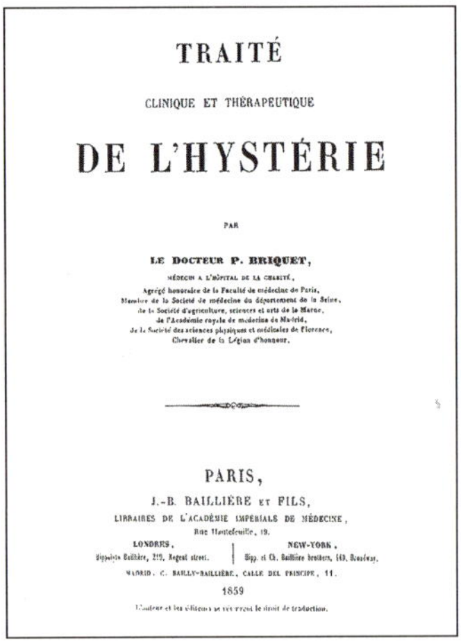
TRAITÉ

CLINIQUE ET THÉRAPEUTIQUE

DE L'HYSTÉRIE

PAR

LE DOCTEUR P. BRIQUET,

MÉDECIN A L'HÔPITAL DE LA CHARITÉ,
Agrégé honoraire de la Faculté de médecine de Paris,
Membre de la Société de médecine du département de la Seine,
de la Société d'agriculture, sciences et arts de la Marne,
de l'Académie royale de médecine de Madrid,
de la Société des sciences physiques et médicales de Florence,
Chevalier de la Légion d'honneur.

PARIS,
J.-B. BAILLIÈRE ET FILS,
LIBRAIRES DE L'ACADÉMIE IMPÉRIALE DE MÉDECINE,
Rue Hautefeuille, 19.

LONDRES, Hippolyte Baillière, 219, Regent street. | NEW-YORK, Hipp. et Ch. Baillière brothers, 440, Broadway.

MADRID, C. BAILLY-BAILLIÈRE, CALLE DEL PRINCIPE, 11.

1859

L'auteur et les éditeurs se réservent le droit de traduction.

Klinische Beschreibung:

1859 in dem 724 Seiten umfassenden Buch „Traité clinique et therapeutique de l'Hystérie" beschrieb Briquet die Hysterie als ein der heutigen Somatisierungsstörung ähnliches Symptombündel, das er in Gruppen ordnete (siehe Tab. 1).

Das „Briquet-Syndrom" steht als Begriff synonym für die von ihm beschriebene polysymptomatische Verlaufsform der Hysterie; der Name wird heute speziell für die Somatisierungsstörung verwendet. Das Werk Briquets steht für den Wandel der antiken Auffassung, das die Hysterie auf eine Störung der Gebärmutter zurückgehe. Briquet postulierte dagegen die Hysterie als eine Störung des „Encephalons", welches affektive Eindrücke und Sensationen erhalte. Nur eine Störung des Encephalons könne erklären, warum so viele verschiedene körperliche Störungen bei der Hysterie aufträten. Auch nahm Briquet eine männliche Form der Hysterie an, wobei ihm hierin → Charcot später folgte, der Briquet im Übrigen immer hochschätzte. Das viel häufigere Auftreten der Hysterie bei Frauen (20:1) er-

Tab. 1: Symptome der Hysterie nach Briquet (zit. n. Rief u. Hiller 1992)

- Hyperästhesie (im Sinne von Schmerzzuständen)
- Anästhesie (der Konjunktiva, Haut, Schleimhäute, Sinnesorgane, Muskeln, Knochen)
- Verzerrte Sinneswahrnehmungen (einschließlich Halluzinationen)
- Krämpfe des Verdauungs-, Respirationstraktes, des Kreislauf-, urogenitalen oder Nervensystems
- Anfälle (spasmodisch, synkopal oder hysterisch)
- Hysterische Paralyse unterschiedlicher Muskeln und Muskelgruppen

klärte Briquet mit der höheren weiblichen emotionalen Beeindruckbarkeit und Empfindlichkeit, was er als einen weiteren wesentlichen Grund der Neurose ansah. Hierbei spielten affektive Erregungen und auch Leidenschaft eine große Rolle. Auch maß Briquet gestörten Wiederholungen schmerzhafter Empfindungen, traurigen oder gewalttätigen Affektionen oder Leidenschaften eine hohe Bedeutung zur Ausbildung der Symptome zu. Briquet war der Auffassung, dass die Bezeichnung „Hysterie" aufgegeben werden sollte, weil sie zu sehr mit dem alten „Uterus-Konzept" in Verbindung gebracht wurde. Eine andere beschriebene Bedeutung des „Briquet-Syndroms" meint eine alte Bezeichnung für eine heisere Sprechweise, Kurzatmigkeit und Zwerchfellatmung bei der Hysterie. Die „Briquetsche Ataxie" ist eine nicht mehr geläufige Bezeichnung für unkoordinierte Bewegungen, ebenfalls bei der Hysterie. Das „Briquetsche Zeichen" hingegen besagt, dass die hysterische „Hemianästhesie" (die Bezeichnung stammt von Briquet) die vom Sympathikus innervierten Eingeweide verschont. Die Hemianästhesie und Analgesie wurden bis weit in das 19. Jahrhundert von vielen Ärzten als Symptome ignoriert, da sie als „Sigillum diaboli" (Teufelsmal) früher in den Hexenprozessen eine große Bedeutung hatten und ihnen wohl auch weiterhin noch etwas „Verdächtiges" zugeschrieben wurde.

Kommentar:

Der Begriff „Briquet-Syndrom" ist eher historisch und als Synonym für die polysymptomatische Verlaufsform der Hysterie oder auch der Somatisierungsstörung im Rahmen der Somatoformen Störungen nicht sehr gebräuchlich. Dennoch ist der empirische und deskriptive Ansatz Briquets, die Hysterie, die er bis dahin für schlecht untersucht hielt, von Spekulationen zu befreien und auf einen wissenschaftlich untersuchten Grund zu stellen, relativ modern. Die Hysterie galt vielerorts immer noch als eine Störung des Uterus. Plato (427–348 v. Chr.) z.B. gab eine zu der Zeit wohl geläufige Beschreibung des Uterus als eines „tierischen Wesens" im Leib der Frau, dessen Bestimmung es sei, Kinder zu erzeugen. Wenn nach der Pubertät dieser Bestimmung nicht Genüge getan werde, werde das Organ wütend, wandere durch den ganzen Körper, blockiere die Luftzufuhr und erzeuge die verschiedensten Erkrankungen. Auch die Verlagerung auf das „Encephalon" im Zusammenwirken mit einer hohen emotionalen Beeindruckbarkeit sowie die gestörte Wiederholung, in heutiger Terminologie: „traumatischer Erlebnisse“, sowie der Einschluss männlicher Fälle, wirken nach heutigen Maßstäben modern.

Der Briquetsche Symptomenkomplex erscheint in den modernen Diagnosemanualen als eine Mischung aus somatoformen und Konversionsstörungen. In der ICD-10 findet sich das „Briquet-Syndrom“ unter „Sonstige näher bezeichnete neurotische Störungen“ (F48.8).

Literatur:

Briquet P (1999) Clinical and Therapeutic Treatise on Hysteria (1859). In: Cousin FR, Garrabé J, Morozov D (Hrsg) Anthology of French Language Psychiatric Texts. Institut Synthélabo, Le Plessis-Robinson

Ellenberger HF (1985) Die Entdeckung des Unbewussten. Diogenes, Zürich

Garrabé J (1999) Pierre Briquet (1796–1881). In: Cousin FR, Garrabé J, Morozov D (Hrsg) Anthology of French Language Psychiatric Texts. Institut Synthélabo, Le Plessis-Robinson

Kapfhammer HP (2000) Somatoforme Störungen. In: Möller HJ, Laux G, Kapfhammer HP (Hrsg.) Psychiatrie und Psychotherapie. Springer, Berlin Heidelberg New York

Kapfhammer HP (2001) Somatoforme Störungen. Nervenarzt 72:487-500

Rief W, Hiller W (1992) Somatoforme Störungen. Verlag Hans Huber, Bern Göttingen, Toronto, Seattle

Jean-Martin Charcot (1825–1893)

Charcotsche Erkrankung, Charcot-Trias, Charcot-Gelenk, Charcot-Marie-Tooth-Hoffmann-Krankheit, Charcot-Weiss-Baker-Syndrom, Charcot-Leyden-Kristalle, Charcot-Kehlkopfschwindel, Charcotsche Punkte, Charcotscher Schmerz, Charcotsches Zeichen, Erb-Charcot-Krankheit

Biographie:

Über Charcot könnte an dieser Stelle ein ganzes Buch geschrieben werden, oder sogar drei. Denn Charcots Bedeutung für die Medizin kann man in drei Epochen aufteilen: Eine internistische, eine neurologische und eine psychiatrisch-psychotherapeutische. Jean-Martin Charcot wurde am 29. November 1825 in Paris als Sohn eines Wagenbauers geboren. Er hatte drei Brüder, wovon zwei in die Armee eintraten und einer den Beruf des Vaters fortführte. Sein Sohn, Jean Baptiste (1867–1936) gab den Medizinberuf nach dem Tod des Vaters auf und wurde ein bekannter Seefahrer und Erforscher des Südpols. Charcot selbst wählte den Arztberuf und wurde 1848 „Interne des Hôpitaux de Paris“ am „Hospice de la Salpêtrière". Seine Dissertation 1853 behandelte den Gelenkrheumatismus und er beschrieb die Form, die später als „Charcot-Gelenk" (s.u.) beschrieben wurde. Im selben Jahr wurde er „Chef de clinique" an der Fakultät, 1856 médecin des Hôpitaux de Paris und 1860 professeur agrégé. 1862 wurde er mit 37 Jahren Chefarzt am „Hospice de la Salpêtrière", einer ehemaligen Pulverfabrik unter Ludwig XIII und die Stätte, in der ehemals der berühmte Philippe Pinel (1745–1826) im Jahre 1795 Direktor geworden war und im Gefolge der französischen Revolution und einer Hinwendung zu humaneren Therapiemethoden die Kranken von ihren Ketten befreite[18]. „Die Salpêtrière" wurde 1650 zu einer Stätte umgewandelt (der Begriff „Krankenhaus" wäre nicht ganz passend), um weibliche Arme, Elende und Landstreicherinnen zu internieren, die die öffentliche Ordnung störten. Während die Salpêtrière für Frauen bestimmt war, wurden die Männer im außerhalb der Stadt gelegenen „Bicêtre" interniert. Darüber hinaus gab es noch das „Maison royale de Charenton" (mit Esquirol [1772–1840] ab 1823 als Leiter) als dritte Anstalt für Geisteskranke im Raum Paris. Später kamen noch das „Asile Sainte Anne" (1863) und – nicht zu vergessen – die „Infirmerie spéciale" der Pariser Polizeipräfektur hinzu, der später u.a. → de Clérambault (1872–1934) vorstand. Die Salpêtrière wuchs zu einer „Stadt in der Stadt" und beherbergte im Laufe des 17. und 18. Jahrhunderts ca. 8000 Menschen, alles Alte, Gebrechliche, unheilbar Kranke, Verbrecherinnen, Bettlerinnen, Prostituierte, Geisteskranke oder sonst auffällige Persönlichkeiten. Als Charcot dort ab 1862 als klinischer Abteilungschef wirkte und sich die Stätte mehr und mehr zu einem Armenpflegeheim mit angeschlossener „Klinik" gewandelt hatte, gab es dort insgesamt aber immer noch ca. 5000 meist ältere Frauen, die dort gepflegt wurden. 1870 übernahm Charcot zu seiner Abteilung auch die Leitung einer besonderen Station, auf der sich Frauen mit „Krämpfen" befanden. Charcot widmete sich fortan verstärkt der Differenzialdiagnose zwischen epileptischen und hysterischen Anfällen. Ab 1878 wandte er sich verstärkt dem Hypnotismus zu, dem er besonderes Gewicht bei der Diagnose der Hysterie zumaß, indem er postulierte, dass sich nur Hysteriker hypnotisieren ließen, dies bei „Gesunden" jedoch nicht möglich sei. Besonders in diesem Punkt unterschieden sich seine Auffassungen und die der „Schule der Salpêtrière" von seinem großen Rivalen aus der „Schule von Nancy", Hippolyte Bernheim (1840–1919), welcher der (heute gültigen) Auffassung war, auch Gesunde seien hypnotisierbar. Charcot unterschied die bekannten drei Stadien der Hypnose (1. Lethargie, 2. Katalepsie, 3. Somnambulismus), die sich später jedoch eher als artifiziell herausstellen sollten. Dem Einfluss Charcots und dem Vortrag seiner Forschungsergebnisse vor der „Académie des Sciences" 1882 ist es zu einem großen Teil zu verdanken, dass sich das wissenschaftliche Interesse nun verstärkt der Hypnose zuwandte, das nach den Experimenten mit dem „animalischen Magnetismus" → Mesmers (1734–1815) zunächst in den Ruf der Scharlatanerie geraten war. Im selben Jahr wurde durch den Einfluss Präsident Gambettas (1838–1882) für Charcot der erste Lehrstuhl der Welt für Erkrankungen des Nervensystems eingerichtet. Charcot zeigte darüber hinaus die Existenz posttraumatischer Symptome und Lähmungen auf, die sich nach reellen mechanischen Traumata[19] auf hysterischer Grundlage entwickelten, beispielsweise dem sog. „Railway spine" nach Eisenbahnunfällen. Bezüglich der hysterischen Lähmungen suchte Charcot akribisch symptomatologische Unterschiede zu den bekannten neurologischen Erkrankungen. Stellten sich bei einem Patienten solche Besonderheiten heraus, war er darüber hinaus hypnotisierbar oder ließen sich die körperlichen Symptome gar un-

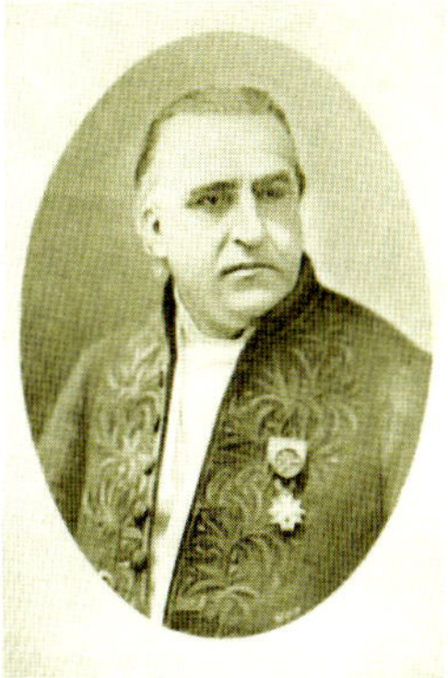

ter Hypnose beeinflussen, lag die Diagnose der Hysterie auf der Hand und es bedurfte keines weiteren Beweises. Charcot beschrieb darüber hinaus eine Reihe von dauerhaften und hartnäckigen hysterischen Symptomen, die sog. „hysterischen Stigmata", von denen die bereits von → Briquet beschriebene Hemihypästhesie die herausragende Rolle spielte. Darüber hinaus nannte er sensorielle (Hemi-) Anästhesie und das Vorhandensein „hysterogener Punkte" mit der Auslösung von Auren oder Anfällen als charakteristische „hysterische Stigmata". Von anderen Autoren wurden auch Globus- oder Clavusgefühl oder Fehlen des Rachenreflexes beschrieben. 1892 unterschied Charcot die „dynamische Amnesie", bei der verlorene Erinnerungen durch Hypnose wiedergewonnen werden können, von der „organischen Amnesie", bei der dies unmöglich sei. Großen bleibenden Ruhm verdankt das Ansehen Charcots sicherlich auch seinen internistischen und neurologischen Krankheitsbeschreibungen, die noch heute seinen Namen tragen (s.u.). Auch ist seine Leistung sicher bewundernswert, die Salpêtrière in ein nach damaligen Maßstäben modernes Krankenhaus mit zahlreichen Laboratorien umzuwandeln. Der Begriff der Hysterie und die hysterischen Erkrankungen erfuhren schließlich unter Charcot eine enorme Erweiterung und viele seiner in den Vorlesungen präsentierten Fälle würden heute wohl anders diagnostiziert. Erst nach seinem Tode 1893 wurde auch der Öffentlichkeit bewusst, wie sehr das hermetische und „hysterisch-aufgeheizte" Klima innerhalb der Salpêtrière erst zur Entwicklung und Aufrechterhaltung der in den Vorlesungen präsentierten Symptome beitrug. Da Charcot seine Patientinnen nicht selbst hypnotisierte, sondern dies seinen Schülern oder sogar gelegentlich Berufsmagnetiseuren überließ, entstand so leicht eine Atmosphäre, in der die Therapeuten die Patientinnen – die auf diese Weise die Chance bekamen, in der akademischen Welt bekannt zu werden und um die man sich auf hohem Niveau bemühte – auf ihre hysterischen Symptome „trainierten". Bei der Autorität und dem Einfluss des „Meisters", dessen Protektion eine steile wissenschaftliche und gesellschaftliche Karriere garantierte, kam es unweigerlich unter seinen Schülern zu einem Wettstreit um die Präsentation der eindrucksvollsten hysterischen Symptome, dem die Patientinnen meist willig folgten. Seine berühmten öffentlichen Vorlesungen und die Präsentationen hysterischer Patientinnen lockten viele Künstler, Schriftsteller, Publizisten und Politiker in sein Auditorium, z.B. den Schriftsteller Maupassant, der sich hier Inspiration zu seinen Werken suchte. Dies und eine später mehr und mehr der Bernheimschen Auffassung über den Stellenwert der Hypnose sich anschließende Meinung trugen dazu bei, dass die wissenschaftliche Bedeutung Charcots heute nicht unumstritten ist. Seine Vorlesungen glichen Inszenierungen und können durch die damals in der Medizin noch unübliche Projektion von Fotografien als eine Art früher „Multimedia-Show" bezeichnet werden. Der Auftritt des Meisters als Selbstinszenierung gleicht dabei in Ansätzen den Beschreibungen Mesmers, der Jahrzehnte zuvor eindrucksvolle und pompöse Auftritte vor seinem Publikum liebte. Nicht zu übersehen ist auch, dass in der offenen Inszenierung hysterischer Symptome durch junge und hübsche Patientinnen, wie der sechzehnjährigen Augustine, starke erotische Übertragungsmomente enthalten waren und sich die Präsentationen gelegentlich zwischen Exhibitionismus und Voyeurismus zu bewegen schienen. Nicht vergessen werden soll auch, dass viele dieser oft in mehrfacher Hinsicht missbrauchten Frauen nach einer Behandlung, in der sie sich u.U. sogar Hysterektomien oder Kauterisationen des Gebärmutterhalses unterziehen mussten, sich schließlich in Drogensucht oder Alkoholismus wiederfanden. Charcot wird durch seine Biographen einerseits als charismatisch und fesselnd, aber auch als autoritär und despotisch beschrieben, der seine Anhänger protegierte, seine Kritiker jedoch scharf bekämpfte. Einen mittleren Weg hat es bei ihm demnach nicht gegeben. Aus Loyalität konnte leicht entschiedene Feindschaft werden. Dies und die Stimmung unter den Therapeuten und ihren Starpatientinnen beschreibt aus der Perspektive eines Betroffenen eindruckvoll der schwedische Arzt und Charcot-Schüler Axel Munthe (1857–1949) in seinem 1927 entstandenem Werk: „Das Buch von San Michele". Als ihm die „Züchtung" hysterischer Symptome anlässlich des konkreten Falles eines Bauernmädchens aus der Provinz bewusst wird und er sie schließlich aus der Salpêtrière befreien und zu ihren Eltern bringen will, kommt es zum unwiderruflichen Bruch mit dem Meister. Der Fluchtversuch wird durch die diensthabende Krankenschwester entdeckt und vereitelt. Munthe wird durch Charcot persönlich und augenblicklich der Klinik verwiesen, wobei man ihm sexuellen Missbrauch unterstellt, um ihn zu diskreditieren und an öffentlicher Kritik zu hindern. Seine charismatische Art zog aber auch zahlreiche Schüler in seinen Bann, unter anderem Sigmund Freud, der 1885 ein halbes Jahr an der Salpêtrière verbrachte und Teile seines Werkes ins Deutsche übersetzte. Auch schien Freud von einer geheimnisvollen Bemerkung Charcots im Rahmen seiner Vorlesungen und anhand eines seiner Fälle von Hysterie sehr beeindruckt: „Mais, toujours c´est la chose génitale, toujours."

Klinische Beschreibung:

Aufgrund der Vielzahl der klinischen Syndrome, die mit dem Namen Charcot verbunden sind, erfolgt deren Darstellung an dieser Stelle stichpunktartig.

- **Charcot-Gelenk:** Dies ist eine Bezeichnung für eine schmerzlose Arthropathie (besonders des Kniegelenks) z.B. bei Chondrokalzinose-Arthropathie oder Tabes dorsalis.

- **Charcot-Leyden-Kristalle:** Es handelt sich hierbei um spitze, oktaedrische Kristalle im Auswurf bei Asthma bronchiale; sie kommen zusammen mit eosinophilen Leukozyten vor und treten im Sputum auf, besonders bei akuten Asthmaanfällen.

- **Charcot-Weiss-Baker-Syndrom:** Es ist gleichbedeutend mit dem Sick-Sinus-Syndrom, welches sich u.a. in Sinusbradyarrhythmien und Synkopen äußert und das auf Gefäßverengungen oder Myokarditiden beruhen kann.

- **Charcotsche Erkrankung:** Dies ist eine alte Bezeichnung für die Amyotrophische Lateralsklerose und auch gelegentlich für die Multiple Sklerose.

- **Charcot-Marie-Tooth-Hoffmann-Krankheit:** Es wird auch Hereditäre motorisch-sensible Neuropathie (HMSN) oder Neurale Muskelatrophie genannt. Es handelt sich um den Oberbegriff für chronisch-progredient verlaufende, erbliche (familiäre) Formen der Degeneration peripherer Neurone. Formen: HMSN I und II werden als vorwiegend dominant erbliche Formen vom Typ Charcot-Marie-Tooth eingeordnet. Die Symptome entsprechen einer vorwiegend distal betonten Polyneuropathie.

- **Charcot-Trias:** Hier werden in der Literatur zwei verschiedene Beschreibungen erwähnt: 1. (neurologisch) Nystagmus, Intentionstremor und skandierende Sprache; sie galt früher als charakteristisch für die Multiple Sklerose, kommt jedoch in dieser Kombination eher selten vor; 2. (internistisch) rechtsseitiger Oberbauchschmerz, Fieber mit Schüttelfrost und passagerer Ikterus bei akuter Cholangitis.

- **Charcot-Kehlkopfschwindel:** Es handelt sich um ein 1879 von Charcot beschriebenes und selten gebrauchtes Synonym für „Kehlkopfschlag" oder „Kehlkopfepilepsie": Der Patient erleidet nach wenigen Hustenstößen plötzlich einen kurzen Bewusstseinsverlust, sinkt in sich zusammen, erleidet einige Zuckungen und ist nach wenigen Augenblicken wieder ohne Einsetzen eines Dämmerzustandes ansprechbar.

- **Charcotsche Punkte:** Dies sind die von Charcot beschriebenen sog. „hysterogenen Punkte", die u.a. in der Höhe der Ovarien lokalisiert sind. Druck auf diese Punkte erzeugt dabei den sog. „Charcotschen Schmerz". Charcot definierte eine Reihe von „hysterogenen Punkten", bei denen sich durch Druck „hysterische Krisen" oder Anfälle auslösen ließen.

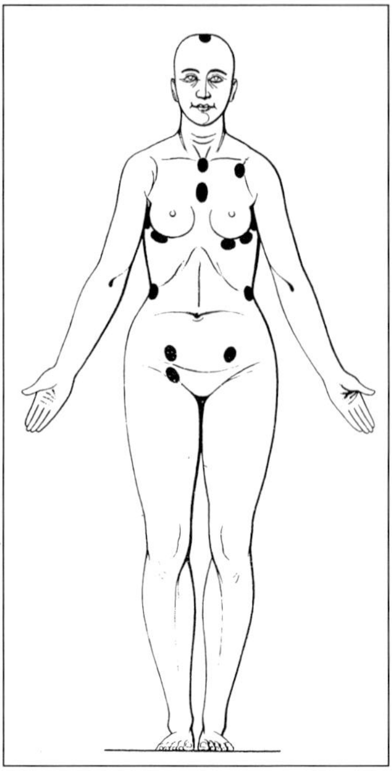

- **Charcotsches Zeichen:** Es bezeichnet schmerzempfindliche Hautpartien im Bereich des Kreuzbeins und der Halswirbelsäule bei der Neurasthenie (der Begriff „Neurasthenie" wurde durch G.M. Beard 1869 populär und meinte die Schwächung eines ursprünglich gesunden Nervensystems v.a. durch Überarbeitung).

- **Erb-Charcot-Krankheit:** Dieser Begriff wird synonym mit der Krankheitsbezeichnung der Spastischen Spinalparalyse benutzt.

Kommentar:

Als Neurologe und „Somatiker" hat Charcot sicherlich seinen Platz unter den Heroen der Medizin behalten. Seine Arbeiten über die Hysterie in der Nachfolge Briquets und über die Beeindruckung Sigmund Freuds als eine Grundlage für die Entwicklung der Psychoanalyse haben historisch enorme Bedeutung. Durch seine Vorlesungen über die Hysterie mit Präsentationen einer Mischung aus hysterischen Symptomen und „Inszenierungen" verspielte er jedoch v.a. posthum viel von seiner Glaubwürdigkeit.

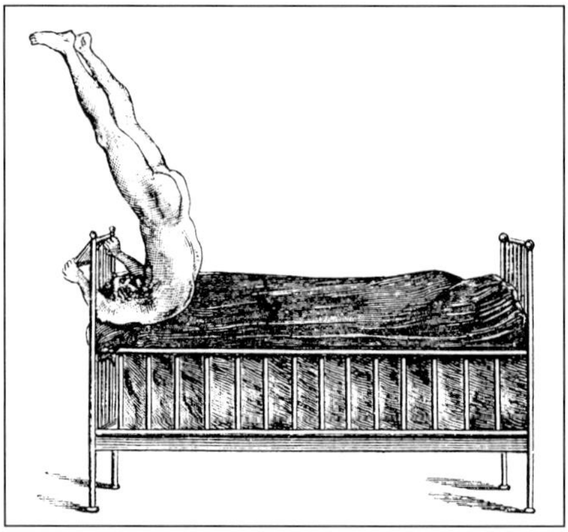

Dennoch darf nicht übersehen werden, dass sich Charcot um strenge wissenschaftliche Genauigkeit bemühte, um die der Beobachtung zugängliche klinische Symptomatologie der hysterischen Ausdrucksformen von organischen Läsionen zu trennen. Die von Charcot als „Hysterie" diagnostizierten Erscheinungen werden – nach Ausschluss einer organischen Genese – heute in der ICD-10 meist als Dissoziative Störungen (Konversionsstörungen) (F44) oder Somatoforme Störungen (F45) bezeichnet. Eine differenzierte Bewertung des Werkes von Charcot sollte die Fälle von offensichtlicher Symptominduktion mit einschließen. Im Klima der Salpêtrière des 19. Jahrhunderts dürften Einfluss und Persönlichkeit Charcots, die Konkurrenz seiner Schüler untereinander, ein hohes gesellschaftliches Interesse und psychischer Druck im Rahmen der berühmten Vorlesungen weitere begünstigende Faktoren bezüglich der Symptomgenese gewesen sein. Gerade deshalb sollten auch heute die Voraussetzungen für die Induktion psychopathologischer Symptome – die bis zum sog. „Induzierten Wahn" (folie à deux) (ICD-10: F24) reichen kann – bekannt sein und im Einzelfall genau geprüft werden, besonders, wenn es um so umstrittene Diagnosen wie die sog. „Multiple Persönlichkeitsstörung" oder „Recovered-memory-Syndrome" mit teilweise erheblicher forensischer Relevanz geht.

Literatur:

Arenz D (2000) Diagnostische, forensische und behandlungsethische Aspekte zur Problematik psychotherapieinduzierter sexueller Missbrauchserlebnisse [letter]. Nervenarzt 71:591-592

Arenz D, Höflich G (1996) Psychopathologische Konzepte des induzierten Irreseins am Fallbeispiel einer folie à deux. Fortschr. Neurol. Psychiat. 64:13-19

Arenz D, Stippel A (1999) Induziertes Irresein, Folie à deux und Gemeinsame psychotische Störung – Verschiedene Konzepte und ein Fallbeispiel auf Mallorca. Fortschr. Neurol. Psychiat. 67:249-255

Charcot JM (1886) Neue Vorlesungen über die Krankheiten des Nervensystems insbesondere über Hysterie. Übersetzung von Sigmund Freud. Toeplitz & Deuticke, Leipzig Wien

Corbin A (1999) Schreie und Flüstern. In: Ariès P, Duby G (Hrsg.) Geschichte des privaten Lebens. Bd.4, S.579-631. Bechtermünz, Augsburg

de Morsier G (1970) Jean Martin Charcot. In: Kolle K (Hrsg) Grosse Nervenärzte. Thieme, Stuttgart, Bd.1 S.39-56

Doucet F (1971) Forschungsobjekt Seele. Eine Geschichte der Psychologie. Kindler, München

Linzbach MPH (1996) Klinische und radiologische Aspekte zur Klassifizierung und Verlaufsbeurteilung der spondylophytär bedingten zervikalen Myelopathie. Mainz Wissenschaftsverlag, Aachen

Morozov D (1999) Jean-Martin Charcot. In: Cousin FR, Garrabé J, Morozov D (Hrsg) Anthology of French Language Psychiatric Texts. Institut Synthélabo, Le Plessis-Robinson

Munthe A (1999) Das Buch von San Michele. Deutscher Taschenbuch-Verlag, München

Pichot P (1983) Ein Jahrhundert Psychiatrie. Editions Rogner Dacosta, Paris

Roback AA (1970) Weltgeschichte der Psychologie und Psychiatrie. Walter, Olten

Shorter E (1999) Geschichte der Psychiatrie. Alexander Fest Verlag, Berlin

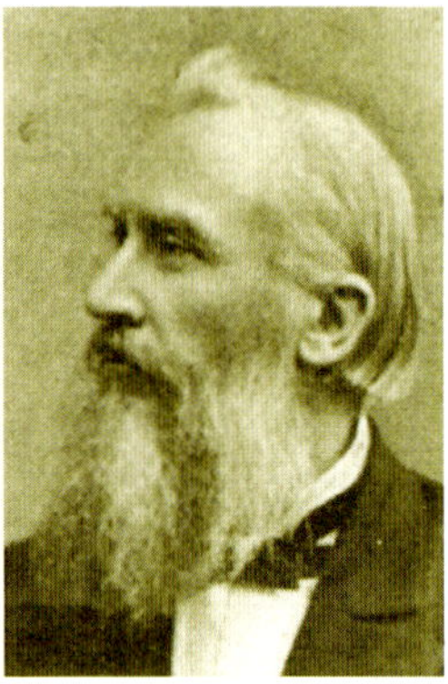

Karl Ludwig Kahlbaum (1828–1899)

Kahlbaum-Syndrom (Katatonie)

Biographie:

Karl Ludwig Kahlbaum wurde am 28. Dezember 1828 in Driesen (Neumark) als Sohn eines Fuhrgeschäftsinhabers geboren. Er besuchte die Schule in Dirschau, Elbing und Marienwerder und er studierte Medizin in Königsberg, Würzburg, Leipzig und Berlin. Kahlbaum promovierte 1845 in Berlin mit der Arbeit „De avium tractus alimentarii anatomia et histologia nonnulla“. 1856 wurde er „zweiter Arzt“ und Vertreter des damaligen Direktors Bernhardi in der Ostpreußischen Provinzial-Irrenanstalt Allenberg. 1863 habilitierte er sich für das Fach Psychiatrie an der Universität Königsberg und hielt dort bis 1866 Vorlesungen, die aber, da er keinen Zugang zu Patienten hatte, die er hätte vorstellen können, nur mäßig erfolgreich waren. Neben einer schlechten Bezahlung in Allenberg (400 Taler jährlich) wurde Kahlbaum das Leben durch ständige Zerwürfnisse mit seinem „etwas engherzigen Direktor“ (zit. n. Hecker) erschwert. Im Oktober 1866 wurde er auf Vorschlag des Leiters und Besitzers der Görlitzer Privat-Nervenheilanstalt, Dr. Reimer, dort „zweiter Arzt“ mit der Aussicht, die Klinik zu übernehmen. Bereits ein Jahr später (1867) übergibt Dr. Reimer die Anstalt an Kahlbaum, der nun als Leiter und Besitzer an die Klinik angeschlossen ein „Pädagogium für jugendliche Nerven- und Gemüthskranke“ gründet. Der Ausspruch Dr. Reimers ist wie folgt überliefert: „Jetzt habe ich endlich den richtigen Käufer; der steht des Morgens schon um vier Uhr auf, um zu arbeiten und kocht sich seinen Kaffee selbst. Der soll meine Anstalt haben“ (zit. n. Hecker). 1867 tritt auch → Ewald Hecker (1843–1909) in die Klinik als zweiter Arzt ein, der Kahlbaum noch aus Allenberger Zeiten kannte. 1868 heiratete Kahlbaum zudem eine Cousine Heckers, mit der er eine Tochter, die im Alter von neun Jahren starb, sowie zwei Söhne hatte. Seine Frau starb 1881 und er heiratete 1888 erneut. Die Anstalt, die zunächst für Epileptiker bestimmt war, wurde unter Kahlbaum komplett umorganisiert. Karl Ludwig Kahlbaum starb am 15. April 1899 im Coma diabeticum in Görlitz. Seine stillen Hoffnungen, einmal einen Lehrstuhl einer Universitätsklinik zu erlangen, hatten sich nicht erfüllt. Die Leitung der Anstalt ging an seinen Sohn Siegfried Kahlbaum (gest. 1943 in Görlitz) über. Hecker erwähnt, dass seine beiden Söhne Ärzte wurden und die Leitung der Klinik gemeinsam nach dem Tod des Vaters übernommen hätten.

Kahlbaum ordnete die Zustände von Geistesstörungen neu und grenzte sich als eigenständiger Systematiker von den seinerzeit herrschenden Denkrichtungen der Psychiatrie ab, die Vielzahl psychiatrischer Zustandsformen entweder allesamt als einzelne Krankheitsformen aufzufassen oder sie unter die Idee der sog. „Einheitspsychose“[20] einzuordnen. Kahlbaum schuf eine Fülle neuer Begriffe oder ordnete traditionelle Begriffe in andere Bedeutungszusammenhänge, so dass sich von seiner Terminologie eigentlich „nur" die Katatonie und die Hebephrenie (Beschreibung von seinem Schüler Hecker) durchsetzten. Dass sich zumindest diese Begrifflichkeit etablieren konnte, ist in besonderem Maß auf den Einfluss → Kraepelins (1856–1926) zurückzuführen, der ebenso wie Kahlbaum von der Idee abgrenzbarer Krankheitseinheiten überzeugt war, die charakteristisch im Querschnitt und (stadienhaftem) Verlauf identifizierbar seien. Kahlbaums Arbeiten fanden zu seinen Lebzeiten eher geteilten Beifall. Man tadelte seine „Sucht, neue Namen zu erfinden". Eine Einteilung der Seelenstörungen nach Kahlbaum folgt in Tab. 1.

Tab. 1: Formen der Seelenstörungen als Krankheitsarten (zit. n. Bräuning/Krüger 2000)

1. Neophrenia	2. Paraphrenia	3. Vecordia	4. Vesania	5. Dysphrenia

Hecker beklagt in seinem Nachruf, dass Kahlbaum durch seine klinische Tätigkeit zu wenig Zeit zur schriftlichen Fixierung seiner wissenschaftlichen Arbeit blieb. Auf nachhaltiges Drängen von Hecker habe Kahlbaum wenigstens die „Katatonie" veröffentlicht (1874), Hecker selbst erhielt die Genehmigung, die „Hebephrenie", die ebenfalls auf Kahlbaum zurückgeht, zu veröffentlichen. Kahlbaum selbst kümmerte sich demnach lieber um den Ausbau der Klinik und wohnte dem täglich stattfindenden stundenlangen „Morgenrapport" der Klinik bei, dem er dann oft eine Fülle belehrender Bemerkungen anfügte, was darüber hinaus meist abends im Zwiegespräch mit Hecker noch vertieft wurde. Schließlich nahm Kahlbaum doch 1875–1876 im Rahmen einer Beurlaubung für wissenschaftliche Zwecke Abstand von der Klinik und übergab die Leitung der Klinik für diese Zeit Hecker. Kahlbaum besuchte während dieser Zeit die Universitäten Prag und Wien, um dort pathologisch-anatomische Studien durchzuführen. Hecker berichtet, dass er während der Zeit von Kahlbaums Abwesenheit die „Non-restraint-Prinzipien" Conollys (1794–1866) in der Anstalt durchsetzte, was nach Kahlbaums Rückkehr auch dessen Beifall fand, nachdem er diese Ideen jedoch zunächst nicht vorbehaltlos geteilt habe. Kahlbaum wird für Außenstehende als unnahbar wirkend beschrieben, für Nahestehende sei aber eine väterlich-wohlwollende und warmherzige Art erkennbar gewesen. Auch auf den Gebieten der Mineralogie und der Botanik sei er versiert gewesen. Kahlbaum blieb innerhalb der zeitgenössischen Psychiatrie bis zur Anerkennung durch Kraepelin eher wenig bekannt. Er blieb ein Außenseiter, wahrscheinlich schon durch seine eigenartige psychiatrische Terminologie. Auch von der universitären Psychiatrie wurde Kahlbaum zunächst nur wenig beachtet. Einige seiner Schüler (Hecker, Ziehen) sagten ihm jedoch posthum in Nekrologen die Anerkennung voraus, die er später erlangte.

Klinische Beschreibung:

„Die Katatonie ist eine Gehirnkrankheit mit zyklisch wechselndem Verlauf, bei der die psychischen Symptome der Reihe nach das Bild der Melancholie, der Manie, der Stupescenz, der Verwirrtheit und schließlich des Blödsinns darbieten, von welchen psychischen Gesamtbildern aber eins, oder mehrere fehlen können, und bei der neben den psychischen Symptomen Vorgänge in dem motorischen Nervensystem mit dem allgemeinen Charakter des Krampfes als wesentliche Symptome erscheinen" (Kahlbaum 1874, S.87). Die Beschreibung der Katatonie durch Kahlbaum ist verknüpft mit der sog. „Melancholia attonita" als Krankheitsstadium

(Tab. 2) und lehnt sich im stadienhaften Verlauf formal an das Konzept der Einheitspsychose (Guislain, Zeller, Griesinger etc.) an, von dem sie sich jedoch durch die Abtrennung der „Krankheitseinheit" auch gleichzeitig abgrenzt.

Tab. 2: Stadienhafter Verlauf der Katatonie (n. Kahlbaum 1874)

1. Einfache Melancholie	↓	[verwandt mit heutiger „Depression"]
2. Tobsucht	↓	[verwandt mit heutiger „Manie"]
3. Melancholia attonita	↓	[stuporös-katatones Stadium i.e.S.]
4. Blödsinn	↓	[verwandt mit heutiger „Residualsymptomatik"]

Kahlbaum kommt zur Krankheitsform der Katatonie durch seine streng empirische „klinische Methode", die neben der aktuellen Querschnittssymptomatik vor allem auch den Krankheitsverlauf mit berücksichtigt; er konstatiert hier Analogien zur progressiven Paralyse als Krankheitseinheit. Er nimmt eine multifaktorielle Genese an (körperlich und psychologisch), wobei anatomische Pathologien unterschiedliche Krankheitserscheinungen hervorrufen können (Vorwegnahme der → „Bonhoeffer-Regel"). Die Prognose wird unterschiedlich, je nach Schwere (Katatonia mitis, gravis oder protrahiert) oder Komplikationen (z.B. Lungentuberkulose) beurteilt. Die Symptome der Katatonie und der darin aufgehenden „Melancholia attonita" sind in (Tab. 3) beschrieben.

Tab. 3: Symptome der „Katatonie" (n. Kahlbaum 1874)

Epileptiforme Anfälle, Initialmelancholie, schweigsam („Mutacismus"), reglos, starr, reaktionslos, Flexibilitas cerea, Exaltation, Manie, Pathos, Redesucht, Wort- und Redewiederholung, Redekrampf (Verbigeration), Ideenflucht, Diminutiva, Gedankenstillstand, Halluzination, Wahnideen, religiöse Symptome, Negativismus, Bewegungsstereotypien, Nahrungsverweigerung, Bizarrerien und Gewohnheitssucht, Mobilitätsstörungen, Sensibilitätsstörungen, trophische Störungen, vegetative Störungen, komplizierende Krankheiten

Der Begriff „Kahlbaum-Syndrome" (engl.) wurde von Barnes et al. 1986 benutzt und 1997 von Peralta et al. wieder aufgegriffen und mehr in die Nähe der affektiven Störungen gerückt. Das Kahlbaum-Syndrom wird dahingehend und im Rückgriff auf die Originalbeschreibung Kahlbaums in der Kombination affektiver und motorischer Symptome gesehen.

In den Forschungskriterien der ICD-10 wird Katatonie analog der Kraepelinschen Konzeption als eine Unterform der Schizophrenie entsprechend operationalisiert (siehe Tab. 4).

Kommentar:

Bei der Konzeption der Katatonie stand die zu der damaligen Zeit dominierende Idee der „Einheitspsychose" mit ihrem stadienhaften Verlauf formal unverkenn-

Tab. 4: F20.2 katatone Schizophrenie (Forschungskriterien ICD-10)

A. Die allgemeinen Kriterien für eine Schizophrenie müssen möglichst erfüllt sein, auch wenn dies zu Beginn der Störung bei nicht kommunikationsfähigen Personen nicht feststellbar ist

B. Für mindestens zwei Wochen müssen eins oder mehrere der folgenden katatonen Merkmale vorhanden sein:

1. Stupor oder Mutismus
2. Erregung
3. Haltungsstereotypien
4. Negativismus
5. Rigidität
6. Wächserne Biegsamkeit, Verharren der Glieder oder des Körpers in Haltungen, die von außen auferlegt sind
7. Befehlsautomatismus

bar Pate, auch wenn Kahlbaum sie inhaltlich als eigenständige und abgrenzbare Krankheitseinheit beschrieb. Von Kahlbaum wird oft geschrieben, dass es sich bei ihm um einen in der historischen Literatur zu wenig beachteten und oft unterschätzten Psychiater handelt. Dies ist aus der heutigen Perspektive sicher richtig, aber auf der anderen Seite hatte Kahlbaum in seiner psychiatrischen Karriere relativ wenig wissenschaftliche Veröffentlichungen vorzuweisen und sich zudem systematisch als Außenseiter und Querdenker in den zeitgenössischen psychiatrisch-akademischen Kreisen erwiesen. Kahlbaum gilt allgemein als Vorläufer Kraepelins, der weder zu einer Aufteilung der psychiatrischen Erkrankungen in eine unübersehbare Vielzahl spekulativer Einzelerkrankungen neigte, noch sich zu der Idee der alle psychischen Erkrankungen umfassenden „Einheitspsychose" bekannte. Er schuf eine neue Systematik, die sich letztlich zwar in ihrer Gesamtheit nicht durchsetzte, in der Aufnahme der Katatonie und Hebephrenie in das Konzept der „Dementia praecox" durch Kraepelin 1896 jedoch bis heute Bestand hat. Kahlbaum wird heute als ein „moderner Psychiater" mit einem medizinischen Krankheitsverständnis angesehen, der eine multifaktorielle Krankheitsgenese anerkannte, von der Idee der „Krankheitseinheit" (Zustandsverlaufseinheiten) ausging, eine „klinische Methode" (Symptomenkomplexe, Stadien, Langzeitverlauf, Prognose) und eine Systematik entwickelte sowie darüber hinaus einzelne Krankheitsbilder beschrieb. Ursprünglich als eine eigene klinische Krankheitsform (mit meist stadienhaftem Verlauf) von Kahlbaum 1874 beschrieben, wurde die Katatonie später von Kraepelin (1896) und Bleuler (1911) als eine spezielle Form der Schizophrenie aufgefasst und erst in jüngerer Zeit (wieder) als ein eher unspezifisches Syndrom bei verschiedenen Erkrankungen verstanden. Differenzialdiagnostische Überlegungen ergeben sich dabei für „endogen-psychiatrische" und (hirn-) organische Störungen, physiologische Reaktionen, z.B. bei Schreck oder Ermüdung, aber auch für neuroleptika-induzierte und genuine extrapyramidalmotorische Symptome. Am Rande sollen hier auch die Konzepte der „Motilitätspsychosen" und „periodischen Katatonien" der Wernicke-Kleist-Leonhard-Schule erwähnt werden, auf die Kahlbaums Erkenntnisse großen Einfluss hatten. Während die Originalbeschreibung der Katatonie Kahlbaums über eine rein auf die motorische Ebene beschränkte Symptomatologie hinausgeht und z.B. auch affektive Stadien und Residualsymptome mit einschließt, wird sie heute meist mit einer vorherrschend gestörten Motorik als unspezifisches Syndrom oder als schizophrener Prägnanztyp in Zusammenhang gebracht und dementsprechend in der ICD-10 unter F20.2 kodiert. Der Begriff „Katatonie" bezieht sich einerseits auf ein unspezifisches und weiter zu differenzierendes „katatones Syndrom", während andererseits „die Katatonie" durch Kraepelin dauerhaft in die schizophrenen Psychosen „eingemeindet" wurde. Im Gegensatz zur ICD-10 findet sich im amerikanischen DSM-IV zusätzlich die Möglichkeit, auch bei affektiven Störungen „katatone Merkmale" zu kodieren.

Literatur:

Arenz D (2000) Poriomania chronica? Nervenarzt 71:580-583

Bräunig P, Krüger S (2000) Karl Ludwig Kahlbaum (1828–1899) – ein Protagonist der modernen Psychiatrie. Psychiatr Prax 27:112–118

Goldar JC, Starkstein SE (1995) Karl Ludwig Kahlbaums concept of catatonia. History of Psychiatry 6:201-207

Hecker E (1899) Nachruf. Psychiatr Wschr 1:125-128

Kahlbaum L (1874) Die Katatonie oder das Spannungsirresein. Hirschwald, Berlin

Saß H (1981) Probleme der Katatonieforschung. Nervenarzt 52:373-328

Steinberg H (1999) Karl Ludwig Kahlbaum – Leben und Werk bis zur Zeit seines Bekanntwerdens. Fortschr Neurol Psychiat 67:367-372

Ziehen T (1899) Necrolog Karl Ludwig Kahlbaum. Mschr Psychiat Neurol 5:479-480

Jacques Joseph-Valentin Magnan (1835–1916)

Delirium alcoholicum febrile Magnans, Magnansche Krankheit

Biographie:

Valentin Magnan wurde am 16. März 1835 in Perpignan geboren. Er studierte in Montpellier und Lyon Medizin und kam danach nach Paris. Nach seiner psychiatrischen Ausbildung arbeitete er u.a. in Lenticaille, an der Salpêtrière und im Bicêtre. Magnan war Schüler von Baillarger (1809–1890) und Jean Pierre Falret (1794–1870). Er promovierte 1866 und wurde 1867 Chef der Aufnahmeabteilung („bureau d'admission et de distribution") am Hôpital Sainte-Anne in Paris, wo er seine gesamte 45-jährige Laufbahn verbrachte. 1877 verlor er die Kandidatur um den ersten Lehrstuhl für Psychiatrie in Frankreich gegen seinen Rivalen Benjamin Ball, der von → Charcot unterstützt wurde. Magnan beschrieb 1886 die Bouffée délirante („Bouffées délirantes des dégénérés"). Er sah die „Degeneration" (wie vor ihm schon Morel [1809–1873]) als eine Leitidee an. Er postulierte auch, dass unspezifische Erkrankungen individuell regelhaft zu „Schwachsinn" führten, was auch als „Magnansche Krankheit" bezeichnet wurde („délire chronique à évolution systématique"). Er beschrieb ein „Délire alcoolique simple" (1874) in Abgrenzung zum „Délire alcoolique febrile" mit Lasègue (1816–1883) zusammen. Mit Charcot (1825–1893) beschrieb er darüber hinaus ein Krankheitsbild, das „Onomatomania" (Namenszwang) genannt wurde, wobei die Patienten den unwiderstehlichen Drang verspüren, sich einen bestimmten Namen oder Begriff ins Gedächtnis zu rufen. Magnan wurde 1912 pensioniert und starb 1916.

Klinische Beschreibung:

Zu Beginn des 20. Jahrhunderts war die Frage noch ungeklärt, ob das gut bekannte „Delirium tremens" auch mit Fieber einhergehen könne, bzw. ob dabei auftretendes Fieber nicht eher auf Begleiterkrankungen wie z.B. Atemwegs- oder Wundinfektionen zurückzuführen sei. Für einen engen Zusammenhang sprachen Anstieg und Abfall erhöhter Körpertemperatur mit dem Auftreten deliranter Symptome. Dennoch war die Genese des Fiebers letztlich unklar. In der Beschreibung von 1904 durch → Alois Alzheimer (1864–1915) findet sich das beschriebene Bild ausschließlich bei Schnapstrinkern. Das Delir setzte „in gewöhnlicher Weise" ein mit Unruhe, Beschäftigungsdelir, lebhaften Gesichtstäuschungen, Desorientierung, grobschlägigem Tremor, starkem Schwitzen und einer gereizten Affektlage. Anschließend folgte bei den beschriebenen Fällen ein schwerer epileptischer Anfall. Erst danach begann der Fieberanstieg bis zu 40°C. Es folgten eine Zunahme der Unruhe, Ablenkbarkeit, Ataxie, choreaartige Bewegungen, Gleichgewichtsstörungen und Sprachstörungen. Schließlich traten zunehmende Benommenheit, schwerer Tremor und Ataxie, Zähneknirschen, rhythmische Kaubewegungen, lebhaftes Grimmassieren, Zuckungen in Gesicht und Gliedmaßen und klonische Krämpfe auf. Selbst in der tiefsten Bewusstlosigkeit „griffen und tasteten die Hände über die Decke, wie bei dem nach bewegten Figuren haschenden, besonnenen Deliranten". Es folgten zunehmende Herzschwäche, Atemstörungen, Zyanose und schließlich der Tod nach einigen Stunden bei Temperaturen bis zu 41,8°C Körpertemperatur. In einem überlieferten Fall Magnans betrug die Temperatur sogar 43°C. Die Gehirne der Verstorbenen zeigten in der Autopsie makro- und mikroskopische Veränderungen, aber keine Spur entzündlicher Vorgänge. Laut Alzheimer bewies dies die „cerebrale" (zentrale) Genese des Fiebers und die Existenz des von Magnan beschriebenen Krankheitsbildes. Alzheimer betonte, dass es sich dabei aber nicht um ein „eigenartiges" Krankheitsbild handele, sondern die Grenze zu den „gewöhnlichen" Delirien fließend sei. 1893 beschrieb Magnan darüber hinaus die „Bouffée délirante", worunter symptomreiche Wahnpsychosen unterschiedlicher Genese mit wechselnder Ausgestaltung, akutem Beginn und in der Regel guter aktueller Prognose bei allerdings hohen Rezidivrisiko eingeordnet wurden.

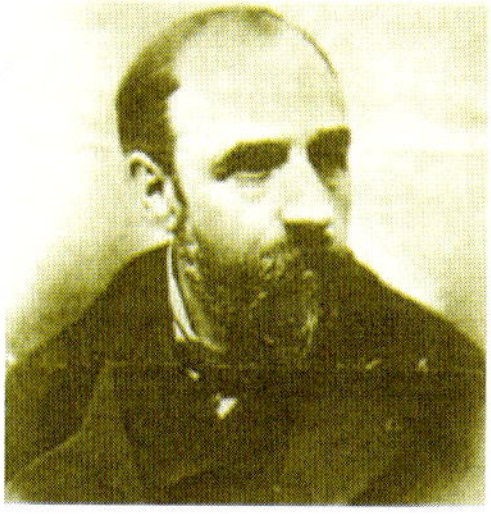

Magnan vertrat die von Morel (1809–1873) geschaffene sog. „Degenerationslehre", wonach es über verschiedene Generationen hinweg zu einer fortschreitenden Degeneration („Entartung") bis hin zu angeborenen „Blödsinnsformen" innerhalb von Familien komme. Darüber hinaus wurde auch die Gefahr der Degeneration von ganzen Kulturen beschrieben. Die Lehre von der Degeneration bei Magnan war wesentlich durch seine Beschäftigung mit Alkoholerkrankungen und deren Folgen geprägt. Er postulierte, dass die Trunksucht vor dem Hintergrund einer pathologischen Vererbung auftrete. Er war wohl der erste Psychiater, der den Zwang zur Berauschung bei der Dipsomanie als ein „krankhaftes, unwiderstehliches Verlangen, vom bewussten Willen unabhängig" beschrieb.

Kommentar:

Bezüglich des Alkoholdelirs ist man der Ansicht Alzheimers gefolgt, dass es sich bei der Beschreibung des „Délire alcoolique febrile" Magnans nicht um ein eigenständiges Krankheitsbild, sondern vielmehr um einen besonders schweren Ausprägungsgrad handelt. Eine Hyperthermie gilt dabei als ein prognostisch eher ungünstiges Zeichen. Neben den alkohol- oder anderweitig stoffgebundenen (Entzugs-) Delirien (F1x.4) wird unter der Bezeichnung in der ICD-10 auch jedwede andere vorübergehende oder fluktuierende psychoorganische Störung (s.a. → Bonhoeffer) bis zu einer Dauer von sechs Monaten verstanden, die folgende Kriterien erfüllen (Tab. 1):

Tab. 1: Delir: Diagnostische Leitlinien nach ICD-10 (verkürzt)

- Störung des Bewusstseins und der Aufmerksamkeit
- Globale Störungen der Kognition, Wahrnehmungsstörungen, Beeinträchtigung des abstrakten Denkens und der Auffassung, mit oder ohne flüchtige Wahnideen, Inkohärenz, Störung des Kurzzeitgedächtnisses, Desorientierung
- Psychomotorische Störungen
- Störung des Schlaf-Wach-Rhythmus
- Affektive Störungen

Bezüglich des in der französischen Psychiatrie nach wie vor aktuellen und ebenfalls auf Magnan zurückgehenden Begriffes der „Bouffée délirante" kann zumindest ein Teil dieser Psychosen in der ICD-10 unter „Akute polymorphe psychotische Störungen" (F23.x) eingeordnet werden. In der deutschen Tradition finden sich verschiedene verwandte Begriffe, auf die im Rahmen der „Oneiroiden Erlebnisform" (→ Mayer-Gross) näher eingegangen wird.

Die von Morel und Magnan entwickelte und von der zeitgenössischen Psychiatrie aufgegriffene Degenerationslehre spielte in Verbindung mit populären sozialdarwinistischen Theorien und späteren „rassenhygienischen" Dogmen dagegen eine aus der heutigen Perspektive unselige Rolle. Die Verbindung und teilweise auch krude Vermischung dieser Theorien wurde u.a. schließlich zu einer Legitimationsquelle zur Vorbereitung der Tötung psychisch Kranker zur Zeit des Nationalsozialismus. Dabei setzte sich die Theorie der Degeneration nicht nur in akademisch führenden Psychiaterkreisen, als vielmehr besonders in der öffentlichen und populärwissenschaftlichen Meinung durch. Die Theorie der Degeneration spielt heute ebenso wenig eine Rolle wie das einst von Magnan beschriebene „délire chronique à évolution systématique" als progressiv verlaufende Krankheitsform. Eine

Bedeutung behalten hat hingegen die Bezeichnung „Bouffée délirante" als Form einer akuten polymorphen Psychose.

Literatur:

Alzheimer A (1904) Das Delirium alcoholicum febrile Magnan´s. Centralbl f Nervenh u Psychiat 27:437-441

Cousin FR (1999) Valentin Magnan. In: Cousin FR, Garrabé J, Morozov D (Hrsg) Anthology of French Language Psychiatric Texts. Institut Synthélabo, Le Plessis-Robinson

Ey H, Bernard P, Brisset C (1978) Manuel de psychiatrie. Masson, Paris New York Barcelone Milan

Shorter E (1999) Geschichte der Psychiatrie. Alexander Fest Verlag, Berlin

Soyka M (2000) Störungen durch Alkohol. In: Möller HJ, Laux G, Kapfhammer HP (Hrsg.) Psychiatrie und Psychotherapie. Springer, Berlin Heidelberg New York

Jules Cotard (1840–1889)

Cotard-Syndrom

Biographie:

Jules Cotard wurde am 1. Juni 1840 in Issoudun geboren. Er studierte Medizin in Paris unter Vulpian (1826–1887)[21] und Broca (1824–1880)[22]. Er war danach – wie so viele Nervenärzte der damaligen Zeit, die es später zu Ruhm und Ansehen brachten – Schüler und Assistent von → Charcot (1825–1893). Darüber hinaus hatte er auch unter → Magnan (1835–1916) gelernt. Durch Lasègue (1816–1883) beeinflusst, wandte sich Cotard der Psychiatrie zu. Lasègue war es auch, der Cotard Jules Falret (1824–1902), dem Sohn von Jean-Pierre Falret (1794–1870), vorstellte und eine lange klinische Zusammenarbeit und Freundschaft damit initiierte. Cotard arbeitete schließlich als Psychiater an der (privaten) Anstalt Vanves unter Jules Falret in Paris bis zu seinem frühen Tod. Im späten 19. Jahrhundert war es durchaus üblich, dass Ärzte gleichzeitig in öffentlichen und privaten Einrichtungen tätig sein durften. So war Jules Falret in Bicêtre, später an der Salpêtrière und gleichzeitig als Leiter der Anstalt in Vanves als Nachfolger seines Vaters Jean Pierre tätig. Sein Hauptwerk ist „Etudes sur les maladies cérébrales et mentales" (1891). Cotard starb am 19. August 1889 an Diphtherie, mit der er sich durch einen Patientenkontakt infiziert hatte, in Paris.

Klinische Beschreibung:

Unter dem Cotard-Syndrom wird der sog. „wahnhafte Nihilismus" verstanden: Der Kranke ist z.B. überzeugt, dass seine innere Organe nicht mehr funktionieren, er innerlich verfault, das Blut nicht mehr in seinen Adern fließt etc. Der Nihilismus kann dabei so weit gehen, dass die eigene Existenz oder die der gesamten Welt negiert wird. Eine Unterform, wobei der Kranke von der Nicht-Existenz seines eigenen Todes überzeugt ist, wurde von Cotard → „Ahasver-Syndrom" (1880) genannt, da er Ähnlichkeiten des „Délire hypochondriaque" (1880), später „Délire des négations" (1882) genannten Syndroms mit dem Mythos des „ewigen Juden" (le juif errant) feststellte. In der Erstbeschreibung von 1880 stellte Cotard den Fall einer 43-jährigen Patientin dar, die an einer ängstlich gefärbten Melancholie mit hypochondrischem Wahn litt. Zudem fühlte sie sich auf ewig verdammt und unsterblich, was in nihilistische Ideen eingebettet war: „Sie glaubte, dass sie weder Gehirn, Nerven, Brust, noch Eingeweide habe und kaum noch aus Haut und Knochen sei; sie glaubte außerdem, dass weder Gott noch Teufel bestünden und dass sie unsterblich sei und ewig leben müsse." 1897 nannte Jules Séglas (1856–1939) das Syndrom des wahnhaften Nihilismus „Cotard-Syndrom" nach dem Erstbeschreiber. Cotard selbst verwandte in der Erstbeschreibung zur Verdeutlichung des Syndroms den Begriff der „lebenden Toten" („ils sont morts vivants"). Das Cotard-Syndrom wird heute als ein seltenes Phänomen angesehen, welches bei schweren Depressionen, Schizophrenien und organischen Psychosen vorkommt.

Zum vollständigen „Délire hypochondriaque" (1880), dem späteren „Cotard-Syndrom" gehört nach der Erstbeschreibung (Tab. 1):

Tab. 1: Cotard-Syndrom (zit. n. Cotard 1880)

- Anxiété mélancholique
- Idée de damnation ou de possession
- Propension au suicide et aux mutilations volontaires
- Analgésie
- Idées hypochondriaques de non-existence ou de destruction de divers organes, du corps tout entier, de l'âme, de Dieu etc.
- Idée de ne pouvoir jamais mourir

Auffallend ist die immer wieder in der Literatur vorgenommene Gleichsetzung des Cotard-Syndroms mit der wahnhaften Überzeugung, „tot zu sein". Diese reduktionistische Auffassung widerspricht jedoch der Vielgestaltigkeit der Syndrombeschreibung Cotards und dem – darin fakultativ enthaltenem – Symptom des (nicht manischen) wahnhaften Glaubens der eigenen Unsterblichkeit.

Berrios fand in einer Analyse von 100 in der Literatur beschriebener Cotard-Syndrome in 55 % einen Unsterblichkeitswahn. Das Merkmal „Depression" fand sich dabei zwar nicht als ein obligates Symptom, aber immerhin in 89 %. Mittels faktorenanalytischer Auswertung der Fälle bildete er drei Subgruppen des Cotard-Syndroms und unterschied diese in (Tab. 2):

Tab. 2: Subtypen des Cotard-Syndroms (n. Berrios 1995)

- „psychotische Depressionen", mit Merkmalen der Melancholie und nihilistischem Wahn
- „Cotard-Syndrom Typ I", ohne eigentlich depressive Merkmale aber mit nihilistischem Wahn, welches diagnostisch als wahnhafte Störung anzusehen sei
- „Cotard-Syndrom Typ II", mit Angst, Depression und akustischen Halluzinationen, ein diagnostisch vielgestaltiges Syndrom

Cotard selbst hatte mit der Beschreibung des Syndroms geglaubt, eine Untergruppe der Depression (lypémanie) gefunden zu haben.

Die Autoren Enoch und Trethowan postulieren innerhalb des Cotard-Syndroms ein psychotisches Kontinuum vom Glauben an das Schwinden des eigenen Intellektes und der Gefühle über die Nichtexistenz einzelner Organe bis hin zum eigentlich nihilistischen Wahn und der Verneinung jeglicher (und damit der eigenen) Existenz. Das Auftreten des Syndroms bei jungen Patienten sei selten, meist seien Frauen in späterem Alter betroffen. Oft handele es sich diagnostisch zwar um Depressionen, gelegentlich jedoch auch um Schizophrenien oder organische Psychosen. Werde die eigene Existenz verneint, so komme es gelegentlich (scheinbar paradox) auch zur Verneinung des eigenen Todes und zum Glauben, für ewig im Zustand des Nihilismus weiter existieren zu müssen. An diesem Punkt kann das System des nihilistischen Wahnes nach Enoch und Trethowan auch in eine maniforme Variante umschlagen, indem es zu entsprechenden Größenideen komme. Sie berichten von Fällen, in denen die Patienten z.B. über eine enorme Größenzunahme des Körpers berichten, der bis hin zum Universum reichen könne („Thus they may claim that their heads touch the stars!") oder die ganze Erde ausfülle. Cotard selbst beschrieb 1888 das sog. „délire d'énormité", einen nihilistisch-depressiven Wahn ungeheurer Größe. „Wenn wir uns diese Unsterblichen näher betrachten, erkennen wir, dass einige nicht nur unendlich in der Zeit, sondern auch im Raum sind. Sie sind ungeheuer, von riesigen Ausmaßen, ihre Köpfe reichen bis hinauf zu den Sternen. Eine Patientin mit dem Wahn einer dämonopathischen Unsterblichkeit glaubte, dass ihr Kopf solch monströse Ausmaße angenommen habe, dass er sich bis jenseits der Mauern des Krankenhauses ausdehne und sich in Richtung des [nahegelegenen] Dorfes bewege, um die Mauern der Kirche, wie ein Rammbock, zu zerstören. Manchmal hatte der Körper keine Grenzen, er dehnte sich bis in die Unendlichkeit aus und vermischte sich mit dem Universum". Die Autoren Enoch und Trethowan erwähnen diesbezüglich den französischen Autor Henne, der 1961 den Begriff eines „syndrome de Cotard maniaque" prägte. Henne berichtete von einem manisch-depressiven Mischzustand bei einer 53-jährigen Patientin mit Cotard-Syndrom einschließlich (als maniform interpretierten) Unsterblichkeitswahn. Der depressive Nihilismus erfuhr in den psychopathologischen Beschreibungen der Jahrzehnte nach der Beschreibung durch Cotard verstärkte Beachtung, wobei dem Begriff der Depersonalisation verstärkte Aufmerksamkeit gewidmet wurde. „Lebendig-tot" oder „tot-lebendig" wurden dabei als Extremvarianten einer im depressiven Erleben begründeten Depersonalisation angesehen.

Kommentar:

Auch heute noch findet man das Cotard-Syndrom bei Patienten, oftmals im Rahmen schwerer Depressionen. Gelegentlich besteht aber dennoch die Schwierigkeit einer diagnostischen Zuordnung in einem konkreten Fall. Gerade in diesem Zusammenhang hilft dem Kliniker der Rückgriff auf die psychiatriehistorischen Originalbeschreibungen Cotards, das meist dramatisch schwere psychopathologische Zustandsbild als ein unspezifisches psychotisches Syndrom aufzufassen.

Literatur:

Arenz D (1998) Ahasver-Syndrom – Psychopathologische Aspekte eines unsterblichen Wanderers. Fundamenta Psychiatrica 12:152-157

Berrios GE (1995) Luque R. Cotard's Delusion or Syndrome? Comprehensive Psychiatry 36:218-23

Berrios GE (1995) Luque, R. Cotard's syndrome: analysis of 100 cases. Acta Psychiatr Scand 91:185-8

Cotard J (1880) Du délire hypochondriaque dans une form grave de mélancholie anxieuse. Ann Med Psychol (Paris) 4:168-74

Cotard J (1882) Du délire des négations. Arch Neurol 4:152-70,282-96

Cousin FR (1999) Jules Cotard. In: Cousin FR, Garrabé J, Morozov D (Hrsg) Anthology of French Language Psychiatric Texts. Institut Synthélabo, Le Plessis-Robinson

Enoch M, Trethowan W (1991) Uncommon Psychiatric Syndromes. Butterworth & Heinemann, Oxford

Henne M. et al (1961) A propos des états mixtes. Une observation de syndrome de Cotard maniaque. Ann Med Psychol 119:318-24

Weber A (1938) Über nihilistischen Wahn und Depersonalisation. Abhandlungen aus der Neurologie, Psychiatrie, Psychologie und ihren Grenzgebieten, Heft 84. Karger

Young AW (1994) The Capgras and Cotard Delusions. Psychopathology 27:226-31

Ewald Hecker (1843–1909)

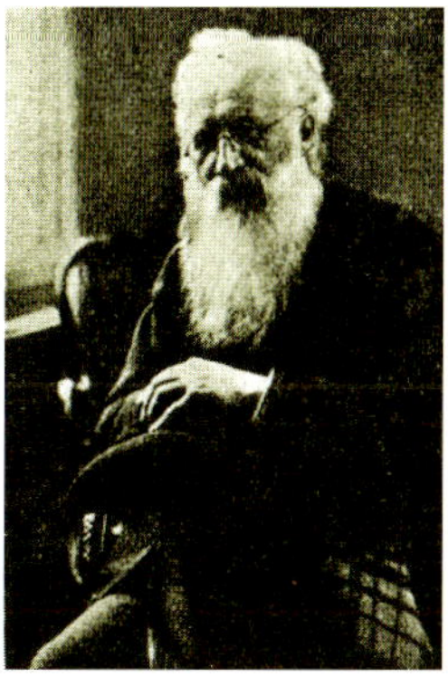

Heckersche Krankheit

Biographie:

Ewald Hecker wurde am 20. Oktober 1843 in Halle/Saale als Sohn des Stadtbaumeisters Eduard Hecker und seiner Ehefrau Karoline, geb. Hecker, geboren. 1861 begann er zunächst ein Architekturstudium, bevor er zur Medizin wechselte. 1866 promovierte er unter Ernst Victor Leyden (1832–1910) mit der Arbeit: „Nonnulla de tuberculosis pulmonum et aetiologica et therapia" in Königsberg. Im gleichen Jahr wurde er unter Bernhardi (1804–1872) Assistent der ostpreußischen Irrenanstalt Allenberg, wo → Kahlbaum als „zweiter Arzt" wirkte, im selben Jahr in die Privatanstalt Görlitz wechselte und diese ein Jahr später erwarb. Der wohl schönste Nekrolog, der als Quelle für dieses Buches dient, stammt aus der Feder von Karl Wilmanns (1873–1945), der sowohl die beeindruckende Menschlichkeit Heckers hervorhebt, aber auch den Leiter der Allenberger Klinik (Bernhardi) als engherzig, pedantisch und wissenschaftsfeindlich beschreibt. Dies sei ein Klima gewesen, in dem weder der forschende Geist Kahlbaums, noch der Heckers hätten gedeihen können. 1867 holte Kahlbaum Hecker nach Görlitz, wo sich eine langjährige fruchtbare Zusammenarbeit ergab. 1868 heiratete Kahlbaum eine Base Heckers, während Hecker 1871 eine Freundin der Familie Kahlbaum, Henriette Leonhard, ehelichte. 1871 beschrieb Hecker die Hebephrenie, die auf Kahlbaums Arbeiten zurückgeht. 1875 ließ sich Kahlbaum ein Jahr zu wissenschaftlichen Studien beurlauben und Hecker führte währenddessen die Klinik. In dieser Zeit führte Hecker die Prinzipien des „Non-restraint" Conollys (1794–1866) in der Klinik ein, wenngleich auch schon Kahlbaum die „mechanischen Zwangsgeräte" bei seinem Amtsantritt weitgehend entfernt hatte. 1876 übernahm Hecker die Leitung der Heil- und Pflegeanstalt Plagwitz bei Löwenberg/Schlesien, die er fünf Jahre lang führte und reorganisierte. Auch hier fand er bei seinem Amtsantritt eine Klinik vor, die bislang auf mechanische Zwangsmittel nicht verzichtete. Dies wurde unter Hecker grundlegend anders. Wilmanns beschreibt die heftigen Widerstände, die ihm bei der Reorganisation und der Abschaffung der Zwangsmittel entgegenschlugen. Eine Berufung auf einen Lehrstuhl scheiterte Berichten nach wahrscheinlich am persönlichen Eingreifen des späteren Ministers v. Puttkammer, dem Hecker wegen seines temperamentvollen Eintretens für eine freisinnige Politik auf einer Wahlversammlung negativ aufgefallen war. 1881 kaufte Hecker die damalige Wasserheilanstalt in Johannisberg am Rhein, die er 1891 in ein weitläufig gebautes Privathaus in Wiesbaden verlegte. Auch hier stießen seine Anschauungen zunächst auf erbitterten Widerstand, v.a. anlässlich eines Vortrages 1881 beim Frankfurter Ärztlichen Verein, wo man ihm u.a. vorwarf, in Wahrheit eine „verkappte Irrenanstalt" zu führen, wenn er von seiner „offenen Nervenheilanstalt" spreche. 1900 verstarb seine Frau.1907 verlieh ihm die preußische Regierung den Professorentitel. Ewald Hecker starb am 11. Januar 1909 in Wiesbaden. Über Heckers Arbeitsstil in Wiesbaden ist bekannt, dass er z.B. mit den Patienten relativ familiär zusammen wohnte und auch die Mahlzeiten gemeinsam eingenommen wurden. Auch unternahm er seine einzig überlieferte größere Auslandsreise (in die Schweiz) zusammen mit Patienten. Hecker war aber nicht nur Arzt, sondern auch ein leidenschaftlicher Erfinder – wenn auch kein sonderlich erfolgreicher. So wird berichtet, dass er z.B. eine Streichholzschachtel, die beim Öffnen nur jeweils ein einziges Streichholz herausgab, erfand, oder auch eine Visitenkartentasche, aus der sich immer nur eine Karte entnehmen ließ. Auch erfand er eine Reisetasche mit vielen besonderen Abteilen oder einen „transportablen Rheostat". Besonderen Wert aber legte Wilmanns auf die Leistungen Heckers im Kampf um die Abschaffung der mechanischen Zwangsmittel und die Einführung des „Non-restraint-Systems" in den Kliniken, denen er vorstand.

Exkurs: Mechanische Zwangsmittel, William Tuke (1732–1822), John Conolly (1794–1866) und das „Non-restraint-System"

Mechanische Zwangsmittel waren in den „Irrenanstalten" bis ins späte 19. Jahrhundert durchaus gebräuchlich. Aus den Schilderungen zeitgenössischer Autoren (z.B. P.-J. Schneider, 1824) spricht dabei eine gewisse Technikbegeisterung, besonders, wenn „die große Drehmaschine" beschrieben wird:

„[Die Drehmaschine] sollte in wohl eingerichteten Irrenhäusern durchaus nicht vermisst werden, wenngleich diese unentbehrliche Maschine ziemlich teuer zu stehen kommt." [...] „Auf der Drehmaschine wird nun der Kranke so befestigt, dass seine Füße nach dem Mittelpunkte der Maschine, der Kopf aber nach außen gerichtet, in horizontaler Lage des ganzen Körpers oder auch in sitzender Stellung, in schnellen Schwingungen um die Achse gedreht wird. Dieses Drehbett wird nun durch einen Hebel, welcher von drei bis vier Gehilfen gezogen wird, so sehr in Bewegung gesetzt, dass in einer Minute 40 bis 60 Umschwingungen der Maschine erfolgen, je nachdem die Bewegungen schneller oder langsamer von sich gehen müssen. [...] [Es folgt] ein sonderbares Gefühl, als ob man den Atem verliere [...] und ein sonderbares Gefühl, als ob der Kopf mit Gewalt hinaufgezogen würde. [...] Wenige konnten die Bewegung über zwei bis drei Minuten aushalten." Conolly (1860) schreibt dazu: „Die Maschine diente zwei Indikationen. Man wählte die horizontale Lage des Kranken, um Schlaf zu verschaffen, die aufrechte Stellung, um Darmtätigkeit zu erregen, falls jene in Fällen von Aufregung ihre Wirkung versagte. Es ist bekannt, dass Kranke, die einmal im Drehrade gewesen waren, später immer durch dieses Wort in Schrecken gerieten, dass Puls und Temperatur durch jenes so sehr herabgesetzt wurden, dass der Arzt in Angst geriet; es entstand eine hässliche Suffusion des Gesichtes, die häufig Ecchymosen der Augen zurückließ; das Drehrad wirkte als Emetikum und Hyperkathartikum. Trotzdem wurde es aber als ein Mittel gepriesen, das den Unlenksamen unter-

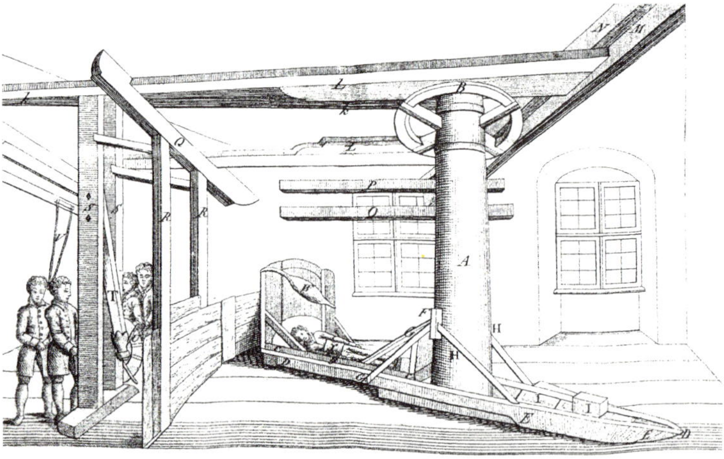

werfe und, noch merkwürdiger!, den Melancholiker veranlasse, ein natürliches Interesse an den Ereignissen des Lebens zu nehmen."

Ähnlich in Konstruktion und Wirkung waren die „Coxsche"[23] oder „Hallaransche Schaukel". Martialisch waren auch Methoden der Hitzeeinwirkung auf die „Irren", z.B. die „Anwendung der Moxa auf den Scheitel", das Setzen pfenniggroßer Brennstellen (Moxibustion). Oder das „Glühende Eisen": „Bei der Anwendung des glühenden Eisens nimmt man ein zwei bis drei Finger breites Eisen, welches ungefähr einen halben Zoll dick und von beliebiger Länge sein kann. Man bringt es in Feuer zur Rotgluthitze, und fährt mit diesem auf dem Scheitel über der Fontanelle, welche zuvor gut abrasiert sein muss, mehrere mal hin und her."

Weiter gehörten zum therapeutischen Standardprogramm: Schröpfköpfe, Haarseile und Fontanellen (auf den Nacken oder Scheitel gelegt: „Wir legen daher die Fontanellen [...] unmittelbar auf den Scheitelpunkt des Kopfes [...]."), Trepan (nur nach Irresein infolge Kopfverletzungen) oder „Sanftes Reiben der Haut" (freilich schmerzhaft).

Wie eine Liste aus dem Gruselkabinett wirken auch die „Äußerlich beruhigenden Mittel":

Der Sack, der Schrank (der englische Sarg), das hohle Rad, die → Autenriethsche Maske („Maske von Schuhsohlenleder", die eine Öffnung für Nase und Mund freiließ, aber weites Öffnen des Mundes nicht gestattete und hinter dem Kopf mit Lederriemen zusammengebunden wurde), der Fallhut (bei Stürzen), das Zwangskamisol („der englische Kittel, der spanische Mantel, die Zwangsweste"), der Zwangsstuhl (eine Erfindung von Benjamin Rush [1745–1813], Arzt aus Philadelphia, auch genannt: „Der Tranquilizer"), das Zwangsstehen, die Zwangswiege, der Zwangsriemen, die metallenen Armbänder; das Binden der Hände und Füße, der Däumling („um damit die Hände auf den Rücken festzubinden"), die Birne („[...] wird in den Mund gesteckt" und mit einem Lederriemen hinter dem Kopf befestigt, das Autenriethsche Palisadenzimmer (eine Art frühe „Gummizelle"), die Opiaträucherung.

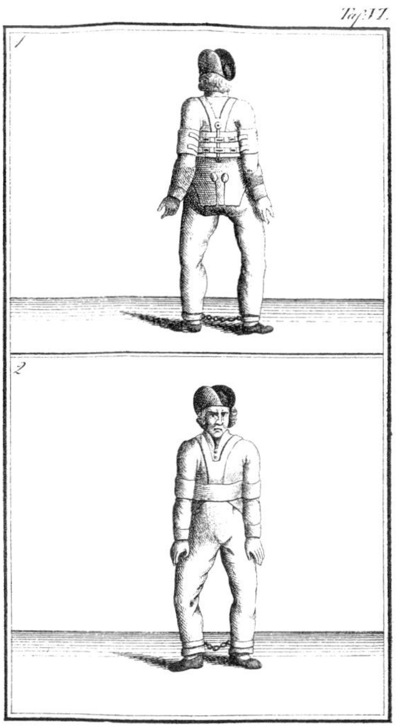

Der „Somatiker" und Siegburger Arzt Maximilian Jacobi (1775–1858) widmet 1844 eine Abhandlung im ersten Band der später berühmt gewordenen „Allgemeinen Zeitschrift für Psychiatrie" dem Zwang, in dem er sich zwar kritisch mit der englischen liberalen Auffassung im Umgang mit den Geisteskranken auseinandersetzt, sich aber andererseits gegen jeglichen übertriebenen Zwang und für eine scharfe Kontrolle des Pflegepersonals („Wärter") ausspricht. Auch werden die Zwangsmaßnahmen, wo sie nötig sein sollten, nicht mehr moralisch begründet und legitimiert, was ihn wesentlich z.B. von seinem „theoretischen Antipoden", dem „Psychiker" Johann Christian August Heinroth (1773–1843) unterscheidet.

Noch im Jahre 1952 schreibt man in einer wissenschaftlich renommierten Fachzeitschrift: „Trotz des großartigen Wandels in der Art, mit seelisch Kranken umzugehen, ist es nicht gelungen, sich vollständig der Anwendung von Zwangsmitteln zu entledigen. Überall werden bis auf den heutigen Tag, abgesehen natürlich von der Unterbringung in geschlossenen Abteilungen, noch innerhalb derselben Zwangsmittel angewendet: Die Injektion von Scopolamin mit verschiedenen Zutaten, die feuchte (oder trockene) Ganzpackung, das Festmachen an der Bettstelle, die Zwangshandschuhe und das Isolieren. [...] Wir greifen auch bei entsprechender Indikation zu diesen Hilfsmitteln. [...] Die chemischen Mittel haben, im Vergleich zu den bisher genannten, den Vorteil, dass sie dem Kranken gleichzeitig das Bewusstsein nehmen." Der an dieser Stelle ungenannte Autor gibt danach eine moralische Begründung der Zwangsmaßnahmen, die wortwörtlich von Heinroth über 100 Jahre zuvor hätte stammen können: „Von moralischer Seite bestehen gegen die Anwendung von Zwangsmitteln bei den hier gemeinten unruhigen und erregten Kranken keine Bedenken, da es sich ja nicht um freie Menschen handelt, die ihren Willen frei bestimmen können. Eine Freiheitsberaubung im eigentlichen Sinne ist somit gar nicht möglich."

William Tuke (1732–1822) und John Conolly (1794–1866)

William Tuke, Kaufmann und Quäker gründete 1796 in York ein „Retreat" für Geisteskranke, das weitgehend ohne mechanische Zwangsmaßnahmen auskommen sollte. John Conolly war Arzt an der „Irrenanstalt" Middlesex in Hanwell, mit ca. 1000 Insassen einer der größten Anstalten für Geisteskranke in England. In seinem Buch „The treatment of the insane without mechanical restraints" (1856), das 1860 in deutscher Übersetzung: „Die Behandlung der Irren ohne mechanischen Zwang" erschien, setze er sich für die Abschaffung jeglicher Zwangsmittel ein und leitete eine neue Epoche der Behandlung der Geisteskranken in Europa ein. In Hanwell führte er ab 1839 die Methode des „Non-restraint" ein. Er schreibt, dass ihm bei der Einführung humaner Methoden die öffentliche Meinung sehr geholfen habe. Als seine direkten Vorbilder nennt er Pinel (1745–1826) und Tuke (1732–1822), der in York ein „Retreat" als Reaktion auf grauenhafte Zustände der dortigen Irrenanstalt und wohl auch nach Ermordungen von Patienten seitens des Anstalts-Personals gründete. Am Anfang seines Berichtes standen Schilderungen der schrecklichen Verhältnisse der Irrenanstalten vor 1800. Die Pariser Anstalten – „Bicêtre" und „Salpêtrière" – wurden vor dem Eintreffen Pinels (1792) wie folgt beschrieben:

„Im Bicêtre hatten diese Zellen nur 6 Fuß im Quadrat; Licht und Luft erhielten sie allein durch die Türe; die Nahrung wurde durch eine kleine Tür hineingeschoben; das einzige Möbel waren schmale an den feuchten Wänden befestigte und mit Stroh belegte Bretter. In der Salpêtrière, wo die Zellen unterhalb der Erdoberfläche und im Niveau der Abzugsgräben lagen, fanden große Ratten ihren Weg in dieselben, griffen die unglücklichen Irren öfters an, verwundeten sie ernstlich und verursachten manchmal ihren Tod. [...] Man sah die Unglücklichen mit Schmutz bedeckt, in den engen kalten und feuchten Zellen zusammengekauert, wohin Luft und Licht kaum eindrangen, wo weder ein Tisch, noch ein Stuhl, noch eine Bank sich befand, sondern nur ein Lager von Stroh, das man sehr selten erneuerte. Die Wärter dieser armen Irren waren Missetäter, auserlesen aus den Gefängnissen, wahrlich ohne eine Spur von guten Sitten. Die Kranken waren mit Ketten beladen, wehrlos gegen die Brutalität ihrer Aufseher, und die Gebäude widerhallten Tag und Nacht von Geschrei und Wehklagen und dem Geklirr der Ketten und Fesseln. Es kann uns nicht wundern, dass die Wärter manchmal ermordet wurden, dass der Tobsüchtige, durch Schmerz und Insulte noch wütender gemacht, öfters seine Rache zu verbergen lernte und darauf lauerte, sie zu befriedigen. [...] So wurden selbst Leute, die von Natur nicht grausam waren, an Härte gewöhnt, bis alle Gefühle der Humanität in ihnen erloschen waren. [...] Nach dem Erfindungsgeiste der Ober-Ärzte waren die Zwangsmethoden verschieden, ihr Zweck aber immer der nämliche, die Bewegungen des Kranke zu beschränken." Conolly schilderte die Situation drastisch; so seien ärztliche Visiten maximal einmal im Monat üblich gewesen, die Patienten wurden abends in ihrem Verschlag angekettet und tagsüber in den Zwangsstuhl geschnallt, der eine Öffnung für die Notdurft hatte. Sonntags hatten die Wärter frei, dann blieben die Kranken angekettet. Gewaschen wurden sie mit einem Lappen, Seife war verboten. Conolly beschreibt das übliche Arsenal der damaligen psychiatrischen Anstalten (1856): Hand- und Fußfesseln, Peitschen, Ketten, Zwangsstühle, Drehmaschinen (Schwungrad), Schauer- und Überraschungsbäder sowie Schläge.

Auch seien die Verhältnisse zwischen 1810 und 1820 in Europa nicht viel besser gewesen, schreibt Conolly: „Ein einziges Handtuch in der Woche war zum Gebrauch für 170 Kranke bestimmt; manche wurden im strengsten Winter mit kaltem Wasser gewaschen. Der Würde dieses Systems entsprechend lagen unter etwa 400 Kranken 70 fast ohne Unterbrechung in Ketten; das war noch der Fall vor weniger denn 30 Jahren." Die Abschaffung der Zwangsmittel musste nach Conolly „eine totale" sein; auch die routinemäßige Anwendung sog. „milden Zwanges" eröffne Manipulationen Tür und Tor. Deutliche Kritik äußerte Conolly an den deutschen Ärzten Christian Friedrich Nasse (1778–1851) und Maximilian Jacobi (1775–1858), die seiner Ansicht nach weiter an Zwangsmaßnahmen festhielten.

Den ärztlichen Personalschlüssel beschrieb Conolly in seinem Jahresbericht von 1849 für verschiedene europäische Anstalten:

Salpêtrière:	1300 Kranke	3 Ärzte	2 Assistenten
Hanwell:	1000 Kranke	2 Ärzte	
Bicêtre:	800 Kranke	2 Ärzte	2 Assistenten
Illenau:	450 Kranke	4 Ärzte	Chefarzt Dr. Roller
Siegburg:	200 Kranke	3 Ärzte	Chefarzt Dr. Jacobi

Das angewandte System des „Non-restraint" schilderte Conolly in humanistischen und vielleicht auch etwas zu verklärten Zügen: Erregten Patienten wurden direkt bei der Aufnahme in Hanwell die Fesseln abgenommen, sie in ein warmes Bad geleitet und anschließend wurde ein gutes Essen serviert. Die Kranken waren darüber meist schon derart positiv überrascht, dass es nur sehr selten weiterer Maßnahmen bedurft hätte. Nur bei unmittelbarer Gefahr wurde der Patient kurzzeitig von den „Wärtern" unter beruhigenden Worten festgehalten. Sollte auch so eine Beruhigung nicht erreichbar sein, so konnte eine „Seklusion" (Isolierung) im eigens dafür eingerichteten „Polsterzimmer" kurzzeitig erfolgen. Jedes Mal, wenn eine Seklusion erfolgte, war der Arzt zu unterrichten und es musste ein Bericht an den leitenden Arzt erfolgen. In der Isolierung, die nur kurz erfolgen durfte, wurde der Patient überwacht und es wurden Tee und saubere Kleidung gereicht. Auch wurde dem Bewegungsdrang nach Möglichkeit entsprochen und der Kranke mit warmen Schuhen versorgt. Conolly machte die Erfahrung, dass die Abschaffung der Zwangsmittel einen intensiveren und freundlicheren Umgang mit den Patienten erforderte. Auf der anderen Seite zog der freundlichere Umgangston des Anstaltspersonals automatisch eine verbesserte Allgemeinsituation nach sich, in der es der Zwangsmittel nicht mehr bedurfte. Für Conolly war jedoch auch klar: Vernachlässigung der Kranken und der Gebrauch der Zwangsmittel gehen Hand in Hand.

Therapeutisch wirkten nach Conolly v.a. beruhigende Gespräche, ein milder und freundlicher Umgangston, Bewegung in frischer Luft, Beschäftigung und sogar Rechen- oder Leseunterricht. Darüber hinaus wurden auch örtliche Blutentziehungen mittels Blutegeln hinter den Ohren oder der Schamgegend angewandt, ferner Brechmittel, Laxantien, Calomel, warme und kalte Bäder, Umschläge. Gelegentlich wurden auch „Gegenreize" mittels Brechweinsteinsalbe oder Blasenpflastern gesetzt. Auch die Mitaufnahme von Verwandten wurde praktiziert.

Soweit der Exkurs zur Lage der Psychiatrie im 19. Jahrhundert. Die wenigen Beispiele mögen eine Ahnung davon vermitteln, welcher Durchsetzungskraft es bedurfte, gegen den allenthalben praktizierten und institutionalisierten Zwang vorzugehen. Kehren wir zu Hecker zurück, von dem wir glauben, dass er zu Unrecht heute fast vergessen ist.

Klinische Beschreibung:

Hecker beschreibt die Hebephrenie 1871 als eine der „allgemeinen Paralyse" ähnlichen Stadienabfolge innerhalb einer Krankheitseinheit, wobei die beiden Krankheiten aber grundverschieden voneinander seien: „Die vor allem wesentlichsten Merkmale der Hebephrenie sind: ihr Ausbruch im Anschluss an die Pubertät, das sukzessive oder wechselnde Auftreten der verschiedenen Zustandsformen (Melancholie, Manie und Verwirrtheit), ihr enorm schneller Ausgang in einen psychischen Schwächezustand und die eigentümliche Form dieses Terminalblödsinns, dessen Anzeichen schon in den ersten Stadien der Krankheit sich erkennen lassen."

Bei anderen zeitgenössischen Beschreibungen der Hebephrenie in Anlehnung an die Heckersche Erstbeschreibung „[...] handelt es sich um eine Erkrankung, die im Anschluss an die Pubertätsentwicklung, etwa in der Zeit zwischen dem 18. und dem 22. Lebensjahr zum Ausbruch kommt: auf ein Initialstadium leichter depressiver Verstimmung, das oft schon durch eine gewisse Oberflächlichkeit der Empfindung gekennzeichnet ist, entwickelt sich eine manische, aber durch ein gewisses albern-läppisches Benehmen auffallende Erregung. Ein ziellos zerfahrenes Wesen, ein unmotivierter Wechsel der Stimmung, überschwängliche phrasenreiche oder sentimentale Diktion, ein „zu Tode hetzen" gewisser Redewendungen und verstellte Sprache in wechselnden Dialekten und Jargons, dabei phantastische, wie plötzliche Einfälle und willkürliche, zum Amüsement ersonnene Täuschungen, sich ausnehmende „Wahnideen", – alles das gibt dem Krankheitsbild etwas Eigentümliches und erweckt nicht selten den Eindruck des Gemachten, Erkünstelten. Die manische Erregung klingt später ab, doch bleibt ein – gewöhnlich nicht sehr beträchtlicher – Grad von Schwachsinn dauernd zurück. Interkurrente melancholische, maniakalische oder halluzinatorische Zustände schieben sich manchmal in den chronischen Verlauf ein. Die Krankheit stellt gewissermaßen einen ins Krankhafte vergrößerten und verzerrten Rückfall in die Backfisch- oder Flegeljahre mit ihren charakteristischen Symptomen – einer albernen Erregtheit – dar" (Scholz). Kahlbaum (1889) beschreibt die Hebephrenie ähnlich: „[Die] Hebephrenie zeigt [...] einen ziemlich regelmäßigen Verlauf durch verschiedene Stadien. Es leitet sich die Krankheit durch Verstimmungszustände ein, an welche sich Zustände der Tobsucht anschließen, in welchen die betreffenden Kranken nicht nur allerhand ungehöriges Tun in gewaltsamer Weise ausführen, sondern auch oft expansiven Gefühlsinhalt, Ideenflucht und alles was zum Krankheitsbilde der Manie gehört, erkennen lassen. Nach Aufhören dieses Höhenstadiums tritt allgemeine Verwirrtheit auf und eine mehr oder weniger weit gehende geistige Verkümmerung." Kahlbaum fügt dem Krankheitsbild der Hebephrenie – von dem er mehrfach betont, dass er selbst dessen Beschreiber war und Hecker nur aufgrund seines Datenmaterials die entsprechende Publikation ausführte – die „Hebo-idophrenie" oder das „Heboid" bzw. das „Jugendhalbirresein" 1889 an, die sich von der Hebephrenie durch einen günstigeren Verlauf unterscheide.

In den Forschungskriterien der ICD-10 wird die hebephrene Schizophrenie operationalisiert (Tab. 1).

Tab. 1: F20.1 hebephrene Schizophrenie (Forschungskriterien ICD-10)

A. Die allgemeinen Kriterien für eine Schizophrenie müssen erfüllt sein

B. Kriterium 1. oder 2. muss erfüllt sein:

1. eindeutige und anhaltende Verflachung oder Oberflächlichkeit des Affektes
2. eindeutige oder anhaltende Inadäquatheit oder Unangebrachtheit des Affektes

C. Kriterium 1. oder 2. muss erfüllt sein:

1. Zielloses und unzusammenhängendes Verhalten, statt Zielstrebigkeit
2. eindeutige Denkstörungen, die sich als unzusammenhängende, weitschweifige oder zerfahrene Sprache äußern

D. Halluzinationen oder Wahnphänomene bestimmen das klinische Bild nicht, können jedoch in leichter Form vorhanden sein

Kommentar:

Aus den Beschreibungen der Hebephrenie (Hebe = griechische Göttin der Jugend) – wie auch der Katatonie – erkennt man anhand des geschilderten stadienhaften Verlaufes (Melancholie – Manie – krankheitsspezifische Symptomatik – Terminalblödsinn) deutlich den Einfluss des seinerzeit herrschenden Konzeptes der „Einheitspsychose", gegen die sich die Abtrennung einzelner „Krankheitseinheiten" wendet. Ursprünglich als „Krankheitseinheit" beschrieben, ordnete → Kraepelin 1896 die Hebephrenie zusammen mit der Katatonie und der Dementia paranoides unter die Dementia praecox ein, die 1911 von → Bleuler die „Gruppe der Schizophrenien" genannt wurde. Dieses Konzept besteht bis heute und findet sich im operationalisierten Diagnosesystem der ICD-10 (F20.1) und des DSM III/IV.

Literatur:

Conolly J (1860) Die Behandlung der Irren ohne mechanischen Zwang. Übersetzt von Dr. C.M. Brosius. Schauenburg, Lahr

Hecker E (1871) Die Hebephrenie. Ein Beitrag zur klassischen Psychiatrie. Virchows Arch 52:394-429

Hecker E (1877) Die Hebephrenie oder das Pubertäts-Irresein. Irrenfreund 19:53-64;69-75

Jacobi M (1844) Ueber die gänzliche Beseitigung körperlicher Beschränkungsmittel bei der Behandlung von Irren. Allg. Z. Psychiat. 1:583-9

Kahlbaum K (1890) Ueber Heboidophrenie. Allg Z Psychiat 46:461-474

Pelman C (1912) Erinnerungen eines alten Irrenarztes. Cohen, Bonn

Schneider PJ (1824) Entwurf zu einer Heilmittellehre gegen psychische Krankheiten oder Heilmittel in Beziehung auf psychische Krankheitsformen. Laupp, Tübingen

Scholz L (1897) Ueber Pubertätsschwachsinn. Allg Z Psychiat 53:912-932

Wilmanns K (1924) Ewald Hecker. In Kirchhoff T (Hrsg) Deutsche Irrenärzte, Bd. II. Springer, Berlin

Carl Wernicke (1848–1905)

Wernicke-Enzephalopathie

Biographie:

Carl Wernicke wurde am 15. Mai 1848 in Tarnowitz/Oberschlesien geboren. Er stammte aus „kleinen" Verhältnissen und sein Vater starb, als er 17 Jahre alt war. Er besuchte das Gymnasium in Oppeln und Breslau. Wegen Geldmangels sollte er zwar zunächst zu einem Schlosser in die Lehre gehen, aber seine Mutter sorgte schließlich dafür, dass er seinem Wunsch gemäß studieren konnte. Sie starb jedoch noch vor seinem Staatsexamen. Er studierte Medizin in Breslau, promovierte 1870 und habilitierte sich 1875 am Allerheiligenhospital. In Breslau war er Assistent Heinrich Neumanns (1814–1884), der als der Gründer der Idee der „Einheitspsychose"[24] gilt. Wernicke ging ein halbes Jahr zu Theodor Meynert (1833–1892) nach Wien. Danach war er kurze Zeit (1876–1878) Assistent bei Carl Westphal (1833–1890)[25] an der Berliner Charité, gab die Stelle aber wegen Streitigkeiten mit der dortigen Direktion nach zwei Jahren auf. Danach „privatierte" er notgedrungen als Nervenarzt in Berlin. Eine Berufung nach Heidelberg scheiterte an einer „Brustfellentzündung", die einen halbjährigen Kuraufenthalt im Süden notwendig machte. Eine Bewerbung als Oberarzt an der Berliner „Irrenanstalt Dalldorf" scheiterte am Einspruch Rudolf Virchows (1821–1902), der ihm sein früheres Verhalten gegenüber der Charité-Direktion nicht verziehen hatte. Auch andere Berufungen scheiterten aus dem selben Grund und am Einfluss eines Ministerialdirektors namens Althoff. Wernicke geriet zusehends in eine schwierige finanzielle Situation und verschuldete sich. Dennoch arbeitete er auch weiter wissenschaftlich und vollendete 1883 das „Lehrbuch der Gehirnkrankheiten". 1885 wurde er schließlich doch noch Extraordinarius und 1890 Ordinarius für Psychiatrie und Nervenkrankheiten in Breslau. Irgendwie scheint Wernicke eine besondere Anziehungskraft auf Probleme mit Administrationen ausgeübt zu haben, denn auch dort überwarf er sich, diesmal mit der Stadtverwaltung. Dies führte schließlich 1898 zur Kündigung des Vertrages zwischen der Stadt und der Universität und schränkte Wernickes Arbeitsmöglichkeiten sehr ein. Aus der Not eine Tugend machend, schrieb er in dieser Zeit den „Grundriss der Psychiatrie". Ostern 1904 übernahm er schließlich die Leitung der Hallenser Klinik. Carl Wernicke verunglückte jedoch tragisch kurze Zeit später auf einer Radfahrt im Thüringer Wald, indem er von einem Holzfuhrwerk überfahren wurde und wenige Tage später, am 15. Juni 1905, verstarb. Einer seiner Assistenten namens Pfeifer hatte nach eigenen Angaben bemerkt, dass Wernicke ohnehin kein sicherer Radfahrer war. Wer nun genau am Unglück schuld war, geht aus den Beschreibungen nicht hervor, jedenfalls geriet Wernicke unter die Räder des entgegenkommenden Holzfuhrwerkes. Er war sichtlich schwer verletzt und die schlechte Prognose war den an der Radtour Beteiligten sofort klar. Wernicke entlastete sterbend noch den Fahrer des Fuhrwerkes, indem er alle Schuld auf sich nahm. Legendär sind seine angeblich letzten Worte: „Ich gehe an autopsychischer Desorientierung zugrunde".

Ausgangspunkt seiner wissenschaftlichen Arbeiten waren die Hirnanatomie, Hirnpathologie und der Faserverlauf, wobei er hierin wohl besonders von Meynert (1833–1892)[26] beeinflusst war (Zitat Wernicke: „Erst Meynert hat das Gehirn beseelt"). Doch auch die Arbeiten von Paul Broca (1824–1880) über das motorische Sprachzentrum, John Hughlings Jackson (1834–1911) über die fokalen Anfälle und Eduard Hitzigs (1838–1907) über elektrische Stimulationen der Hirnrinde bei Hunden dürften ihn maßgeblich beeinflusst haben. Sein Lehrbuch „Die Gehirnkrankheiten" (1881–1883) spiegelt die hirnanatomischen Grundlagen seines Denkens wider. Bereits 1874 hatte er eine Arbeit über den „aphasischen Symptomenkomplex" geschrieben, in der er die sensorische Aphasie und auch ihre Lokalisation (Wernicke Sprachzentrum) sowie den gestörten „psychischen Reflexbogen" beschrieb, was ihm später weltweiten Ruhm einbringen sollte. Krankhafte Bewusstseinstätigkeit kann danach Folge einer Störung in der Erregbarkeit oder Leitungsfähigkeit der verschiedenen Abschnitte des „psychischen Reflexbogens" (psychomotorisch – intrapsychisch – psychosensorisch) sein. Dabei kann es jeweils zu Ausfalls- oder Reizerscheinungen kommen. Die Gesamtheit des Bewusstseins besteht nach Wernicke in dem Bewusstsein der Körperlichkeit (somatopsychisch), dem Bewusstsein der Außenwelt (allopsychisch) und dem Bewusstsein der Persönlichkeit (autopsychisch). 1881 beschrieb er die „Pseudoencephalitis haemorrhagica acuta" (Wernicke-Enzephalopathie), die er in die Nähe der Poliomyelitis rückte. Neben der Hirnpathologie war Wernicke aber auch besonders an der Beobachtung und Beschreibung der verschiedenen Formen der Geistesstörungen interessiert. So versuchte er, die klinischen Erscheinungen mit der Lokalisationslehre in Verbindung zu bringen. Der Krankheitsprozess war für Wernicke abhängig von der – oft unbekannten – Krankheitsursache, das psychopathologisch erkennbare Krankheitsbild dagegen von der Lokalisation des Prozesses im Gehirn. Die Verschiedenheit der psychischen Zustandsbilder verweise dabei auf verschiedene Lokalisationen des Krankheitsvorganges. Psychische Krankheitser-

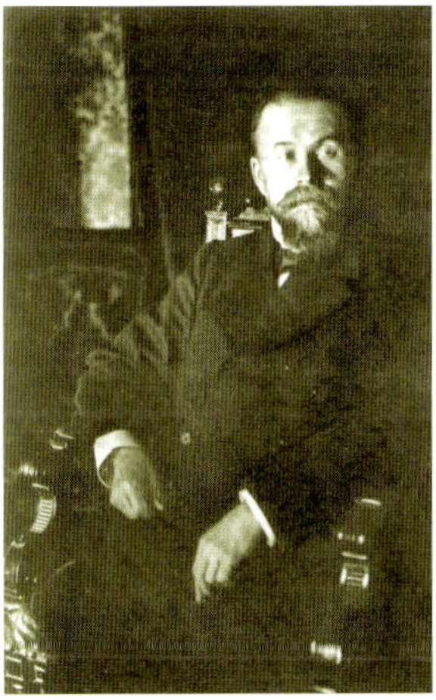

scheinungen und Hirnpathologie waren nach Wernicke daher nur zwei Seiten derselben Medaille. Er schuf eine Vielzahl neuer Termini, z.B. die unter dem Einfluss affektvollen Erlebens entstehende „überwertige Idee". Andere, Wernicke zugeschriebene Termini, sind z.B. „Merkfähigkeit, Ratlosigkeit, Allo- Auto- und Somatopsyche, Transitivismus[27], Sejunktion[28]". Der letzte Begriff stammt allerdings wohl von seinem Mitarbeiter Heilbronner (1869–1914)[29] aus Breslau und kann als „Vorbild" für → Bleulers Begriff der „Assoziationslockerung" als schizophrene Grundstörung bezeichnet werden. Weitere Begriffe Wernickes sind „Presbyophrenie, Halluzinose" und „Motilitätspsychose", die Wernicke aus → Kahlbaums Konzept der Katatonie entwickelte[30]. Wernicke sah die Zeit für eine strenge klinische Abgrenzung einzelner Krankheitseinheiten noch nicht für gekommen und stand so in wissenschaftlicher Opposition zu → Kraepelin. Er wird in den Nachrufen als eine außergewöhnliche Persönlichkeit beschrieben, die neben Zielstrebigkeit und einer „krankhaften Hartnäckigkeit" auch künstlerische und genussvolle Neigungen besaß.

Klinische Beschreibung:

Synonyme für die Wernicke-Enzephalopathie sind u.a. „Wernickesche Krankheit", „Wernicke-Korsakow-Syndrom" oder in der Terminologie der Erstbeschreibung 1881: „Polioencephalopathia haemorrhagica superior". Ätiologisch beruht die schwere Erkrankung auf einem Thiaminmangel (Vit. B1) entweder durch verminderte Zufuhr (z.B. bei Anorexia nervosa) oder durch Malabsorption bei Alkoholkrankheit, Magenkarzinom oder nach Magenresektion. Pathologisch-anatomisch finden sich punktförmige Blutungen in den Corpora mamillaria und Wucherungen der Gefäßwandzellen ohne entzündliche Infiltrationen (sog. „Pseudoenzephalitis"), besonders im Bereich des Aquaeductus cerebri, des dritten und vierten Ventrikels und im Augenmuskelkerngebiet. Die Symptomatik der Wernicke-Enzephalopathie sind u.a.: zentrale Augenbewegungsstörungen (Diplopie), Areflexie, Bewusstseinsstörungen, zerebelläre Ataxie, vegetative Störungen und das Auftreten einer organischen Psychose (Tab. 1).

Tab. 1: Symptomtrias der Wernicke-Enzephalopathie (zit. n. Soyka 1993)

- Ophthalmoplegie (Augenmuskelstörungen)
- Ataxie (meist Kleinhirnataxie, v.a. rumpf- und beinbetont)
- Bewusstseinsstörung (Delir, Koma, Korsakow-Syndrom)

Die Therapie der Wahl besteht in der parenteralen Gabe von Thiamin (s.a. → Korsakow-Syndrom). Die Prognose ist oft schlecht, es kommen jedoch auch Remissionen vor. Die Differenzialdiagnostik muss zerebrale Durchblutungsstörungen, Beriberi, (Korsakow-Syndrom) und das sog. Leigh-Syndrom[31] berücksichtigen. Klinisch werden die Wernicke-Enzephalopathie und das Korsakow-Syndrom meist zum „Wernicke-Korsakow-Syndrom" zusammengefasst. Nach Rückbildung der akuten Symptomatik der Wernicke-Enzephalopathie tritt häufig eine Korsakow-Psychose (amnestisches Syndrom) hervor. Da eine erhöhte Kohlenhydratzufuhr auch den Thiaminumsatz steigert, kann eine Wernicke-Enzephalopathie auch nach Glucose-Infusionen bei Alkoholikern oder beim diabetischen Koma auftreten.

Weitere Eponyme sind die „Wernicke-Aphasie", die als kortikale sensorische Aphasie idealtypisch der motorischen „Broca-Aphasie" gegenübergestellt wird und die eher medizinhistorisch zu bewertende „Wernickesche Demenz" (Presbyophrenie).

Kommentar:

Die Wernicke-Enzephalopathie und das Wernicke-Korsakow-Syndrom gehören zum psychiatrisch-neurologischen Basiswissen und haben nichts von ihrer Bedeutung seit der Erstbeschreibung eingebüßt. Auch die „Wernicke-Aphasie" ist neurologisches Allgemeingut geblieben. Das spöttische Wort von → Jaspers, der in Bezug auf Meynerts und Wernickes Forschungsrichtung von „Hirnmythologie" sprach, bezieht sich auf eine streng an hirnlokalisatorische Überlegungen anknüpfende Psychiatrie. Doch auch wenn die Forschung Wernickes dadurch verkürzt und nur schlagwortartig charakterisiert wird, sollte darüber hinaus nicht übersehen werden, dass auch heute hirnlokalisatorische Fragestellungen durch die enormen Fortschritte der bildgebenden Verfahren (z.B. PET, fMRI) wieder deutlich an Aktualität gewinnen.

Literatur:

Block F (2001) Carl Wernicke (1848–1905). Nervenarzt 72:832

Kleist K (1970) In: Kolle K (Hrsg) Grosse Nervenärzte. Thieme, Stuttgart, Bd.2 S.106-128

Lanczik MH, Beckmann H, Keil G (1995) In: Berrios G, Porter R (Ed) A History of Clinical Psychiatry. The Athlone Press, London New Brunswick, S.302-312

Masuhr KF, Neumann M (1998) Neurologie. Hippokrates, Stuttgart

Siemerling E (1905) Carl Wernicke. Arch Psychiat Nervenkr 40:1016-1019

Soyka M (1993) Pathophysiologie der Alkoholpsychosen. In: Schüttler R (Hrsg) Organische Psychosyndrome. Springer, Berlin Heidelberg

Soyka M (2000) Störungen durch Alkohol. In: In: Möller HJ, Laux G, Kapfhammer HP (Hrsg) Psychiatrie und Psychotherapie. Springer, Berlin Heidelberg New York

Wernicke C (1881–1883) Lehrbuch der Gehirnkrankheiten. 3 Bde. Fischer, Kassel Berlin

Ziehen T (1906) Carl Wernicke. Mschr Psychiat u Neurol 18:I-IV

Victor Chrisanforitsch Kandinsky (1849–1889)

Gaëtan Gatian de Clérambault (1872–1934)

Kandinsky-(Clérambault-) Syndrom, Pseudohalluzinationen (Kandinsky)

Biographie:

Victor Kandinsky war russischer Psychiater, lebte u.a. in Moskau und Paris und wurde „Ordinator an der Stadt-Irrenheilanstalt des heiligen Nicolaus des Wunderthäters zu St. Petersburg". Er war darüber hinaus Mitglied des „Moskauer Medicinischen Vereins" und der Gesellschaft der Psychiater zu St. Petersburg. Er erlitt selbst für die Dauer von mindestens zwei Jahren eine psychiatrische Erkrankung mit Wahnphänomenen und Halluzinationen. Er schilderte daraufhin detailliert die eigenen psychotischen Symptome – sowie die einiger seiner Kollegen – in wissenschaftlichen Publikationen. Kandinsky nannte als seine Diagnose: „primäre Verrücktheit"[32]. Sein Werk über die Pseudohalluzinationen erschien 1885 in Berlin und posthum 1890 in St. Petersburg, welches von seiner Witwe herausgegeben wurde. Bereits 1881 erschien ein Beitrag über Halluzinationen mit zahlreichen Selbstschilderungen. Die Biographie Gaëtan Gatian de Clérambaults wird im Abschnitt über das → de Clérambault-Syndrom beschrieben.

Klinische Beschreibung:

Während die französische Psychiatrie nur vom Clérambault-Syndrom spricht, erweiterte die russische Psychiatrie die Lehre vom „Automatismus mentalis" zum sog. „Kandinsky-Clérambault-Komplex": Zu diesem Komplex gehören sowohl Pseudohalluzinationen als auch psychische Automatismen (Meinhaftigkeitsstörungen und Erlebnisse mit dem Kriterium des Gemachten): Diese Erlebnisse können die gedanklich-sprachliche (z.B. Gedankeneingebung), die Wahrnehmungs- (Halluzinationen) oder die motorische Ebene (Bewegungsautomatismen) betreffen. Die gestörte Meinhaftigkeit z.B. der Sprache schildert Kandinsky wie folgt: „Plötzlich fühlte Dolinin[33], dass seine Zunge anfängt, nicht nur ohne seinen Wunsch, sondern sogar gegen seinen Willen, laut und dabei äußerst schnell, das auszusprechen, was in keinem Falle hätte ausgesprochen werden müssen. Im ersten Augenblick war der Kranke durch die Tatsache dieses ungewöhnlichen Vorganges erschreckt und betroffen; denn plötzlich in sich ganz handgreiflich einen aufgezogenen Automaten zu fühlen, ist an und für sich unangenehm genug; als er aber anfing, den Sinn dessen zu begreifen, was seine Zunge plapperte, stieg das Entsetzen des Kranken noch mehr, [...]. Dessen ungeachtet hatte sein Wille nicht die Macht, die plötzlich automatisch gewordene Zunge zurückzuhalten.[34]"

Während sich der „Automatismus mentalis" in der deutschen Psychiatrie nicht als eigenes Syndrom durchsetzen konnte, wurde der Begriff der „Pseudohalluzinationen" vor allem durch die Beschreibung von → Jaspers (1883–1969) auch in Deutschland bekannt. Kandinsky versteht unter Pseudohalluzinationen 1885/86 „solche subjektiven Erregungen gewisser sensorischer Gebiete des Gehirns, wel-

Tab. 1: Charakteristika des Kandinsky-Clérambault-Syndroms

Psychische Automatismen Sind „gemachte" Gedanken, Gefühle, Bewegungen, Handlungen, die nach Überzeugung des Kranken unter Einfluss von außen einwirkender Kräfte entstehen	• **Ideatorische Automatismen:** Beeinflussung auf den Denkprozess: Gedankenlautwerden, Echogedanken (Anwesende wiederholen laut die Gedanken des Pat.), Gedankenentzug, gemachte Gedanken, Träume, Sympathien oder Affekte • **Sensorische Automatismen:** Unangenehme Empfindungen, die unter dem vermeintlichen Einfluss von außen entstehen: Missempfindungen in den inneren Organen, Kopf, Extremitäten. Die Pat. meinen, dass von ihnen gesprochene Worte Außenstehenden, meist Verfolgern, gehören • **Motorische Automatismen:** Überzeugung, dass Körperbewegungen gegen den eigenen Willen und unter dem Einfluss von außen erfolgen. Gefühl, dass die Handlungen manipuliert werden
Pseudohalluzinationen	• Der Kranke hat das Gefühl, dass die Pseudohalluzinationen von einer äußeren Kraft „gemacht" sind. Im Unterschied zu echten Halluzinationen projizieren sich die Pseudohalluzinationen nicht nur nach außen, sondern werden „im Kopf" und vor dem „geistigen Auge" wahrgenommen. Zum paranoid-halluzinatorischen Syndrom gehören optische, akustische, olfaktorische, taktile, viszerale und Geschmackspseudohalluzinationen

che ganz korrekte und sehr sinnliche Vorstellungen oder sinnliche Bilder hervorrufen, wobei aber dieselben für das wahrnehmende Bewusstsein sich scharf von den halluzinatorischen Bildern dadurch unterscheiden, dass ihnen der den letzteren eigene Charakter der Objektivität oder der Wirklichkeit fehlt, und sie, im Gegenteil, als etwas subjektiv Entstandenes und doch dabei auch als etwas Anormales, Neues, etwas von den gewöhnlichen sinnlichen Vorstellungen und Phantasiebildern sehr Verschiedenes wahrgenommen werden." Jaspers bezieht sich bei der Beschreibung der Pseudohalluzinationen explizit auf die Selbstschilderungen Kandinskys. Für Jaspers sind Pseudohalluzinationen demnach auch keine „leibhaftigen Wahrnehmungen", sondern vielmehr eine „merkwürdige Art von Vorstellungen", die sich vor dem „inneren Auge" abspielen. Dennoch unterscheiden sie sich auch in einigen Punkten von den Vorstellungen und nehmen somit eine Art „Mittelposition" ein (Tab. 2).

Für Kandinsky und auch für Jaspers bestehen zwischen Pseudohalluzinationen und Vorstellungen fließende Übergänge, nicht jedoch zu „echten" Halluzinationen. Als Beispiel einer Pseudohalluzination führt Kandinsky eine Textpassage Goethes aus „Dichtung und Wahrheit" an, die auch als „Heautoskopie"[35] (s. Exkurs S. 189)

Tab. 2: Psychopathologie der Trugwahrnehmungen (n. Jaspers)

	Wahrnehmung (Halluzinationen)	**Pseudo-halluzinationen**	**Vorstellungen und Erinnerungsbilder**
• Qualität:	Leibhaftig (Objektivitätscharakter)	Bildhaftig	Bildhaftig (Subjektivitätscharakter)
• Lokalisation:	Im äußeren, objektiven Raum	Im subjektiven Vorstellungsraum	Im subjektiven Vorstellungsraum
• Detailliertheit:	Vollständig	Vollständig	Unvollständig
• Empfindungselemente:	Volle sinnliche Frische, adäquat (z.B. die Farben leuchten)	Adäquat	Meist inadäquat (Vorstellung z.B. nur in Grau)
• Dauer und Stabilität:	Konstant (stetig)	Konstant (stetig)	Zerflattern und zerfließen
• Abhängigkeit vom Willen:	Unabhängig	Unabhängig	Abhängig

bezeichnet wird: „Nun ritt ich auf dem Fußpfade gegen Drusenheim und da überfiel mich eine der sonderbarsten Ahnungen. Ich sah nämlich, nicht mit den Augen des Leibes, sondern mit den Augen des Geistes, mich mir selbst, denselben Weg, zu Pferde wieder entgegenkommen, und zwar in einem Kleide, wie ich es nie getragen: es war hechtgrau mit etwas Gold." Auch wenn Kandinskys Erlebnisse in den Beschreibungen durch Jaspers oft als Beispiel für Pseudohalluzinationen angeführt werden, so beschrieb er 1881 auch das Auftreten von „echten" Halluzinationen bei sich selbst. Er schließt sich dabei weitgehend den theoretischen Auffassungen über das Wesen der Halluzinationen von Theodor Meynert (1833–1892) an. Kandinsky unterschied zwischen einfachen (optischen) Halluzinationen, mehr peripheren Ursprungs und komplexen zentralen Halluzinationen. Immer spiele eine „Hyperästhesie" der Sinnesorgane eine Rolle. Die komplexen zentralen Halluzinationen entstünden nach Erregung durch „vorgeschaltete Hirnregionen" im sensorischen Zentrum bei fehlender Regulierung (z.B. bei Wegfall der Hemmung) durch den frontalen Kortex, wo die Verstandesanlagen (Realitätskontrolle) lokalisiert seien. Unabhängig von der lokalisatorischen Zuordnung werden (Pseudo-) Halluzinationen bereits bei Kandinsky ganz modern als „Enthemmungs"- oder in moderner Terminologie: „Release-Phänomene" (vgl. → Charles-Bonnet-Syndrom) erklärt. Während die Selbstschilderungen der optischen Halluzinationen Kandinskys besonders an delirante Zustände erinnern, lassen Wahnphänomene und Symptome, die auch als „Prodromalsymptome" aufgefasst werden können, wie z.B. Elektrisierungsgefühle, Erleben abnormer Leichtigkeit, sensorische Überwachheit, diskrete Sehstörungen, Störung der Diskriminierung von Wahrnehmung und Vorstellung, Gedankeninterferenzen, Gedankendrängen und Depression auch an eine beginnende Schizophrenie denken.

Kommentar:

Der bei verschiedenen psychiatrischen Erkrankungen beschriebene „Automatismus mentalis" mit der Verbindung von (Pseudo-) Halluzinationen, Meinhaftigkeitsstörungen und anderen Wahnphänomenen mit dem „Kriterium des Gemachten" wurde in der deutschen Psychiatrie nie als ein eigenes „Syndrom" konzeptualisiert. Die einzelnen Symptome wurden als produktiv-psychotische Erscheinungen dabei verschieden gewichtet. In der deutschen Psychiatrie zählen die einzelnen Symptome des „Automatismus mentalis" (außer den Pseudohalluzinationen) zu den Erstrangsymptomen nach → Kurt Schneider. Der Begriff der „Pseudohalluzinationen" ist – besonders in Zeiten der grassierenden „dissoziativen Symptome" – wichtig zur Abgrenzung schizophrener Störungen. Die Grenze zur normalen Wahrnehmung, zu hypnagogen und hypnopompen Halluzinationen, zu diversen „dissoziativen Symptomen", Tagträumen und Vorstellungen sind dabei fließend und diagnostisch unspezifisch.

Literatur:

Arenz D (2001) Heautoskopie – Doppelgängerphänomen und seltene Halluzination der eigenen Gestalt. Nervenarzt 72:376-379

Clérambault G de (1927) Psychoses d´automatisme et syndrome d´automatisme. Ann Méd Psychol, Feb 1927

Ey H, Bernard P, Brisset C (1978) Manuel de psychiatrie. Masson, Paris New York Barcelone Milan

Gruhle HW (1956) Verstehende Psychologie. Thieme, Stuttgart

Jaspers K (1973) Allgemeine Psychopathologie. Springer, Berlin Heidelberg New York

Jaspers K (1990) Gesammelte Schriften zur Psychopathologie. Springer, Berlin Heidelberg New York London Paris Tokio Hong Kong

Kandinsky V (1881) Zur Lehre von den Hallucinationen. Arch Psychiat Nerv 11:453-464

Kandinsky V (1884) Kritische und klinische Betrachtungen im Gebiete der Sinnestäuschungen. Vorläufige Mittheilung. Centralbl f Nervenh u Psychiat 21:481-485

Kandinsky V (1885) Kritische und klinische Betrachtungen im Gebiete der Sinnestäuschungen. Friedländer, Berlin

Koupernik C (1996) From Kandinsky to Clérambault. Value of eponyms. Ann Méd Psychol 154:123-126

Müller C (1973) Lexikon der Psychiatrie. Springer, Berlin Heidelberg New York

Pichot P (1983) Ein Jahrhundert Psychiatrie. Editions Rogner Dacosta, Paris

Schüle H (1886) Victor Kandinsky, Kritische und klinische Betrachtungen im Gebiete der Sinnestäuschungen. Allg Z Psychiat 42:520-525

Snell L (1865) Ueber Monomanie als primäre Form der Seelenstörung. Allg Z Psychiat 22:368-381

Sneschnewski AW (1985) Lehrbuch der Psychiatrie (russ.). Medizina, Moskau

George Huntington (1850–1916)

Chorea Huntington

Biographie:

George Huntingtons Biographie wird Beschreibungen nach gelegentlich mit der eines entfernten Cousins von ihm verwechselt (George Sumner Huntington [1861–1927], Chirurg und Anatom). George Huntington wuchs in East Hampton, einem verschlafenen und abgelegenen Städtchen im äußersten Osten von Long Island auf, wo bereits sein Großvater und Vater als Ärzte praktizierten. Durch seinen Großvater und Vater kam er schon in seiner Kindheit mit Chorea-Patienten in Kontakt. Schon mit 18 Jahren begann er mit seinem Vater Studien über diese Erkrankung, zeitlich noch vor seiner Ausbildung an der Columbia University, New York. Nach seinem Abschluss im Jahre 1871 kehrte er nach East Hampton zurück und arbeitete zunächst als Assistent in der Praxis seines Vaters. Ende 1871 wechselte er nach Pomeroy, Ohio, um dort zu praktizieren. Er war nach wie vor sehr an den Chorea-Fällen der Umgebung interessiert, wobei er auf die Beobachtungen seines Großvaters und Vaters zurückgriff. Seine Beschreibung „On chorea" (1872) wurde sorgfältig von seinem Vater redigiert. Diese Publikation erregte großes Interesse und wurde später oft zitiert. In den späten 80er Jahren des 19. Jahrhunderts setzte sich der Begriff „Huntingtons chorea" in der Beschreibung des Krankheitsbildes durch. Kurz nach seiner Ankunft in Pomeroy 1871 verliebte sich George Huntington in Mary Hackard, die Tochter eines ortsansässigen Richters, die er zwei Jahre später heiratete. 1874 siedelte er mit seiner Frau nach La Grangeville, Dutchess County, im Staat New York über, wo er eine neue Praxis gründete. Das Ehepaar Huntington bekam in recht kurzer Zeit fünf Kinder, die er schon bald auch auf seine Hausbesuche im Einspänner mitnahm, ganz wie sein Vater früher auch ihn mitgenommen hatte. Da seine Patienten oft arme Bauern der Umgebung waren, bestand sein Honorar meist aus Naturalien, oft musste er auch jahrelang auf seine Bezahlung warten. George Huntington war darüber hinaus in mehreren medizinischen Gesellschaften aktiv. Er selbst litt unter Asthma und verbrachte die Jahre 1901–1903 deshalb in Ashville, North Carolina. Nach seiner Rekonvaleszenz kehrte er nach Dutchess County zurück und wurde Gesundheitsbeamter in East Fishkill. Im Frühling 1915 überredeten ihn seine Kinder, seine Praxis aufzugeben. Seine Frau und er selbst zogen zu einem Sohn nach Cairo, New York. Er verstarb an einer Bronchopneumonie am 3. März 1916.

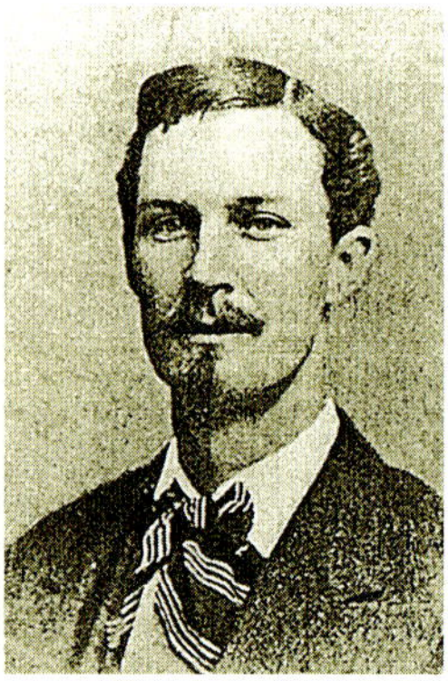

Klinische Beschreibung:

Obwohl Symptome der Chorea auch von anderen Autoren bereits früher beschrieben worden waren (Waters 1842, Lund 1860, Lyon 1863), geht die klassische Beschreibung des Krankheitsbildes auf George Huntington (1872) zurück. Das für die Erkrankung verantwortliche Gen wurde 1993 gefunden. Dabei handelt es sich um eine verlängerte Trinukleotid-Sequenz auf dem distalen kurzen Arm auf Chromosom 4. Der Erbgang ist autosomal dominant mit vollständiger Penetranz. Statistisch erkranken daher 50 % der Nachkommen, wenn ein Elternteil erkrankt ist. Es ist aber auch ein sporadisches Auftreten beschrieben. Die Prävalenz beträgt ca. 5:100 000, die Dauer kann 15 oder mehr Jahre betragen. Die Erkrankung beginnt meist zwischen dem 35. und 50. Lebensjahr (sind die Väter Genträger, meist früher; sind die Mütter Genträger, oft später). Eine juvenile Form wird auch „Westphal-Variante" genannt. Der Beginn der Erkrankung ist schleichend und es können der später einsetzenden choreatiformen Bewegungsstörung verschiedenste psychopathologische Veränderungen bis hin zu paranoid-halluzinatorischen Psychosen (sog. „Chorea Psychose") vorausgehen. Daneben sind Angst und Unruhe nicht selten, Antriebs- und Affektstörungen, Reizbarkeit, (sexuelle) Enthemmung, Aggressionen oder andere Delikte. Die Suizidrate ist hoch. Die psychiatrischen Auffälligkeiten können den neurologischen um bis zu zehn Jahre vorausgehen, besonders diskrete kognitive Defizite.

Tab. 1: Psychiatrische Symptome der Chorea Huntington („Choreophrenie")

- Kognitiv-mnestische Störungen (bis hin zum subkortikalen Demenzsyndrom)
- Angst und Unruhe
- Antriebsverminderung (Apathie, auch sprachlich)
- Persönlichkeitsveränderung (organische Wesensänderung)
- Affektstörungen (Labilität, Depressionen, später auch Nivellierung und Euphorie)
- Reizbarkeit, Aggression und Enthemmung (Verhaltensstörung, [Sexual-] Delikte)
- Hohe Suizidalität
- Paranoid-halluzinatorische Symptome

Motorisch kommen das Bild prägende einschießende Hyperkinesien (Schulter, Gesicht, Gangbild etc.) und Athetosen hinzu, die nicht selten in Willkürbewegungen überführt werden und daher gelegentlich zunächst als „psychogen überlagert", maniriert oder „hysteriform" missinterpretiert werden. Später kommt eine (subkortikale) Demenz hinzu und prägt mehr und mehr das klinische Bild. Es kommt zu Verlangsamung, Vergesslichkeit und Orientierungsstörungen im Raum. Apraxie und Agnosie entwickeln sich (weil eher kortikal lokalisiert) selten. Eine Störung des Sprechens ist häufig, wobei die Sprache oft verwaschen und „explosiv" erfolgt. In der neuroradiologischen Bildgebung zeigt sich v.a. eine Atrophie des Nucleus caudatus (auch der lobus frontalis zeigt Affektionen). Diagnostisch besteht seit einiger Zeit ein zuverlässiger direkter genetischer Test. Die Erkrankung wird in der ICD-10 unter F02.2 kodiert. Die Chorea Huntington wird auch als hyperkinetisch-hypotones Syndrom symptomatisch den Parkinson-Syndromen als hypokinetisch-hypertone Erkrankungen spiegelbildlich gegenübergestellt. Therapeutisch werden z.Z. zumeist klassische Neuroleptika eingesetzt, die sowohl die Bewegungsunruhe als auch produktiv-psychotische Phänomene der Erkrankung (kurz- und mittelfristig) unterdrücken können. Heilung gibt es nicht. Eine genetische Beratung ist wichtig, wenngleich diese bei jungen und asymptomatischen Personen ethisch nicht unproblematisch ist.

Kommentar:

Die Chorea Huntington ist ein „Chamäleon" unter den neuropsychiatrischen Erkrankungen, da sie mit einer Reihe von unspezifisch erscheinenden psychiatrischen Symptomen einhergehen und den Diagnostiker zunächst auf falsche Fährten lenken kann. Die Chorea Huntington ist darüber hinaus (wie die anderen Demenzformen) eine Erkrankung im Grenzgebiet zwischen Psychiatrie und Neurologie. Gerade das Beispiel dieser Erkrankung zeigt, dass eine fundierte Erfahrung in der jeweiligen psychiatrisch-neurologischen Nachbardisziplin wichtig ist. Die bei der Chorea Huntington auftretende Demenzform ist eine subkortikale mit einem oft lange erhaltenen semantischen Gedächtnis (vgl. → Binswangersche Krankheit).

Literatur:

Blumenschein A, Kuhn W (1993) Psychische Störungen bei extrapyramidalmotorischen Krankheiten. In: Möller HJ, Przuntek H (Hrsg) Therapie im Grenzgebiet von Psychiatrie und Neurologie. Springer, Berlin Heidelberg New York

Brandt T, Dichgans J, Diener HC (1998) Therapie und Verlauf neurologischer Erkrankungen. Kohlhammer, Stuttgart

Förstl H (1999) Organische (und symptomatische) psychische Störungen. In: Berger M (Hrsg) Psychiatrie und Psychotherapie. Urban & Schwarzenberg, München Wien Baltimore

Fröscher W (1991) Neurologie. de Gruyter, Berlin New York

Huntington G (1872) On chorea. Med Surg Rep 26:317-321

Lanska DJ (2000) George Huntington (1850-1916) and Hereditary Chorea. J Hist Neurosc 9:76-89

Poeck K (1987) Neurologie. Springer, Berlin Heidelberg New York

Arnold Pick
(1851–1924)

Picksche Krankheit (Morbus Pick), Pick-Zellen, Pick-Körper

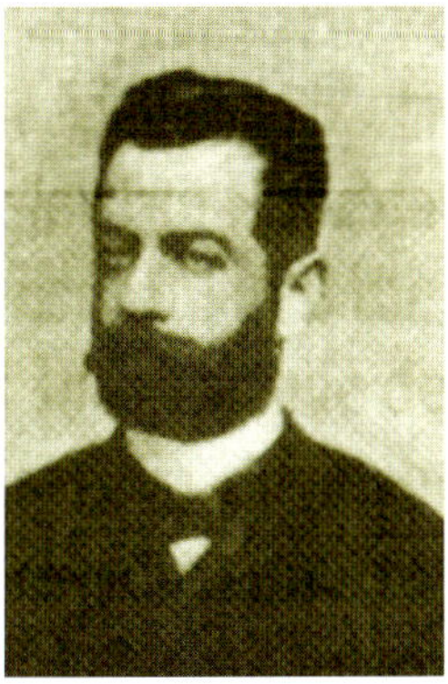

Biographie:

Arnold Pick wurde am 20. Juli 1851 in Groß-Meseritsch bei Iglau in Mähren als Sohn österreichischer Eltern geboren. Er studierte Medizin in Wien unter Theodor Meynert (1833–1892) und promovierte dort 1875. Sowohl in Wien als auch während eines sechsmonatigen Aufenthaltes als Volontär in der Charité bei Carl Westphal (1833–1890) in Berlin arbeitete er mit → Carl Wernicke (1848–1905) zusammen. Anschließend war er zwei Jahre Assistenzarzt der „Großherzoglich-Oldenburgischen Irrenanstalt Wehnen", bevor er als „Sekundärarzt" 1877 an die Prager Klinik wechselte. Er habilitierte sich 1878 in Prag. Er war von 1880–1886 Direktor der „Böhmischen Landesirrenanstalt" in Dobrzan, bevor er 1886 zum ordentlichen Professor für Psychiatrie in Prag ernannt wurde, wo er als Leiter die psychiatrische Abteilung bis 1921 führte. Anschließend war er auch noch zwei Jahre im Ruhestand wissenschaftlich aktiv, bevor er am 4. April 1924 an einer Sepsis infolge eines Blasensteins starb. Picks Interessen waren sehr breit gestreut und in über 280 Publikationen finden sich nahezu alle relevanten Themen der damaligen psychiatrischen Forschung. Psychiatrisch stand er der hirnlokalisatorischen Forschungsrichtung Meynerts und Wernickes nahe, indem er eine Verbindung zwischen organischer Hirnstörung und klinisch-psychiatrischen Symptomen suchte. Pick publizierte u.a. auch in englischen und amerikanischen Journals, was zu der damaligen Zeit eher ungewöhnlich war. So erschien z.B. seine Arbeit über die „Reduplikative Paramnesie"[36] 1903 in der Zeitschrift „Brain". Pick betrachtete demenzielle Erkrankungen weniger als diffuse Prozesse, die die geistigen Funktionen in gleicher Weise beeinträchtigten, sondern eher als umschriebene Läsionen („Herdaffektionen"), die zu Störungen höherer Hirnleistungen führen können. Die nach ihm benannte Form der Hirnatrophie beschrieb er erstmals 1892 in der „Prager Medizinischen Wochenschrift". „Am 11. November 1891 wird der 71-jährige August H. mit der Angabe zur Klinik aufgenommen, dass er, seit zwei Jahren geistesschwach, zu toben begonnen und seine Frau mit dem Messer bedroht habe. Die genauere Anamnese ergibt folgendes: „In der Aszendenz mehrere Fälle von Apoplexie; Patient selbst, der bis dahin geistig und körperlich gesund war, zeigte seit drei Jahren progressive Gedächtnisschwäche [...] Der Kranke erweist sich bei Aufnahme in die Klinik als hochgradig gedächtnisschwach und liegt während der ganzen Zeit seines Aufenthalts in der Klinik ruhig und ohne sich viel um anderes zu kümmern zu Bett. [...] Der Kranke zeigte eine hochgradige Sprachstörung apathischen Charakters" (zit. n. Förstl H, Baldwin B, 1994). In Picks Beschreibungen der dementen Patienten spielte jeweils eine Aphasie eine Rolle. Der Begriff „Picksche Atrophie" stammt dabei von Gans aus dem Jahre 1922. Nach Berrios stammt der Begriff „Picks Erkrankung" von Carl Schneider (1927/29)[37]. Interessant ist, dass nach Berrios eine Assoziation mit dem Frontalhirn lediglich in einer von Picks Kasuistiken (1906) hergestellt wird.

Klinische Beschreibung:

Bei dem „Morbus Pick" handelt es sich um eine umschriebene progressive Hirnatrophie, die meist schon zwischen dem 40. u. 60. Lebensjahr signifikant früher beginnt, als z.B. die → Alzheimer-Erkrankung. Die Ätiologie muss letztlich noch als nicht vollständig bekannt gelten, auch wenn ein Zusammenhang zwischen den frontotemporalen Demenzen, wozu auch die Picksche Form gehört, bei familiär gehäuftem Auftreten mit Parkinson-Symptomen und Mutationen im Tau-Gen (Chromosom 17) entdeckt wurde. Das Vorkommen des „Morbus Pick" ist sporadisch, tritt aber auch familiär gehäuft mit autosomal dominantem Erbgang auf. Pathologisch-anatomisch findet sich eine Atrophie im Bereich des Frontalhirns und der vorderen Anteile des Temporallappens, gelegentlich auch im Bereich von Nucleus caudatus, Putamen und Thalamus. Es kommt zu einer Schwellung der Nervenzellen (Pick-Zellen) mit „argyrophilen Einschlüssen" (Pick-Körper, wurden aber wohl von Alzheimer entdeckt). Klinisch kommt es – ganz im Gegensatz zur Alzheimerschen Erkrankung – früh zu Veränderungen des Charakters, der Persönlichkeit und zu emotionalen Störungen (Reizbarkeit, Getriebenheit, Enthemmung). Erst im weiteren Verlauf kommt es zu einer progredienten Demenz mit kognitiv-mnestischen Ausfällen. Gelegentlich kann es auch zu Sprachstörungen mit Ausbildung einer Aphasie kommen. Die Diagnose ist – wie bei der Alzheimer-Erkrankung – klinisch unter differenzialdiagnostischen Erwägungen der übrigen Demenzformen zu stellen, wobei sich in der kranialen Computertomographie eine kortikale, frontal betonte Atrophie und meist eine Erweiterung des Ventrikelsystems zeigt. Das EEG zeigt oft Normalbefunde. Die Grenze zur Alzheimer-Demenz scheint fließend zu sein, zumindest was die klinischen Symptome betrifft. Diagnostische Sicherheit gibt die Histologie post mortem. Die Prognose der Erkrankung ist schlecht, die durchschnittliche Krankheitsdauer beträgt ca. sieben Jahre.

Kommentar:

Während Pick in seiner Publikation darauf hinwies, dass Hirnatrophien mit ausgeprägter lokaler Betonung neurologische Herdsymptome hervorbringen können (s.o.) und er die Beispiele in seinen Kasuistiken nicht als einheitlich-nosologische Krankheit auffasste, wurde der Begriff der „Pickschen Krankheit" später als Bezeichnung für eine eher eigenständige Erkrankung mit einheitlicher Klinik, Lokalisation und Histologie benutzt. Insgesamt scheint es sich jedoch eher selten um ein derartiges Zusammenwirken klinischer, lokalisatorischer und histologischer Befunde zu handeln, so dass man heute vermehrt von „fokalen Hirnatrophien" oder „frontotemporalen Demenzen" spricht, wobei unter Letzteren neben der beschriebenen Pickschen Krankheit im engeren Sinne (Klinik, Lokalisation, Histologie) auch andere Frontallappendegenerationen vom sog. „Non-Alzheimer-Typ" verstanden werden. Schätzungen des Anteils der frontotemporalen Demenz unter allen präsenilen Demenzformen liegen bei ca. 20 %, bei manchen Autoren aber auch deutlich niedriger. In der ICD-10 findet sich die „Demenz bei Pick-Krankheit" mit den entsprechenden klinischen Symptomen (s.o.) unter F02.0 kodiert.

Literatur:

Berrios GE (1995) Dementia. In: Berrios G, Porter R (Ed) A History of Clinical Psychiatry. The Athlone Press, London New Brunswick, S.34-51

Förstl H, Baldwin B (1994) Pick und die fokalen Hirnatrophien. Fortschr Neurol Psychiat 62:345-355

Gans A (1922) Betrachtungen über Art und Ausbreitung des krankhaften Prozesses in einem Fall von Pickscher Atrophie des Stirnhirns. Z f d g Neur u Psych 80:10-28

Gertz HJ (1999) Demenzen bei anderen Hirnkrankheiten; Kurz A, Lauter H (1999) Klinische Aspekte der Alzheimer-Krankheit. In: Helmchen H, Henn H, Lauter H, Sartorius N (Hrsg) Psychiatrie der Gegenwart. 4. Aufl. Bd.4. Springer, Berlin Heidelberg New York

Krämer G (1996) Alzheimer-Krankheit. Thieme, Stuttgart

Popper E (1925) Nekrolog Arnold Pick. Allg Z Psychiat Neurol 80:474-477

Sittig O (1925) Professor Arnold Pick. Arch Psychiat Nervenkr 72:1-19

Spatt J (2000) Titelbilder 2000. Nervenarzt 71:XIII

Otto Binswanger (1852–1929)

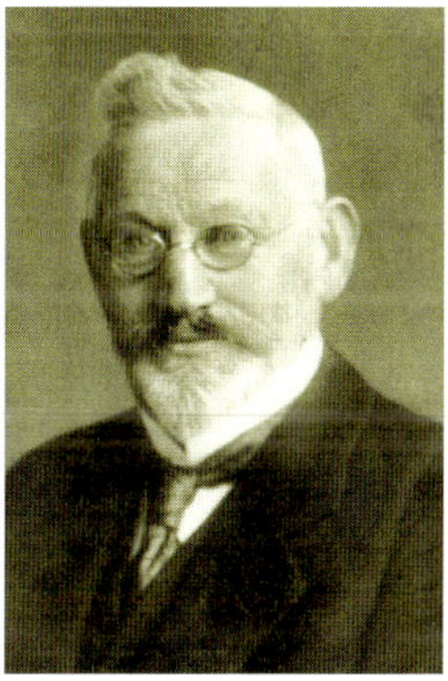

Binswangersche Krankheit (Morbus Binswanger)

Biographie:

Otto Binswanger wurde am 14. Oktober 1852 in Münsterlingen (Thurgau) als Sohn von Ludwig Binswanger (1820–1880)[38], dem Direktor der „Kantonalen Irrenanstalt" und Gründer des „Bellevue" geboren. Das Gymnasium absolvierte er in Frauenfeld. 1877 wurde er nach dem Studium in Heidelberg, Straßburg und Zurich Assistent an der Psychiatrischen Klinik in Göttingen bei Ludwig Meyer (1827–1900), wo er im gleichen Jahr promovierte. Zuvor hatte er neun Monate bei seinem Vater in Kreuzlingen gearbeitet und sich in Wien bei Meynert (1833–1892) weitergebildet. 1878 wechselte er an das Pathologische Institut in Breslau. 1880 wurde er Oberarzt an der Psychiatrischen und Nervenklinik der Charité in Berlin unter Carl Westphal (1833–1890), der auf ihn aufmerksam geworden war. Dort habilitierte er sich 1882 und schlug so erneut den Weg in die wissenschaftliche und praktische Nervenheilkunde ein. Im selben Jahr folgte er – noch nicht 30 Jahre alt – einem Ruf als Direktor der Landesheilanstalt und a.o. Professor für Psychiatrie an die Universität Jena. In Jena schaffte Binswanger die bis dahin noch üblichen mechanischen Zwangsmittel weitgehend ab.1886 kam es zu einem Aufenthalt bei → Charcot (1825–1893) in Paris. Ab 1886 gehörte u.a. Theodor Ziehen (1862–1950)[39] zu seinen Oberärzten. 1891 erfolgte die Umwandlung seines Lehrstuhls in Jena in eine ordentliche Professur. Er lehnte in den folgenden Jahren Berufungen anderer Universitäten, z.B. Halle/Saale und Bonn ab. 1919 gab er seine Stellung auf und siedelte nach Kreuzlingen über, nachdem er ein Jahr zuvor schwer an einer Grippe erkrankt war und sich den Belastungen in Jena wohl nicht mehr hundertprozentig gewachsen fühlte. In seinem „Ruhestand" studierte er dann gleichzeitig Anthropologie, Biologie und andere Naturwissenschaften, besuchte und beteiligte sich rege an medizinischen Kongressen, half seinem Neffen Ludwig bei der Führung des „Bellevue" und gab sich zudem noch seinem literarischen Schaffen hin. Er war mit Emilie geb. Baedeker aus Bremen verheiratet und hatte zwei Töchter und einen Sohn. Er starb „unerwartet und plötzlich" in Kreuzlingen am 15. Juli 1929. Wissenschaftlich war Binswanger von der Neuropathologie und deren Förderern wie Meynert (1833–1892), → Wernicke (1848–1905) oder auch Griesinger (1817–1868)[40] stark beeinflusst. So arbeitete er schon als Student in den Ferien bei v. Recklinghausen (1833–1910)[41] in Straßburg pathologisch-anatomisch. Spekulativen Ideen gegenüber misstraute Binswanger, der einer genauen klinischen Beobachtung stets den Vorzug gab, um v.a. auf hirnanatomischer Grundlage zu einer Einteilung in „natürliche Krankheitseinheiten" zu gelangen. Seine besondere Neigung für die pathologische Anatomie bestimmte dabei weitgehend seine Arbeitsrichtung. Er spezialisierte sich zunächst auf die pathologische Histologie der Dementia paralytica und auf die Abgrenzung zu anderen Erkrankungen, die ein ähnliches Bild verursachen konnten. So kam er zur Beschreibung der nach ihm benannten „Encephalitis subcorticalis chronica progressiva" (1895). Auch die Frage der Epilepsiegenese beschäftigte ihn. Zusammen mit Theodor Ziehen wies er nach, dass epileptische Anfälle nicht in jedem Fall kortikalen Ursprungs sind, sondern auch unter Beteiligung tieferer Hirnareale entstehen können. Auf der anderen Seite wird auch sein Interesse für die französischen „Degenerationspsychosen", aber auch für neurotische Störungen beschrieben. So schrieb er z.B. auch ein Lehrbuch über die „Neurasthenie" und er wandte „Liege- und Mastkuren" im Wechsel mit Beschäftigungstherapie bei diesem Krankheitsbild an. Auch der Hysterie und ihren Therapiemethoden einschließlich der Hypnose ist ein umfangreiches Lehrbuch gewidmet. Darüber hinaus war Binswanger einer der gesuchtesten Konsiliarärzte seiner Zeit, er reiste u.a. nach Frankreich, England, Russland und Amerika.

Klinische Beschreibung:

In Binswangers Lehrbuch (1911) wird die „Encephalitis subcorticalis chronica" unter die „Geistesstörungen bei Arteriosklerose" gezählt. Dort wird beschrieben, dass anatomisch der Unterschied der relativ gesunden Hirnrinde zum atrophischen Hemisphärenlager auffalle. Die Erkrankung könne herdartigen Charakter aufweisen. Klinisch komme es neben neurologischen Fokalsymptomen (Hemisymptome, Aphasie etc.) zu einer zunehmenden Apathie, geistigen Verarmung und Verlangsamung. Wahnbildung fehle meist. Der Verlauf wurde als „schleppend" bezeichnet, könne aber durch Teilremissionen und Exazerbationen geprägt sein. Unter Umständen und bei schweren Verläufen komme es zu Verwirrtheit, psychotischen Phänomenen, Unruhe, Inkontinenz, Benommenheit, affektiven Wechseln. In der ICD-10 wird die „Binswanger-Enzephalopathie" als eine „subkortikale vaskuläre Demenz mit einer diffusen Entmarkung der weißen Substanz" bezeichnet. Das National Institute of Neurological Disorders and Stroke (NINDS) führt die „Mikroangiopathie" als Kriterium auf. In den „State of California Alzheimer´s Disease Diagnostic and Treatment Centers (ADDTC) – Kriterien" der ischämischen vaskulären Demenz werden unter dem „Binswanger-Syndrom" Harninkontinenz, Gangstörung, vaskuläre Risikofaktoren und CT- oder MRT-Nachweise ausgeprägter Veränderungen der weißen Substanz gefordert.

Charakteristisch für die subkortikalen Demenzformen sind Störungen von Steuerungs- und Kontrollfunktionen, Motivation, Antrieb, Aufmerksamkeit, Persönlichkeit, Affektivität, Motorik (Gangstörungen [Gangapraxie], Verlangsamung, Rigidität, Tremor, pseudobulbäre Symptome) und Gedächtnis. Letzteres ist jedoch oft nicht in dem Ausmaß gestört, wie dies z.B. bei der → Alzheimer-Demenz regelmäßig der Fall ist. Heute ist es Lehrmeinung, dass der sog. „Status lacunaris" und die Binswanger-Erkrankung möglicherweise identisch sind, da beide mit einer Leukenzephalopathie und kleinen subkortikalen lakunären Infarkten einhergehen. Als Ursachen werden u.a. Hypertonie (mit einer fibrohyalinen Veränderung und Sklerose langer penetrierender Markarteriolen), Amyloidangiopathie, hereditäre Formen von Mikroangiopathie oder Gerinnungsstörungen mit z.B. Hyperfibrinogenämie diskutiert. Als eine hereditäre Form ist die sog. „zerebrale autosomal dominante Arteriolopathie" (CADASIL) mit einer Schädigung auf Chromosom 19 identifiziert worden. (Histo-) pathologisch findet sich beim Morbus Binswanger eine Demyelinisierung der weißen Substanz (sog. „Leukoaraiose", inkomplette Marklagerinfarkte) v.a. periventrikulär und subkortikal, lakunäre Infarzierungen (z.B. Hirnstamm, Thalamus) und Ventrikelerweiterungen. Betroffen von der Erkrankung sind meist Hypertoniker jenseits des 50. Lebensjahres mit kleinen Hirninfarkten in der Anamnese, die mit fokalneurologischen Ausfällen einhergehen können. Der Verlauf ist oft schleichend progredient. Die Therapie besteht neben präventiven Maßnahmen wie Regulierung des Hypertonus (z.B. Diät, Verzicht auf Alkohol und Nikotin) auch in Form von pharmakotherapeutischen Versuchen (z.B. Antidementiva, Antikoagulanzien, Thrombozytenaggregationshemmer, Kalziumkanalblocker, Xanthinderivate, Antidepressiva).

Kommentar:

Der geschätzte Anteil der vaskulären Demenzen, zu dem auch die Binswanger-Erkrankung zählt, macht – den z.Z. favorisierten Statistiken zufolge – ca. fünf bis 15 % aller Demenzformen aus. Geht man von Prävalenzzahlen der fortgeschrittenen Demenzen zwischen vier und acht Prozent der über 65-Jährigen aus (zit. n. Kurz), ergibt sich hieraus die große medizinische Bedeutung der vaskulären Form neben der Alzheimer-Erkrankung, deren Anteil derzeit sogar auf über 75 % aller Demenzen geschätzt wird. Die Nomenklatur und auch die Einteilungen der Demenzen ist verwirrend und in den verschiedenen Lehrbüchern nicht einheitlich dargestellt. Ältere Bezeichnungen (z.B. „Cerebralsklerose" oder „zerebrovaskuläre Insuffizienz") werden gelegentlich zwar auch heute noch im klinischen Jargon verwendet, decken sich aber nicht mehr mit den modernen pathogenetischen und klassifikatorischen Vorstellungen, die allerdings auch nicht immer Anspruch auf Übersichtlichkeit erheben können. So wird z.B. im DSM-IV der Demenzbegriff durch den Fortfall eines Zeitkriteriums gegenüber der ICD-10, in der eine sechsmonatige Mindestdauer der Erkrankung gefordert ist, erheblich ausgeweitet. Um ein Demenzsyndrom korrekt zuzuordnen, müssen zunächst die allgemeinen Demenzkriterien (z.B. der ICD-10: Abnahme des Gedächtnisses und des Denkvermögens mit beträchtlicher Beeinträchtigung der Aktivitäten des täglichen Lebens; Beeinträchtigung der Fähigkeit zu vernünftigem Urteilen und eine Verminderung des Ideenflusses; Beeinträchtigung der Informationsverarbeitung; Bewusstseinsklarheit; Mindestdauer sechs Monate) erfüllt sein. Erst danach sollte anhand psychopathologischer, neuroradiologischer und laborchemischer Parameter eine weitere Differenzierung erfolgen. Psychopathologisch lassen sich dabei kortikale (z.B. Morbus Alzheimer) von frontotemporalen (z.B. → Morbus Pick) und subkortikalen (z.B. → Morbus Binswanger) Demenzformen unterscheiden.

Literatur:

Berger H (1930) Otto Binswanger. Arch Psychiat Nervenkr 89:1-12

Binswanger O, Cramer A, Hoche A, Siemerling E, Westphal A, Wollenberg R (1911) Lehrbuch der Psychiatrie. 3. Aufl. Gustav Fischer, Jena

Gertz HJ, Wolf H (2000) Pathogenese, Klinik und Therapie der vaskulären Demenz. In: Calabrese P, Förstl H (Hrsg) Psychopathologie und Neuropsychologie der Demenzen. Pabst Science Publishers, Lengerich Berlin Riga Rom Wien Zagreb

Martinez-Lage P, Hachinski VC (1999) Vaskulär bedingte kognitive Beeinträchtigung und Demenz. In: Helmchen H, Henn H, Lauter H, Sartorius N (Hrsg) Psychiatrie der Gegenwart. 4. Aufl. Bd.4. Springer, Berlin Heidelberg New York

Jacobi W (1929) Nekrolog Otto Binswanger. Allg Z Psychiat 91:506-511

Krämer G (1996) Alzheimer-Krankheit. Thieme, Stuttgart

Kurz A (2000) Demenz. In: Möller HJ, Laux G, Kapfhammer HP (Hrsg) Psychiatrie und Psychotherapie. Springer, Berlin Heidelberg New York

Lagrèze HL, Beyenburg S (1996) Klassifikation der vaskulären Demenz. Neurol Rehabil 1:1-6

Sigbert Joseph Maria Ganser (1853–1931)

Ganser-Syndrom

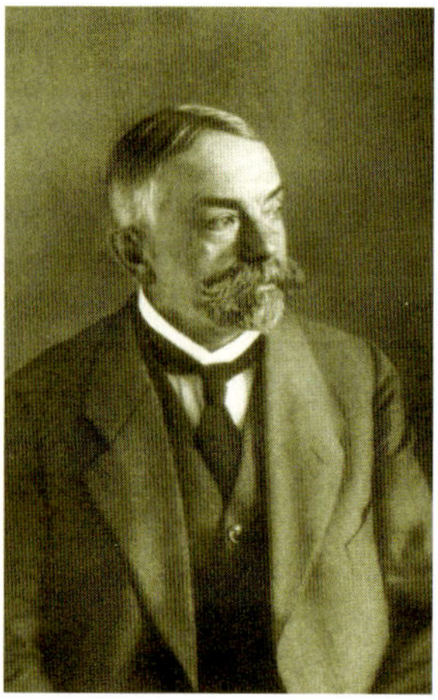

Biographie:

Sigbert Ganser wurde 1853 in Rhaunen (Bernkastel) im Hunsrück als Sohn eines Notars geboren. Er studierte Medizin in Würzburg und Straßburg, um dann Assistenzarzt bei v. Rinecker (1811–1883) in Würzburg in der dortigen „Klinik für Geisteskranke und für Haut- und Geschlechtskranke" zu werden. Ganser arbeitete als Assistent 1877–1884 zusammen u.a. mit Nissl (1860–1919) und → Kraepelin (1856–1926) im anatomischen Labor von Bernhard von Gudden (1824–1886)[42] – dessen Lieblingsschüler er angeblich war – in der Oberbayerischen Kreisirrenanstalt in München. Ganser widmete sich zunächst hirnmorphologischen Forschungen und dabei besonders vergleichenden anatomischen Studien über das Gehirn des Maulwurfs, worüber er 1880 in München habilitierte. Ganser und Kraepelin verließen 1884 München, Kraepelin wurde zunächst Leiter der „Irren- und Nervenabteilung des Stadtkrankenhauses zu Dresden", Ganser ging als Oberarzt in die Brandenburgische Landesanstalt in Sorau, übernahm aber bereits 1886 Kraepelins Leitungsfunktion in Dresden, da Kraepelin an die Universität Dorpat berufen wurde. Gansers Aufgabe war die Versorgung psychiatrischer und chronisch internistischer Fälle. Aus Gansers Abteilung entstand 1889 das Dresdner „Städtische

Irren- und Siechenhaus", das später in „Städtische Heil- und Pflegeanstalt" und „Stadtkrankenhaus Dresden – Löbtauerstraße" umbenannt wurde. Bis zu seinem Eintritt in den Ruhestand 1923 wurde das psychiatrische Krankenhaus mehrfach erweitert, personell angepasst und modernisiert. Über sein privates Leben schreibt der Chronist Ilberg 1923: „Seit 1889 führt Ganser ein sehr glückliches Familienleben mit seiner liebenswürdigen, vortrefflichen und welterfahrenen Frau Mary geb. Cloeté-Brown; eine Tochter lebt, ein hoffnungsvoller Sohn starb zum größten Schmerz seiner Eltern an den Folgen einer Verwundung, die er im Weltkrieg erlitten hatte." Ganser widmete sich neben seinem Spezialgebiet der „hysterischen Dämmerzustände" auch dem Aufbau und der Förderung der forensischen Psychiatrie, welches – wie den Nachrufen zu entnehmen ist – keine leichte Aufgabe war, da die Psychiatrie bei den Dresdner Juristen in keinem hohen Ansehen stand. Die Verbindung zwischen Klinik und forensischer Tätigkeit bei Ganser spiegelt sich in dem später nach ihm benannten Syndrom wider, das oft als ein Sonderfall der sog. „Haftpsychosen" angesehen wurde. Ganser stellte das „Vorbeireden" in den Mittelpunkt des Interesses der Hysterie- und Katatonieforschung auf der Versammlung der Mitteldeutschen Psychiater und Neurologen in Halle 1897. Ein Jahr später wurde sein Vortrag publiziert. Ganser kam 1902 auf der Versammlung der Mitteldeutschen Psychiater und Neurologen in Dresden in einem Vortrag auf dieses Problem zurück und der Vortrag wurde 1904 publiziert. 1904 erschien eine Monographie von Hey über das „Gansersche Symptom". Der Begriff hatte sich danach in Deutschland etabliert. Im englischsprachigen Raum führte Scott (1965) die Symptomatik auch unter der Bezeichnung „Ganser-Syndrome" ein. In Laudationes und Nekrologen wird Gansers Menschlichkeit den Patienten gegenüber gepriesen, auch von einem gewissen P. Nitsche (1876–1947)[43], der im Rahmen der organisierten nationalsozialistischen Patiententötungen („T4-Aktion") später noch traurige Berühmtheit erlangen sollte.

Klinische Beschreibung:

Das Syndrom, das zuerst 1888 von Moeli (1849–1919) bei Häftlingen als „Haftpsychose" beschrieben wurde, ist durch einen Zustand von Vorbeireden, Vorbeihandeln und Nichtwissenwollen charakterisiert. Die Beschreibung durch Ganser 1898 und 1904 stellte das „Vorbeireden" und eine „Bewusstseinstrübung mit nachfolgender Amnesie" als charakteristische Symptome in den Mittelpunkt der Beschreibung. Daneben wurden (Pseudo-) Halluzinationen und „hysterische Stigmata" beschrieben. Auffallend sind nach den Beschreibungen Antworten, die offensichtlich wider besseren Wissens falsch gegeben werden. Beispiel: Welche Farbe hat der Himmel? – Grün. Wie viel sind 7 x 7? – 48 etc. Die Symptomatik wird von unterschiedlichen Autoren zwischen offensichtlichen Zweckreaktionen (z.B. ein Häftling „spielt einen Geisteskranken" um der Haft zu entgehen), hysteriformen bewusstseinsnahen Prozessen bis hin zu bewusstseinsferneren dissoziativen Zuständen eingeschätzt. Ganser selbst grenzte das Syndrom scharf gegen die Simulation ab und betrachtete es vielmehr als eine Form der Hysterie. In dieser Bewertung des Syndroms fand er Widerspruch, unter anderem von seinem alten Weggefährten Kraepelin, der z.B. das Vorbeihandeln eher als eine Form des „Negativismus" bei katatonen Psychosen im Rahmen der „Dementia praecox" ansah. Das Syndrom wurde aber später auch bei anderen Zuständen, z.B. posttraumatischen oder postiktalen Dämmerzuständen, Hirntumoren und -verletzungen oder auch bei der Lues beschrieben. In der ICD-10 findet sich dagegen die historisch einigermaßen korrekte – an die Intention Gansers anknüpfende – Beschreibung, dass es sich um eine komplexe (dissoziative) Störung handelt, die durch „Vorbeiantworten" gekennzeichnet und meist von anderen dissoziativen Symptomen begleitet ist. Die Störung tritt oft unter Umständen auf, die eine psychogene Ätiologie nahe legen.

Kommentar:

Das Syndrom ist von jeher kontrovers beurteilt worden. In der operationalisierten Diagnostik nach ICD-10 hat das Syndrom unter der Kategorie „Sonstige dissoziative Störungen" (Konversionsstörungen) immerhin eine eigene Kodierung erhalten (F44.80). Insgesamt handelt es sich aber um eine eher schlecht operationalisierbare Symptomatik, die als „Syndrom" besonders eine historische Bedeutung hat. Stellt man das „Vorbeireden" oder „Vorbeihandeln" (bis hin zum Negativismus) in den Mittelpunkt des Syndroms, ergibt sich eine unspezifische und heterogene Genese, da diese Symptome sowohl bei „hysterisch-dissoziativen", „endogen-psychotischen" und „organischen" Erkrankungen als auch bei der Simulation auftreten kann. Eine Therapie wird sich daher immer symptomatisch an der jeweiligen mutmaßlichen Störung orientieren.

Literatur:

Ganser SJM (1898) Über einen eigenartigen hysterischen Dämmerzustand. Arch Psychiat Nervenkr 30:633-641

Ganser SJM (1904) Zur Lehre vom hysterischen Dämmerzustand. Arch Psychiat Nervenkr 30:34-46

Hey J (1904) Das Gansersche Symptom. Springer, Berlin

Ilberg G (1923) Sigbert Ganser, zum 24. Januar 1923. Arch Psychiat Nervenkr 67:356-362

Kapfhammer HP (2000) Dissoziative Störungen. In: Möller HJ, Laux G, Kapfhammer HP (Hrsg.) Psychiatrie und Psychotherapie. Springer, Berlin Heidelberg New York

Marneros A (1979) Das Vorbeireden. Fortschr Neurol Psychiat 47:479-489

Marneros A (1993) Behandlung seltener und schwer klassifizierbarer Syndrome. In: Möller HJ (Hrsg.) Therapie psychiatrischer Erkrankungen. Enke. Stuttgart

Maurer K, Maurer U (1998) Alzheimer. Das Leben eines Arztes und die Karriere einer Krankheit. Piper, München

Nitsche P (1932) Nekrolog Ganser. Allg Z Psychiat 96:397-401

Schubart (1922/23) Zu Gansers 70. Geburtstag. Psychiat Neur Wochenschr 41/42:269-271

Sergej Sergejewitsch Korsakow (1854–1900)

Korsakow-Psychose, Korsakow-Syndrom

Biographie:

Korsakow wurde am 22. Januar 1854 (3. Februar 1854) in Guß-Chrustallny geboren. Er entstammte einem alten russischen Adelsgeschlecht, das in den Zeiten der Pest ihrer Papiere und damit auch der Adelsrechte verlustig gegangen war. Er studierte bis 1875 Medizin in Moskau, wandte sich nach einer einjährigen Arbeitstätigkeit in der „Preobrazenskischen (Verklärung des Erlösers) Irrenanstalt" zunächst der Neurologie, später der Psychiatrie zu. Korsakow beschrieb das zehn Jahre später durch Jolly (1844–1904)[44] und 1928 durch Meggendorfer (1880–1953)[45] nach ihm benannte Syndrom 1887 unter dem Namen „Cerebropathia psychica toxaemica" bei chronischen Alkoholikern im Rahmen seiner Dissertation „Über Alkoholparalyse". 1888 erwarb er die Privat-Dozentur und wurde Direktor der Psychiatrischen Klinik der Moskauer Universität. Korsakow war der Ansicht, dass es die Psychiatrie mit „natürlichen Krankheitseinheiten" zu tun habe und er befand sich mit dieser These in Übereinstimmung z.B. mit → Kahlbaum und später auch → Kraepelin. 1891 entwickelte Korsakow zudem das Konzept einer als nosologisch eigenständig erachteten „Dysnoia", das sog. „traumartige Irresein" (Tab. 1).

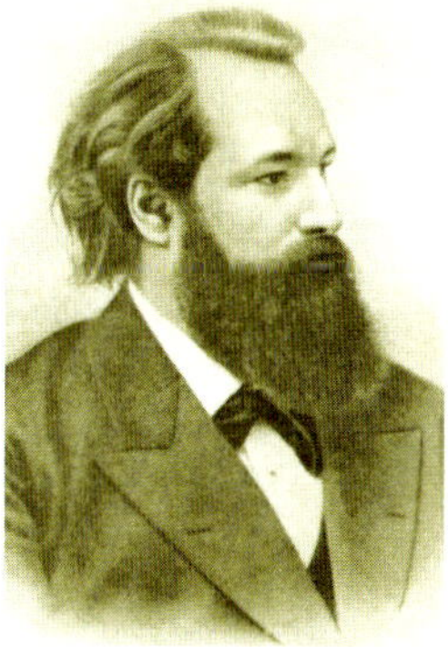

Tab. 1: Charakteristika der „Dysnoia" („traumartiges Irresein")

- Denkzerfahrenheit
- Traumhafte Bewusstseinstrübung
- Verkennungen von Personen, Umgebung und zeitlicher Einordnung
- Affektschwankungen
- Gelegentlich Stupor und Halluzinationen

Korsakow entwickelte eine eigene psychiatrische Systematik und begründete die sog. „Moskauer Schule". Er starb am 1. Mai 1900 (14. Mai 1900) an einer Herzerkrankung im Alter von nur 46 Jahren. Korsakow wird von seinem Biographen Snjeshnewski als eine wissenschaftlich gradlinige und menschlich großherzige Persönlichkeit geschildert, die bei seinen Patienten überaus beliebt war.

Klinische Beschreibung:

Charakteristisch für die Korsakow-Psychose ist neben anderen Symptomen eines organischen Psychosyndroms eine besondere Art der mnestischen Störung mit besonderer Beeinträchtigung des Frischgedächtnisses und der Orientierung. Oft bestehen daneben auch Affektstörungen und eine erhöhte Suggestibilität. Gedächtnislücken werden häufig durch Konfabulationen „aufgefüllt". Da die Korsakow-Psychose immer auch durch eine schwere – meist alkoholische – Fehl- und Mangelernährung verursacht ist, tritt nach der Originalbeschreibung regelhaft eine schwere Polyneuritis (Polyneuropathie) auf (Tab. 2). Die Erkrankung kann akut oder chronisch verlaufen und im schwersten Fall in eine → Wernicke-Enzephalopathie übergehen. Umgekehrt führt aber auch die akute Wernicke-Enzephalopathie oft in ein chronisches Korsakow-Syndrom. Entgegen der ursprünglichen Beschreibung wird der Begriff des „amnestischen Korsakow-Syndroms" oder der „Korsakow-Psychose" oft ohne die als obligat angenommenen polyneuropathischen Veränderungen verwendet, sondern nur mit der psychopathologischen Symptomtrias (Orientierungsstörung, Merkfähigkeitsstörung, Konfabulationen) in Verbindung gebracht (z.B. in der ICD-10). Dies beruht auf der Beobachtung, dass die psychopathologische Phänomenologie des Korsakow-Syndroms nicht nur auf die alkoholische Genese beschränkt ist. Neben der Alkoholkrankheit findet man das Syndrom auch bei Vitaminmangelzuständen, zerebraler Hypoxie, Schädelhirntrauma, Intoxikationen, Infektionen (Typhus abdominalis, Fleckfieber) oder Hirnatrophie. In diesem Zusammenhang fällt eine klinische Überschneidung u.a. mit den Begriffen „Alkoholpsychose", → „akuter exogener Reaktionstyp" (Bonhoeffer), „Durchgangssyndrom"→ (Wieck) oder auch „Wernicke-Enzephalopathie" auf.

Tab. 2: Symptome der Korsakow-Psychose

- Orientierungsstörung
- Merkfähigkeitsstörung
- Konfabulationen
- (Polyneuritis [Polyneuropathie])

Im Zusammenhang mit einer Wernicke-Enzephalopathie ist therapeutisch die parenterale Gabe von Thiamin die Behandlung der Wahl. Sonst ist die Therapie schwierig, wobei neben der symptomatischen Behandlung einem konsequenten kognitiven Training langfristig noch die besten Erfolgsaussichten eingeräumt werden.

Kommentar:

Die Korsakow-Psychose stellt aus heutiger Sicht und im Gegensatz zu Korsakows ursprünglicher These kein scharf abgrenzbares einheitliches Krankheitsbild dar, sondern entspricht einem relativ unspezifisches Syndrom. Dennoch kann aufgrund des charakteristischen psychopathologischen Bildes relativ häufig bereits initial auf eine organische (exogene) Genese der entsprechenden Symptomatik geschlossen werden. Bonhoeffer reihte das Syndrom in der akuten und transitorischen Ausprägung in die „exogenen Reaktionstypen" ein, nach Wieck liegt dagegen ein „Durchgangssyndrom" vor. Meist werden Korsakow-Psychose und Wernicke-Enzephalopathie im klinischen Sprachgebrauch zum „Wernicke-Korsakow-Syndrom" zusammengefasst, da sich zwischen beiden Syndromen keine klare Grenze ziehen lässt, sondern es sich eher um eine Abstufung des Schweregrades der Störung zu handeln scheint. In der ICD-10 findet der Begriff der Korsakow-Psychose für eine organisch-amnestische Störung ohne (F04) oder durch psychotrope Substanzen (F1x.6) Verwendung.

Literatur:

Burchard JM (1980) Lehrbuch der systematischen Psychopathologie, Bd.2. Schattauer, Stuttgart New York

Kryspin-Exner K (1973) In: Müller C (Hrsg) Lexikon der Psychiatrie. Springer, Berlin Heidelberg New York

Pichot P (1983) Ein Jahrhundert Psychiatrie. Editions Rogner Dacosta, Paris

Snjeshnewski AW (1963) In: Kolle K (Hrsg) Grosse Nervenärzte. Thieme, Stuttgart, Bd.3 S.86-94

Soyka M (1993) Pathophysiologie der Alkoholpsychosen. In: Schüttler R (Hrsg) Organische Psychosyndrome. Springer, Berlin Heidelberg

Soyka M (2000) Störungen durch Alkohol. In: Möller HJ, Laux G, Kapfhammer HP (Hrsg) Psychiatrie und Psychotherapie. Springer, Berlin Heidelberg New York

v. Rothe A (1901) Nekrolog Sergiej Sergieewitsch Korsakow. Allg Z Psychiat Neurol 58:542-543

Emil Wilhelm Magnus Georg Kraepelin (1856–1926)

Kraepelinsche Regel, Kraepelinsche Krankheit, Kraepelin-Syndrom (Kraepelin-Schreckneurose)

Biographie:

Emil Kraepelin wurde am 15. Februar 1856 in Neustrelitz/Mecklenburg geboren. Sein Vater war Schauspieler, Opernsänger, Musiklehrer und ein gefragter Rezitator der Werke des niederdeutschen Schriftstellers Fritz Reuter. Sein älterer Bruder, Karl Kraepelin, war ein bekannter Biologe und Direktor des Hamburger Zoologischen Museums. 1875–1878 absolvierte Emil Kraepelin sein Medizinstudium in Würzburg und Leipzig und war u.a. ab dem 7. Semester Mitarbeiter (Assistent) von v. Rinecker (1811–1883). 1878–1882 war er Assistenzarzt an der „Oberbayerischen Kreisirrenanstalt“ in München unter Bernhard von Gudden (1824–1886), der als behandelnder Arzt des psychotischen Königs Ludwig II. am 13. Juni 1886 zusammen mit ihm im Starnberger See ertrinken sollte. 1882 war er Assistent in Leipzig bei Paul Flechsig (1847–1929) in der Psychiatrie und anschließend 1882/83 unter Wilhelm Erb (1840–1921)[46] in der Neurologie. Darüber hinaus war er Mitarbeiter von Wilhelm Wundt (1832–1920)[47], dessen streng wissenschaftliche „Experimentalpsychologie" ihn zutiefst beeindruckte und prägte. Seine zahlreichen empirischen Untersuchungen wurden von Kritikern allerdings abschätzig als „Kurvenpsychiatrie" bezeichnet. Trotz großer Schwierigkeiten mit Flechsig, der ihm im

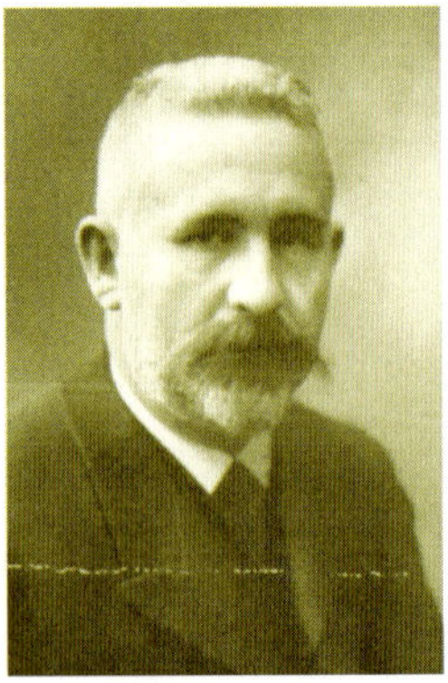

Rahmen einer Auseinandersetzung sogar die Assistentenstelle kündigte, gelang ihm 1882/83 durch die Unterstützung Wundts seine Habilitation. Von dort ging er erneut als Assistent zu Bernhard von Gudden, wo ihm die Umhabilitation möglich wurde. 1883 publizierte Kraepelin ein „Compendium der Psychiatrie", das in den folgenden Auflagen zu einem voluminösen Lehrbuch mit über dreitausend Seiten anwuchs und in der sechsten Auflage (1899) die dichotome Struktur der „endogenen Psychosen" in die Dementia praecox und das „manisch-depressive Irresein" festschrieb. Da psychiatrische Lehrstühle zu dieser Zeit von Berlin aus vergeben wurden und Kraepelin in München keine wissenschaftlich-akademische Perspektive für sich sah, folgte 1884 eine kurze oberärztliche Tätigkeit in Leubus/Schlesien, wo er seine Verlobte Ina Schwabe heiratete. 1885 wurde Kraepelin oberärztlicher Leiter der „Heil- und Pflegeanstalt" in Dresden, wo → Ganser (1853–1931) sein Nachfolger wurde. 1886 wurde er – mit 30 Jahren – als Nachfolger von Hermann Emminghaus (1845–1904)[48] Ordinarius für Psychiatrie an der baltisch-estischen Universität Dorpat, bevor er 1891–1903 Ordinarius für Psychiatrie an der Universität Heidelberg in der Nachfolge von Carl Fürstner (1848–1906) wurde. Franz Nissl (1860–1919)[49] und → Alois Alzheimer (1864–1915) wurden bereits in Heidelberg in ihrer Forschertätigkeit von Kraepelin gefördert. 1903–1922 leitete Kraepelin schließlich als Ordinarius für Psychiatrie die Münchener Universitätsnervenklinik als Nachfolger von Anton Bumm (1849–1903), die er baulich z.T. nach den Plänen seines Vorgängers gestaltete. 1917 gründete er die „Deutsche Forschungsanstalt für Psychiatrie (Kaiser-Wilhelm-Institut)", die er auch nach seiner Emeritierung weiter leitete. 1922 legte er die Leitung der Klinik nieder. Kraepelin starb am 7. Oktober 1926 in München.

Zeitgenossen wie Wilhelm Weygandt (1870–1939) beschreiben Kraepelin als streng empirisch-wissenschaftlichen und auch pedantischen Menschen, der für die „Leichtigkeit des Seins" nur sehr wenig übrig hatte. Er wird als ein kleiner, gedrungener, vierschrötiger, national gesinnter (Kolle), aber darüber hinaus auch aufrechter Mensch mit einem ausgeprägten sozialen Gewissen und einer geradezu phobischen Abneigung gegen jegliche Selbstdarstellung oder gesellschaftliche Verpflichtungen geschildert. Ihm schien – so berichtet → Mayer-Gross (1889–1961) – der Sinn für ganze Bereiche des Psychopathischen (Persönlichkeitsstörungen), aber auch für die „innere Lebensgeschichte", das von → Jaspers (1883–1969) so bezeichnete „genetische Verstehen", das Wissen um verständliche Zusammenhänge des Seelischen, zu fehlen. Als strenger Abstinenzler verbot er jeglichen Gebrauch alkoholischer Getränke in seiner Klinik und eine von ihm kreierte Limonade erhielt die umgangssprachliche Bezeichnung „Kraepelin-Sekt".

Einer seiner späteren Nachfolger als Münchner psychiatrischer Ordinarius, Kurt Kolle (1898–1975), beschreibt eine einzigartige Anekdote Kraepelinscher Gemütlichkeit: Kraepelin lud seine Assistenten zu Silvester zu sich nach Hause ein. Dort gab es dann bei geöffneten Fenstern (man wollte schließlich das Glockengeläut zum Jahreswechsel nicht verpassen) eine eiskalte alkoholfreie Bowle. Ob die Tradition, den Jahreswechsel mit Klinikchef und verfrorenen Assistenten gemeinsam zu begehen, anlässlich jener heroischen Gastfreundlichkeit zugrunde ging, ist allerdings nicht überliefert.

Kraepelin war von einem enormen Arbeitseifer besessen und mit einem großen Durchhaltevermögen versehen, was nicht nur seine zahlreichen „Zählkarten" mit den Krankheitsdaten seiner Patienten beweisen. Sein erklärtes Ziel, mit 30 Jahren Professor zu sein, hatte er trotz widriger Umstände erreicht. Felix Plaudt (1877–1940) bezeichnete seine ungewöhnliche Schaffenskraft, Selbstzucht und seine Hartnäckigkeit auch als „Getriebensein". Andererseits verband Kraepelin auch eine Neigung zur Kunst und er verfasste eigene Gedichte. Das Gedicht „Der Chef" kann wohl als realer Hinweis auf die Atmosphäre der Münchener Klinik zur Zeit Kraepelins dienen:

Der Chef
Mit Würd´ und Hoheit angetan,
Den weißen Mantel steif von Stärke,
So tritt der Chef des Morgens an
Zu seinem schweren Tagewerke.
Schon wartet längst der Assistent,
Vertieft in krause Schreibereien,
Und mit ihm, die der Chef nie kennt,
Zu vieren, dreien oder zweien.
Nun geht´s dahin von Bett zu Bett –
Es ist ein sakkardiertes Wandern –
Wie ist der Chef da oft so nett!
Wär er´s auch einmal zu uns Andern!
Grüß Gott! Wie geht´s? Er reicht die Hand,
Bringt manchen prüfend auch zum Lachen
Der junge Arzt starrt wie gebannt –
Das könnt´ ich selber auch so machen! [...]

In einer Selbstschilderung Kraepelins um 1920 entsteht das Bild eines wenig schlagfertigen, ja sogar etwas schwerfällig scheinenden Menschen mit schlechtem Namensgedächtnis, aber einer dafür ausgeprägten Gründlichkeit und eines tiefen Bedürfnisses nach Unabhängigkeit. Es findet sich darüber hinaus eine betont „deutschnationale Gesinnung". Im Ersten Weltkrieg beteiligte er sich am „Volksausschuss für rasche Niederkämpfung Englands". Kraepelin war aktiv bei der Gründung einer bayerischen Gruppe der „Deutschen Vaterlandspartei". Es werden leider auch antisemitische Untertöne spürbar, was ihn an einem kollegialen Umgang mit jüdischen Kollegen aber offenbar nicht hinderte („[...] Mit Sorge sah ich, dass der Einfluss der Juden auch in der Wissenschaft weit ihren Anteil in der Bevölkerung überwog, und dass er unheilvoll war [...]."). Eine befürwortende Einstellung zur „Degenerationslehre"[50], (sozial-) darwinistischen und „rassenhygienischen" Theorien („[...] Aus allen diesen Überlegungen ging klar die überragende Bedeutung hervor, die ich einer zielbewussten Rassenzüchtung zuerkennen musste. [...]"), trübt das Gesamtbild Kraepelins erheblich. Kraepelin stand mit seiner nationalen und elitären Grundhaltung seinerzeit natürlich nicht alleine. Sein psychiatrischer Gegenspieler, der Freiburger Ordinarius Alfred Erich Hoche (1865–1943), der mit dem Juristen Binding das unselige Werk „Die Freigabe der Vernichtung lebensunwerten Lebens, ihr Maß und ihre Form" schrieb, ist hierfür ein eindrückliches Beispiel. Hoches Ansichten werden heute als wegbereitend für die systematische Tötung psychiatrischer Patienten im Rahmen der nationalsozialistischen

Ideologie angesehen. Inwieweit auch Kraepelin in die Diskussion der „Wegbereitung" mit einbezogen werden muss, ist Gegenstand aktueller Diskussion.

Der Begriff „Dementia praecox" stammt wohl 1852 von Morel (1809–1873) und bezog sich auf früh einsetzende und zur „Verblödung" führende Krankheitszustände. Auch → Pick (1851–1924) benutzte ihn 1891. Kraepelin führte den Begriff 1893 in der vierten Auflage seines Lehrbuches ein, wobei die Konzeption noch nicht die endgültigen Konturen der „Dementia praecox" erkennen ließ. Über eine Modifikation in der fünften Auflage 1896, in der die Erkrankung unter dem Blickpunkt der Degeneration gesehen wurde, gelangte er in der sechsten Auflage 1899 zu der heute noch verwendeten Einteilung der Dementia praecox in Katatonie, Hebephrenie und Dementia paranoides[51]. Hier wurde die Erkrankung als Stoffwechselstörung eingeordnet. Dies war für Kraepelin aber noch nicht der Schlusspunkt. In der achten Auflage seines Lehrbuches 1913 war die Anzahl der Unterformen der Dementia praecox bereits auf zehn angewachsen.

Klinische Beschreibung:

Die Kraepelinsche Regel fußt auf Kraepelins Dichotomie der endogenen Psychosen und besagt, dass die Erkrankungen, die von Kraepelin in der Konzeption von 1899 „Dementia praecox" und von → Bleuler 1908/1911 „Schizophrenie" genannt wurden, einen ungünstigen Krankheitsverlauf mit Residual- bzw. „Defektsymptomen" zeigen, während die phasisch verlaufende „Manisch-depressive Erkrankung" (bipolare affektive Störung) dagegen einen günstigen Verlauf und Ausgang zeigt. Die Dementia praecox umfasste dabei (Tab. 1):

Tab. 1: Dementia praecox (Kraepelin 1899)

- Katatonie
- Hebephrenie
- Dementia paranoides

Die von Kraepelin mit in die Diagnostik einfließende Verlaufsbeurteilung wurde bereits zuvor von → Kahlbaum (1828–1899) als „klinische Methode" beschrieben und eingeführt.

Kraepelins Name fand zwar noch in einigen anderen Eponymen Eingang in die psychiatrische Literatur, diese konnten sich aber im klinischen Sprachgebrauch nicht durchsetzen. Ernst Grünthal (1896–1972)[52] erwähnte z.B. erstmalig 1936 unter den „wenig bekannten präsenilen Psychosen" von Kraepelin beschriebene Gruppen, die sich durch Zustandsbild, Verlauf und histologische Befunde von den katatonen Psychosen unterscheiden ließen, obgleich sie bislang hierzu gerechnet wurden. Grünthal nannte eine bestimmte Form die „Kraepelinsche Krankheit", die symptomatologisch u.a. durch Angst, Depression, Erregung, Zerfahrenheit, Wahnideen, Sinnestäuschungen, Schriftstörung, Denkerschwerung, verwaschene Sprache, hirnorganische Anfälle und neurohistologisch durch pathologische Zellveränderungen (v.a. Veränderungen der Großhirnrinde, aber auch andere Alterationen) gekennzeichnet sei.

Auch ein sog. „Kraepelin-Syndrom" wurde erfunden: Es wurde Beschreibungen zufolge 1915 von Kraepelin als „Schreckneurose" konzipiert und von der sog. Unfallneurose unterschieden. Das psychogene Krankheitsbild verdanke seine Entstehung unmittelbar den Aufregungen eines Unfalls und äußere sich in depressiv-mürrischer Verstimmung, allgemeiner Verlangsamung, vegetativer Übererregbarkeit und Schlafstörungen. Häufiger als in der deutschen finde sich die Bezeichnung in der französischen Literatur.

Kommentar:

Die Bedeutung Kraepelins für die psychiatrische Entwicklung ist immens. Zeitgenossen (z.B. Weygandt) sprechen davon, dass es eigentlich erst Kraepelin gewesen sei, der die Psychiatrie aus einem „chaotischen Zustand zu einem wissenschaftlichen System" gebracht habe. Von jeglicher Mystifikation oder spekulativen Ansätzen entzaubert, entwickelte Kraepelin das Konzept der Erkrankung der „Dementia praecox" mit ihren Unterformen der Katatonie (Kahlbaum), Hebephrenie (Hecker) und der Dementia paranoides. Er forderte eine strenge Beobachtung, berief sich dabei auf Kahlbaum, der den Verlaufsaspekt einer Erkrankung betonte, und wandte sich scharf gegen die Vorstellung einer „Einheitspsychose" (z.B. Zeller 1804–1877, Griesinger 1817–1868), aber auch gegen eine spekulative Hirnpathologie im Sinne Meynerts (1833–1892) oder → Wernickes (1848–1905). Kraepelins Einteilung der Dementia praecox – 1908/1911 von Eugen Bleuler „Schizophrenie" genannt – findet sich mit geringfügigen Modifikationen versehen auch in den heutigen Konzepten der operationalisierten Diagnosemanuale der ICD-10 und des amerikanischen DSM-IV, wofür der Begriff des „Neo-Kraepelinianismus" geprägt wurde. Die Dementia praecox, die regelhaft einen ungünstigen Verlauf mit Defektzuständen zeige, unterschied Kraepelin deutlich von der „manisch-depressiven Erkrankung", die neben der unterschiedlichen Symptomatologie v.a. prognostisch einen günstigen Verlauf zeige. Die Kraepelinsche Diagnostik ist daher auch wesentlich eine Verlaufsdiagnose und nur zu einem Teil eine auf der aktuellen Symptomatik beruhende Querschnittsdiagnose. Aufgrund empirisch-wissenschaftlicher Verlaufsuntersuchungen sollten Krankheitsbilder mit hypothetisch gemeinsamer Ursache (meist unbekannt), nicht notwendigerweise unter gemeinsamer Symptomatologie und v.a. gemeinsamen Verlauf und Ausgang zusammengefasst werden. Obwohl bereits zeitgenössische Skeptiker wie Alfred Hoche (1865–1943) die abgegrenzten Krankheitsentitäten Kraepelins ihrerseits als zu „spekulativ" ablehnten und eher klinisch erkennbare „Syndrome" anerkennen wollten, sollte sich der Ansatz Kraepelins durchsetzen. Allerdings ist bezüglich der modernen operationalisierten Diagnostik im Sinne von ICD-10 oder DSM-IV festzustellen, dass kein allgemein gültiger Anspruch auf „Krankheitsentitäten" im traditionellen Wortverständnis besteht.

Heute besteht darüber Einigkeit, dass die „Kraepelinsche Regel" mit zahlreichen Ausnahmen behaftet ist, da sowohl schwere affektive (und auch neurotische) Verläufe zu Residualsymptomen führen können und auf der anderen Seite auch schizophren erscheinende Psychosen folgenlos ausheilen können. Allerdings wird die Prognose einer Erkrankung immer auch durch deren Definition und Einschlusskriterien bestimmt. Wird die Diagnose „Schizophrenie" z.B. weiter als bei Kraepelin gefasst (wie dies dem Bleulerschen Ansatz entspricht), so wird die Prognose – im Sinne eines Zirkelschlusses – nicht mehr auf die „Unheilbaren" beschränkt und damit statistisch verbessert.

Die Bezeichnungen „Kraepelinsche Krankheit", „Kraepelin-Schreckneurose" und „Kraepelin-Syndrom" sind in den beschriebenen Bedeutungen nicht mehr gebräuchlich und allenfalls von historischem Interesse. Sowohl umschriebene hirnmorphologische Erkrankungen und noch viel mehr neurotische Störungen nach Kraepelin zu benennen, konnte sich im Gegensatz zu der Bedeutung, die seine Dichotomie der „endogenen" Psychosen erlangte, nicht durchsetzen.

Literatur:

Burgmair W, Engstrom EJ, Weber MM (2000) Emil Kraepelin. „Persönliches". Selbstzeugnisse. Belleville Verlag Michael Farin, München

Grünthal E (1936) Die präsenilen und senilen Erkrankungen des Gehirns und Rückenmarks. In: Bumke O, Foerster O (Hrsg) Handbuch der Neurologie. Bd.11. Springer, Berlin

Hoff P (1985) Zum Krankheitsbegriff bei Emil Kraepelin. Nervenarzt 56:510-513

Hoff P (1995) Kraepelin. In: Berrios G, Porter R (Ed) A History of Clinical Psychiatry. The Athlone Press, London New Brunswick, S.261-279

Huber G (1987) Psychiatrie. Schattauer, Stuttgart New York

Kohl F (1999) Emil Kraepelin (1856–1926) – Der „Systematiker der (deutschen) Psychiatrie". Dtsch med Wschr 124:98-101

Kolle K (1970) Emil Kraepelin 1856–1926. In: Kolle K (Hrsg) Grosse Nervenärzte. Thieme, Stuttgart, Bd.1 S. 175-186

Kraepelin E (1899) Zur Diagnose und Prognose der Dementia praecox. Allg Z Psychiat 56:254-263

Kraepelin (1899) Psychiatrie. 6. Aufl. Barth, Leipzig

Lange J (1926) Emil Kraepelin zu seinem 70. Geburtstage. Münch med Wschr 7:288-290

Mayer-Groß W (1929) Die Entwicklung der klinischen Anschauungen Kraepelins. Arch Psychiat Nervenkr 87:30-42

Plaudt F (1927) Worte der Erinnerung an Emil Kraepelin. Z f d g Neur u Psych 108:1-9

Spielmeyer W (1927) Kraepelin und die naturwissenschaftlich-medizinische Forschung in der Psychiatrie. Z f d g Neur u Psych 108:10-20

Weygandt W (1927) Emil Kraepelin. Allg Z Psychiat 85:443-458

Georges Albert Edouard Brutus Gilles de la Tourette (1857–1904)

Gilles-de-la-Tourette-Syndrom (Brissaud-Syndrom, maladie de tics, tic impulsif)

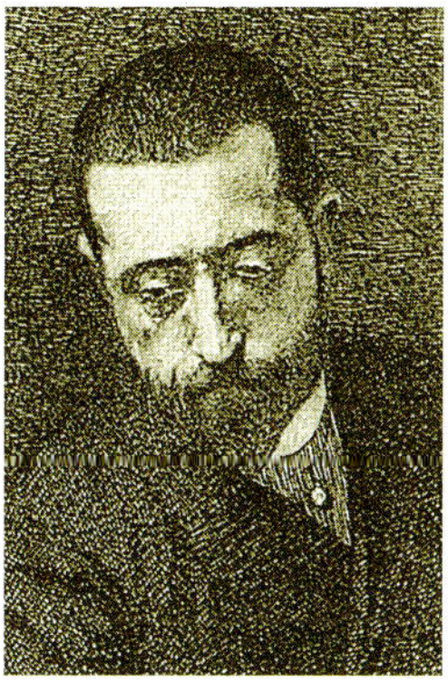

Biographie:

Georges Gilles de la Tourette wurde am 30. Oktober 1857 in der Küche seines Onkels in dem kleinen Städtchen St.-Gervais les Trois Clochers im Distrikt Chatellerault geboren. Er war ein guter Schüler und begann im Alter von 16 Jahren seine medizinische Ausbildung in Poitiers. 1881 wechselte er nach Paris. Zeitgenossen schildern ihn als jovial und redegewandt mit lauter Stimme, aber auch recht ungeduldig. 1884 kam er an die Abteilung → Charcots (1825–1893) der Salpêtrière und begann früh über die Hysterie – ganz im Sinne Charcots – und andere Themen zu publizieren. Außerdem führte er die von Motschutkovski in Russland entwickelte „Suspensionstherapie" bei Tabes dorsalis ein, eine beabsichtigte „Dehnung des Nervensystems" (Abb. unten).

Darüber hinaus entwickelte er auch einen „Vibrationshelm" für Parkinsonkranke. Neben seiner Tätigkeit als Arzt war er Theaterkritiker und Wissenschaftskorrespondent einer Literaturgazette. Georges Gilles de la Tourette wird als ein loyaler Schüler und Mitarbeiter Charcots beschrieben, der dessen Lehre gegen die Angriffe Hippolyte Bernheims (1840–1919) und der „Schule von Nancy" verteidigte, auch als der Ruhm des Meisters zu dessen Lebzeiten langsam, nach seinem Tod jedoch sehr schnell verblasste. Er sammelte die Unterrichtsstunden und Therapieempfehlungen seines Lehrers Charcot, die mit der Zeit zu einem umfangreichen Werk anwuchsen. Mit Paul Richter (1849–1933) und Albert Londe gründete er die Zeitschrift: „La Nouvelle Iconographie de la Salpêtrière". Er heiratete 1887 eine Cousine und bekam vier Kinder. Für sein medizinisches Werk wurde er noch zu Lebzeiten hoch dekoriert. Kurz nach dem Tode Charcots und dem seines eigenen Sohnes im Jahr 1893 kam es zu einem sehr dramatischen Ereignis: Gilles de la Tourette wurde von einer psychotischen ehemaligen Patientin der Salpêtrière, die behauptete, sie fühle sich durch ihn gegen ihren Willen hypnotisiert, durch einen Pistolenschuss schwer verletzt.

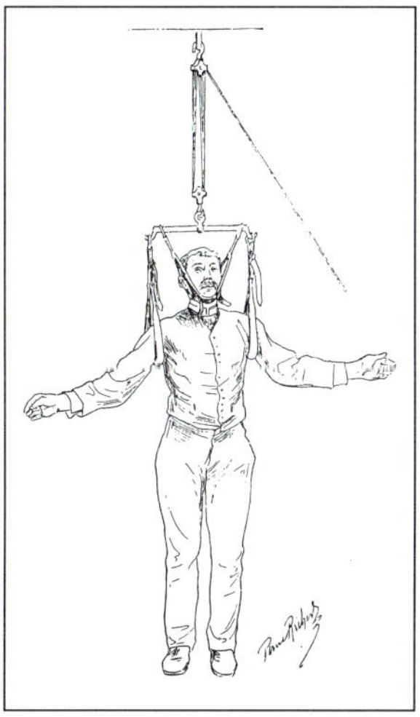

Gilles de la Tourette selbst litt seit ca. 1900 zunehmend unter einer manisch-depressiven Symptomatik. Eine schwere manische Phase machte schließlich eine psychiatrische Einweisung nötig und führte ihn im Mai 1901 in die Psychiatrische Klinik in Lausanne (Hôpital de Cery). Zuvor hatte man ihm vorgelogen, dass dort ein berühmter Patient auf ihn warte, den er zu untersuchen habe. Die fragwürdige List hatte Erfolg, denn sonst hätte sich der manische Gilles de la Tourette wohl nicht bereit gefunden, sich freiwillig in einer Klinik behandeln zu lassen. Seine Einweisungspapiere tragen den Namen Charcots, offensichtlich der Sohn seines Lehrers und der spätere Seefahrer, Jean Baptiste Charcot (1867–1936). Die Untersuchung in Lausanne ergibt Unheilvolles, nämlich die Diagnose einer progressiven Paralyse. In der Klinik ist er unruhig, schmückt sich mit diversen Dingen und Gegenständen, ist logorrhöisch und gibt wahnhafte Größenideen von sich: Er werde mit seiner Praxis hundert Millionen Franc verdienen, er sei Präsident der französischen Republik oder König von Italien etc. Sein Zustand verschlechterte sich stetig, seine Reden wurden zunehmend wirrer und er starb schließlich am 22. Mai 1904 in der Klinik.

Klinische Beschreibung:

Gilles de la Tourette beschrieb das durch Charcot nach ihm benannte Syndrom 1885 anhand von neun Fällen, nachdem der erste Fall in der medizinischen Fachliteratur 1825 von Itard stammte, dem damaligen Chefarzt der „Institution Royale des Sourds-muets" in Paris: Eine in Paris gut bekannte Adelige, Marquise de Dampiére, litt unter motorischen Ticks und Lautäußerungen mit Koprolalie und Echolalie. Sie wurde 86 Jahre alt. Nach ihrem Tod druckte die Pariser Boulevard-Presse Beispiele ihrer verbalen Obszönitäten. Gilles de la Tourette war von einer vererbten, organischen Ätiologie der Krankheit („maladie des tics convulsifs") überzeugt. Die Charcotsche Schule, aus der auch Gilles de la Tourette hervorging, hatte immer schon versucht, das Organische mit dem Psychischen zu verbinden, wie dies z.B. der Neurologe Oliver Sacks betont. Der psychiatrisch-neurologische „Hiatus" entstand demnach erst später. Nach der Aufteilung in eine „Neurologie ohne Seele" und eine „Psychiatrie ohne Körper" (Sacks) verschwand das Gilles-de-la-Tourette-Syndrom sogar vorübergehend ganz aus dem medizinischen Bewusstsein[53]. Ein Jahr vor Gilles de la Tourettes berühmter Veröffentlichung weckten wissenschaftliche Berichte über „Latah" in Malaysia, „Miryachit" (Hammond 1884) in Sibirien und über die „Jumping Frenchmen" in Maine (Beard 1880) sein Interesse. Er bemerkte Gemeinsamkeiten in der Erscheinung zwischen von ihm beobachteten einheimischen Fällen und den transkulturellen Syndromen, die neben motorischen Entäußerungen jeweils auch mit Vokalisationen, Echolalie und Echopraxie einhergingen. Gilles de la Tourette vermutete daher auch ätiologische Gemeinsamkeiten mit „seinem" 1885 beschriebenen Syndrom[54].

Gilles de la Tourette selbst beschrieb den Verlauf der Erkrankung in drei Stadien: Zunächst komme es zu multiplen Ticks, danach folge eine Phase, in der es zusätzlich zu unartikuliertem Schreien komme und schließlich, in der dritten Phase, entwickelten sich darüber hinaus Symptome wie Echolalie und Koprolalie. Beim Gilles-de-la-Tourette-Syndrom erfolgen die Symptome relativ unabhängig von äußeren Stimuli, auch wenn bestimmte Affektlagen modulierend wirken. Die Patienten leiden unter plötzlich einschießenden Bewegungen und Vokalisationen. Die Bewegungen sind meist unwillkürlich und schnell einschießend. Sie können einfach oder komplex sein. Oft ist die mimische Muskulatur betroffen. Gelegentlich wirken motorische Entäußerungen obszön (Kopropraxie). Die Vokalisationen können sich auf einfache Laute wie Grunzen, Schnalzen, Räuspern etc. beschränken, es können aber auch Worte oder ganze Sätze ausgestoßen werden, die gelegentlich obszönen oder derogativen Charakter haben (Koprolalie). Alle Abstufungen der Symptomatik sind möglich, und der Übergang zwischen Normvariante, Verhaltensauffälligkeit und Erkrankung ist gelegentlich schwierig. Dennoch bereitet die Diagnose beim Vollbild nur selten Schwierigkeiten. Die Erkrankung beginnt in der Kindheit und Jugend mit Überwiegen des männlichen Geschlechts.

Das Lebenszeitrisiko wird mit 0,5/1000 bis zu 3/100 angegeben. Eine genetische Komponente ist aufgrund von Familienstudien wahrscheinlich. Eine kausale Therapie gibt es derzeit nicht. Die Behandlung ist symptomatisch. In der Literatur werden sowohl der niedrig dosierte Einsatz von Neuroleptika als auch der Einsatz von serotonerg wirkenden Antidepressiva in Kombination mit Verhaltenstherapie empfohlen. Eine stimulierende medikamentöse Behandlung mit Amphetaminderivaten scheint die Erkrankung hingegen zu verschlimmern.

Kommentar:

In der Literatur wird eine häufige Assoziierung des Gilles-de-la-Tourette-Syndroms mit Zwangssymptomen beschrieben. Tatsächlich ist auch eine Differenzierung von „Tic" und „Zwang" nicht immer einfach. Zwänge (zumindest Zwangshandlungen) sind meist komplexer und werden z.B. aufgrund einer Zwangsidee aktiv ausgeführt um Angst zu reduzieren. Der Zwangskranke weiß dabei meist um die Unsinnigkeit seiner Handlung. Die Frage nach dem Sinn stellt sich einem Tourette-Kranken dagegen meist nicht; der Tic ist unwillkürlich, in der Regel weniger komplex und er kann nur mit Anstrengung gelegentlich unterdrückt werden. Das Gilles-de-la-Tourette-Syndrom (abgekürzt: TS) ist dabei ein Beispiel einer neuropsychiatrischen Erkrankung mit vermuteter organischer und umweltbedingter Ätiologie. Die Differenzialdiagnose muss neben psychogenen Bewegungsstörungen (s.o.: Latah, Myriachit, Jumping Frenchmen of Maine) auch neurologische choreatiforme, dystone, athetotische und myoklonische Bewegungsstörungen umfassen. Auch das häufig diagnostizierte hyperkinetische Syndrom kann differenzialdiagnostische Relevanz aufweisen, gerade auch hinsichtlich einer möglichen Verschlechterung des TS durch Amphetaminderivate. Interessant ist die Tatsache, dass neuropsychiatrische Erkrankungen wie das Gilles-de-la-Tourette-Syndrom offenbar medizinischen und vielleicht auch gesellschaftlichen Strömungen entsprechen müssen, um überhaupt wahrgenommen und diagnostiziert zu werden. Anders ist die „Wiederentdeckung" dieses Syndroms, an der wohl auch Oliver Sacks Buch mitwirkte, kaum zu erklären. Sacks selbst erwähnt als weiteres Beispiel einer Erkrankung, die aus dem Wahrnehmungsfokus geraten ist, die → Encephalitis lethargica (Economo). Aber auch andere Erkrankungen sind offenbar diesen Strömungen unterworfen, wenn man z.B. an die → Alzheimer-Demenz oder auch an psychische Erscheinungen wie Hysterie, Konversion, Borderline- und multiple Persönlichkeitsstörungen denkt. Zwischen medizinischer Grundlagenforschung, „ärztlichem Neglect" und „Überdiagnostizierung" bestehen offenbar komplizierte Zusammenhänge nicht nur rein medizinischer Art. Diese Beispiele implizieren auch eine konstruktivistische Seite bei den ärztlichen Diagnosestellungen. Dies wird im psychiatrisch-neurologischen Fachgebiet besonders deutlich.

Literatur:

Ebert D (1997) Psychiatrie systematisch. Uni med, Bremen

Förstl H (1999) Organische (und symptomatische) psychische Störungen. In: Berger M (Hrsg) Psychiatrie und Psychotherapie. Urban & Schwarzenberg, München Wien Baltimore

Gilles de la Tourette G (1885) Etude sur une affection nerveuse, characterisée par de l´incoordination motrice, accompagnée d ´echolalie et de coprolalie. Arch Neurol (Paris) 9:19-42, 158-200

Hacking I (1998) Mad Travellers. Reflections on the Reality of Transient Mental Illness. Free Association Books, London

Itard SMG (1825) Memoire sur quelque functions involontaires des appareits de la locomotion de la prehension et de la voix. Arch gen Med 8:385-407

Kolb B, Whishaw IQ (1996) Neuropsychologie. Spektrum Akademischer Verlag, Heidelberg Berlin Oxford

Lajonchere C, Nortz M, Finger S (1996) Gilles de la Tourette and the Discovery of Tourette Syndrome. Arch Neurol 53:567-574

Lees AJ (1986) Georges Gilles de la Tourette. The Man and His Times. Rev Neurol (Paris) 142:808-816

Marneros A (1993) Behandlung seltener und schwer klassifizierbarer Syndrome. In: Möller HJ (Hrsg.) Therapie psychiatrischer Erkrankungen. Enke, Stuttgart

Müller C (1998) Wer hat die Geisteskranken von den Ketten befreit. Skizzen zur Psychiatriegeschichte. Psychiatrie-Verlag, Bonn

Robertson MM (1994) Annotation: Gilles de la Tourette Syndrome – An Update. J Child Psychol Psychiat 35:597-611

Rothenberger A (1999) Was ist das Tourette-Syndrom? Aus: Gilles de la Tourette Syndrom. Homepage Deutschland. www.tourette.de

Sacks O (1987) Der Mann, der seine Frau mit einem Hut verwechselte. Rowohlt, Reinbek

Wayne Massey E (1984) Goosey Patients: Relationship to Jumping Frenchmen, Myriachit, Latah and Tic Convulsif. NC Med J 45:556-558

Williams DT, Pleak R, Hanesian H (1993) Neuropsychiatrische Störungen der Kindheit und Jugend. In: Hales RE, Yudofsky SC (Hrsg) Handbuch Neuropsychiatrie. Beltz Psychologie Verlags Union, Weinheim

Yorston G, Hindley N (1998) Study of a nervous disorder characterized by motor incoordination with echolalia and coprolalia. Histor Psychiatr:97-120

Eugen Bleuler
(1857–1939)

Bleulersche Krankheit (Morbus Bleuler)

Biographie:

Eugen Bleuler wurde 1857 in Zollikon bei Zürich geboren. Sein Vater Johann Rudolf Bleuler war Landwirt und Kaufmann. Er absolvierte das Gymnasium und sein Medizinstudium in Zürich. Es wird berichtet, dass er sich bereits als Medizinstudent für das Fach Psychiatrie als Berufsziel entschied, obwohl er sich auch sehr für Geschichte der Medizin und Physiologie interessierte. Nach dem Staatsexamen 1881 wurde er zunächst Assistent an der Psychiatrischen Universitätsklinik Waldau in Bern. Er unternahm Studienreisen nach England und Paris zu → Charcot (1825–1893) und → Magnan (1835–1916). Er absolvierte eine Gastarztzeit bei Bernhard von Gudden (1824–1886) an der Kreis-Irrenanstalt in München, bevor er Assistent von August Forel (1848–1931) im Burghölzli in Zürich wurde. Bereits ab dem Alter von 29 Jahren leitete er durch die Vermittlung Forels die Kantonale Heil- und Pflegeanstalt Rheinau als Direktor von 1886 bis 1898. Danach wurde er als ordentlicher Professor für Psychiatrie und als Direktor an die Psychiatrische Universitätsklinik Zürich (Burghölzli) als Nachfolger Forels berufen. Er hatte den Lehrstuhl bis zu seiner Emeritierung (1927) fast 30 Jahre lang inne. Unter seinen Schülern befanden sich viele namhafte Ärzte, z.B. Carl Gustav Jung (1875–1961), Karl Abraham (1877–1925), Ludwig Binswanger (1881–1966), Eugène Minkowski (1885–1972) und auch sein Sohn Manfred (1903–1994)[55]. 1928 wurde er zum Ehrenmitglied des Deutschen Vereins für Psychiatrie ernannt. Eugen Bleuler war mit der Schriftstellerin Dr. phil. Hedwig Waser verheiratet und hatte fünf Kinder. Sein Sohn, Manfred Bleuler, wurde ebenfalls ein bedeutender Psychiater und war, wie sein Vater, Direktor des Burghölzli. Eugen Bleuler starb am 15. Juli 1939 in Zollikon.

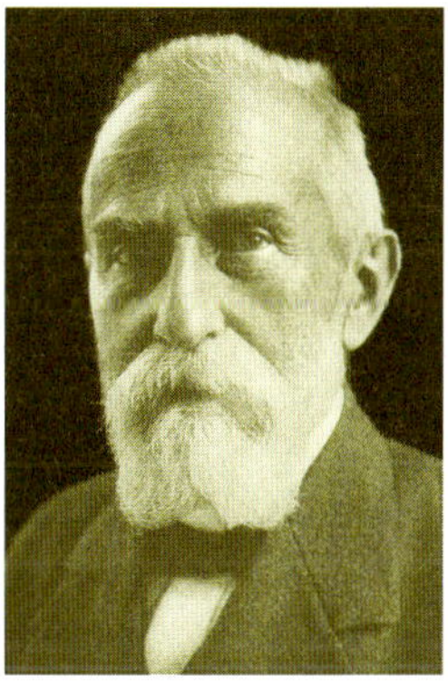

Eugen Bleuler wird von Jakob Klaesi (1883–1980)[56] als äußerst strukturiert beschrieben, als ein Klinikdirektor, der die Zeit genauestens einteilte und für Müßiggang wenig übrig hatte. Nie habe man ihn etwa spazieren gehen sehen, Höflichkeitsbesuche sah er als Zeitverschwendung an, genau so wie „Kaffeehausbesuche, Kartenspiel und Rauchen." Besonders der Alkoholbekämpfung widmete er einen Großteil seiner klinischen Tätigkeit. Er wird als sehr einfach und klar in der Sprache geschildert. Auch seine ihm eigene Bescheidenheit und Bodenständigkeit wird erwähnt; so sei er von hochrangigen Delegationen, die das Burghölzli besuchten, des Öfteren deshalb überhaupt nicht als der „große und berühmte Psychiater" erkannt worden.

Bleuler befasste sich zeit seines Lebens mit einigen psychologischen Grundfragen. So wird in der Literatur erwähnt, dass er – ausgehend von seiner Tätigkeit als Gutachter bei Gericht – dem Problem der Willensfreiheit breiten Raum einräumte und hier einen deterministischen Standpunkt einnahm. Verhalten lasse sich demnach kausal, nach der Art eines Reizreaktionsmodells, erklären. Vor allem in den späteren Phasen seines wissenschaftlichen Lebens wurde das „unhintertreibliche Bedürfnis des menschlichen Gemüts nach Metaphysik" (Kant, zit. n. Klaesi) stärker und Bleuler versuchte sich an der Schaffung eines allumfassenden naturphilosophischen Weltbildes im Rahmen der Theorie des „Mnemismus"[57].

Eugen Bleuler war wohl damals als einziger deutschsprachiger psychiatrischer Ordinarius den psychoanalytischen Ideen Sigmund Freuds (1856–1939) gegenüber aufgeschlossen, vielleicht auch deshalb, weil Carl Gustav Jung (1875–1961)[58] Assistent und Oberarzt im Burghölzli (1900–1909) war. Gemeinsam mit Sigmund Freud gab er zwischen 1909 und 1913 die Jahrbücher für psychoanalytische und psychopathologische Forschung heraus. Dennoch war die Wertschätzung der Psychoanalyse keine blinde Gefolgschaft, Bleuler kritisierte auch eine zu weite Ausdehnung analytischer Theorien auf schizophrene Symptome, während er bei einigen akzessorischen Symptomen durchaus die Übertragbarkeit psychoanalytischer Ideen auf die Schizophrenie anerkannte. Ernst Kretschmer (1888–1964)[59] beschreibt Bleulers Verhältnis zur Psychoanalyse als sehr ausgewogen und er schien sich ihrer Grenzen sehr bewusst. Kretschmer charakterisiert Bleuler diesbezüglich recht drastisch: „Die ebenso aufgeschlossene, wie gegen parfümierte großstädtische Dekadenz völlig immune kernhafte Nüchternheit des bodenständigen Schweizers hat mit innerer Selbstverständlichkeit der jungen Psychotherapie die Richtung gegeben, in der wir weiterarbeiten können." Auf der anderen Seite war Bleuler von der Existenz eines „Unbewussten" fest überzeugt, und die von ihm geschätzte „Mnemismus-Theorie" weist darüber hinaus Gemeinsamkeiten mit Jungs „kollektivem Unbewussten" auf. Interessant ist auch die Tatsache, dass Bleuler in einem Schreiben von 1937 Freud für den Nobelpreis vorschlägt (Möller).

Die erste Auflage seines berühmten Lehrbuches für Psychiatrie erschien 1916. Die von → Emil Kraepelin (1856–1926) in der sechsten Auflage seines Lehrbuches 1899 unter der Bezeichnung „Dementia praecox" zusammengefasste Katatonie, Hebephrenie und „Dementia paranoides", wurde von Bleuler erstmals 1908 als „Schizophreniegruppe" und 1911 als „Gruppe der Schizophrenien" in Gustav Aschaffenburgs (1866–1944)[60] „Handbuch der Psychiatrie" bezeichnet. Dieser Begriff erschien ihm prognostisch weniger deterministisch und zielte mehr auf den Kern der Erkrankung, wie Bleuler ihn sah: „In jedem Fall besteht eine mehr oder weniger deutliche Spaltung der psychischen Funktionen. [...] Die Persönlichkeit verliert ihre Einheit." Bleulers Weg zur Schizophreniediagnose war durch die Betonung der Heterogenität eher ein syndromatologischer Ansatz. Der durch ihn geprägte Krankheitsbegriff „Schizophrenie" („Spaltungsirresein") wird auch als „Morbus Bleuler" bezeichnet.

Klinische Beschreibung:

Bleuler stützte sich bei der klinischen Beschreibung des Krankheitsbildes der Schizophrenie auf die Arbeiten von Emil Kraepelin (1856–1926), der die Hebephrenie → (Hecker), die Katatonie → (Kahlbaum) und die Dementia paranoides in der sechsten Auflage seines Lehrbuches (1899) zu der „Dementia praecox" zusammenfasste und nicht zuletzt aufgrund von Verlaufsaspekten vom „manisch-depressiven Irresein", also den „bipolar-affektiven Störungen" in der heutigen Terminologie, abgrenzte. Bleuler teilte jedoch die „Kraepelinsche Regel" zweier dichotomer Erkrankungen mit jeweils einer guten und schlechten Prognose nicht. Er betonte die Möglichkeit auch guter Verläufe von schizophrenen Erkrankungen, manchmal auch nach langjährigen und dramatischen Zustandsbildern. Daher erschien ihm auch der Begriff der „vorzeitigen Demenz" nicht adäquat, wenngleich er auch solche Verläufe anerkannte. Er wählte daher den Terminus „Schizophrenie", als einen prognostisch neutraleren Begriff. Bleuler diagnostizierte eine Schizophrenie v.a. nach sog. „Grundsymptomen", von denen er annahm, dass diese im Verlauf der Erkrankung immer vorhanden seien. Diese Grundsymptome grenzte er von den sog. „akzessorischen Symptomen" ab, die zwar häufig, keineswegs aber immer vorhanden seien. Als Erkrankungsform, in der lediglich die Grundsymptome vorhanden seien, erkannte er die „Schizophrenia simplex". Die Grundsymptome sind auch als „die vier A's der Schizophrenie" bezeichnet worden und sind im Einzelnen (Tab. 1):

Tab. 1: Grundsymptome der Schizophrenie (Die vier A´s der Schizophrenie)

- **A**ssoziationsstörungen (v.a.: Denkdissoziation bis hin zur Zerfahrenheit)
- **A**ffektstörungen (Zurücktreten der Gefühlsäußerungen, Parathymie)
- **A**utismus (zunehmender Verlust des Kontaktes mit der Realität)
- **A**mbivalenz (sich normalerweise gegenseitig ausschließende Gefühlszustände bestehen gleichzeitig nebeneinander)

Daneben sind noch eine Reihe anderer Symptome, wie Störungen des Willens, der Person, des Handelns oder die Ausbildung einer Demenz von Bleuler als Grundsymptome beschrieben worden. Diesen Grundsymptomen gegenüber stellte Bleuler die in der Erscheinung oft viel auffälliger und dramatisch verlaufenderen „akzessorischen Symptome" (Tab. 2):

Tab. 2: Akzessorische Symptome der Schizophrenie (n. Bleuler)

- Sinnestäuschungen (Halluzinationen, Illusionen)
- Wahnideen
- Katatone Symptome (Katalepsie, Stupor, Hyperkinesien, Stereotypien [selbst stereotype Halluzinationen werden als katatones Symptom gedeutet], Manierismus, Negativismus, Befehlsautomatie und Echopraxie, Automatismen und Zwangsphänomene, Impulsivität)

Darüber hinaus sind noch weitere akzessorische Symptome beschrieben: Gedächtnisstörungen (Paramnesien), Störungen der Person (Depersonalisationen, Transitivismus, Appersonierung[61]), Störung der Sprache und Schrift (Logorrhoe, Mutismus, Manierismen, Verbigerationen, Neologismen, Paragrammatismus, Wortsalat, Kontaminationen, Eigentümlichkeiten des Schriftbildes), körperliche Symptome (Gewichtsschwankungen, vielfältige vegetative und vasomotorische Symptome, Menstruationsstörungen, körperliche Ermüdung, Kontraktionen, Zittern, Störung des Gangbildes, Reflexsteigerungen bei abgeschwächten Pupillenreaktionen, Parästhesien, Analgesie, flüchtige Paresen, hysterische Dämmerzustände, Ohnmachten, epileptiforme Krämpfe, körperliche Degenerationszeichen).

Gelegentlich werden „Grund- und akzessorische Symptome" mit Bleulers zusätzlicher Einteilung in „Primär- und Sekundärsymptome" verwechselt. „Primärsymptome“ (z.B. Assoziationsstörungen) entstehen unmittelbar als Folge des Krankheitsprozesses, „Sekundärsymptome“ (z.B. Verschiebung, Symbolisierung, Affektstörungen etc.) dagegen mittelbar als Reaktion auf die Krankheit. Gerade in dieser letzteren Konzeption werden schizophrene Symptome auch einem psychologischen Verständnis zugänglich.

Kommentar:

Bleulers Beschreibung der „Gruppe der Schizophrenien“ und seine Einteilung in Grund- und akzessorische Symptome gehört auch heute noch zu den Grundpfeilern der Schizophreniediagnostik. Im Gegensatz zu Kraepelins Systematik und der Annahme eines per se schlechten Verlaufs der Schizophrenie (Dementia praecox), ergibt sich bei Eugen Bleuler ein eher weit gefasster Schizophreniebegriff unter Einschluss auch psychologischer Zusammenhänge. Gerade die Anerkennung auch psychologischer Bewältigungsversuche, die sich in (sekundären) Symptomen der Erkrankung äußern kann, eröffnete neue Wege in Verständnis und Therapie der Schizophrenie. Dabei ergeben sich unter vorwiegender Zugrundelegung der „Grundsymptome“ gelegentlich einige Abgrenzungsprobleme gegenüber affektiven Erkrankungen, neurotisch-neurasthenischen Zustandsbildern und auch Persönlichkeitsstörungen. Aber auch unter Berücksichtigung der „akzessorischen Symptome“ finden sich einige Symptome, die in der heutigen Terminologie z.B. als Konversionsstörungen oder „Dissoziative Störungen“ gewertet würden. Die gegenwärtige Tendenz zur Ausweitung von Dissoziativen Störungen führt möglicherweise verstärkt zu einer inhaltlichen und begrifflichen Abgrenzungsproblematik zwischen Dissoziativen und Schizophrenen Störungen. In diesem Zusammenhang wurde neuerdings bereits ein Kontinuum dissoziativer Symptome von leichten und flüchtigen Tagträumen bis hin zu schwersten (schizophrenen) Ich-Fragmentationen vorgeschlagen (Scharfetter). Hier zeigt sich die Tradition Bleulers, der die Schizophrenie (Spaltungsirresein) im Wesentlichen als organisch-dissoziative Erkrankung mit einer Auflockerung der Assoziationsketten auffasste. Die Frage, ob auch Halluzinationen in Form von Stimmenhören unter den heute gebräuchlichen Dissoziationsbegriff subsummiert werden können, stellt sich vermehrt bei Patientinnen und Patienten mit einer „Cluster-B-Persönlichkeitsstörung“ (histrionisch, Borderline, antisozial), die von entsprechenden Phänomenen berichten. Ob es sich dabei um die gleiche sinnliche Qualität wie bei schizophrenen Patienten handelt, oder eher um Pseudohalluzinationen im Sinne → Kandinskys (1849–1889), muss individuell entschieden werden. Eine scharfe Grenzziehung zwischen der Schizophrenie in der Beschreibung Bleulers mit Betonung von „Spaltungsvorgängen“ und Dissoziativen Störungen anhand moderner Dissoziationsdefinitionen (z.B. DSM-III/IV) kann ohnehin in Einzelfällen sehr schwierig sein.

Literatur:

Bleuler E (1898) Allgemeine Behandlung der Geisteskrankheiten. Rascher Verlag, Zürich

Bleuler E (1908) Die Prognose der Dementia praecox (Schizophreniengruppe). Allg Z Psychiat 65:436-464

Bleuler E (1911) Dementia praecox oder Gruppe der Schizophrenien. In: Aschaffenburg G (Hrsg) Handbuch der Psychiatrie. Spez Teil, 4. Abt, 1. Hälfte. Deuticke, Leipzig und Wien

Bleuler E (1916) Lehrbuch der Psychiatrie. Springer, 1. Aufl., Berlin

Bleuler E (1937) Lehrbuch der Psychiatrie. Springer, 6. Aufl., Berlin

Bleuler E (1983) Lehrbuch der Psychiatrie. Springer, 15. Aufl., Berlin Heidelberg New York

Cousin FR (1999) Eugen Bleuler (1857–1939). In: Cousin FR, Garrabé J, Morozov D (Hrsg) Anthology of French Language Psychiatric Texts. Institut Synthélabo, Le Plessis-Robinson

Finzen A (1995) Zum Tode von Manfred Bleuler. Psychiat Prax 22:2

Klaesi J (1970) Eugen Bleuler 1857–1939. In: Kolle K (Hrsg) Große Nervenärzte, Bd.1. Thieme, Stuttgart

Kretschmer E (1940) Eugen Bleuler. Arch Psychiat 111:1-4

Möller A, Hell D (1999) Die wissenschaftliche Psychologie im Werk Eugen Bleulers. Psychiat Prax 26:157-162

Möller A, Hell D (1999) Das allgemeinpsychologische Konzept im Spätwerk Eugen Bleulers. Fortschr Neurol Psychiat 67:147-154

Scharfetter C (1999) Dissoziation Split Fragmentation. Verlag Hans Huber, Bern Göttingen Toronto Seattle

Spitzer C, HJ Haug, HJ Freyberger (1997) Dissociative Symptoms in Schizophrenic Patients with Positive and Negative Symptoms. Psychopathology 30:67-75

Gabriel Anton (1858–1933)

Anton-Syndrom

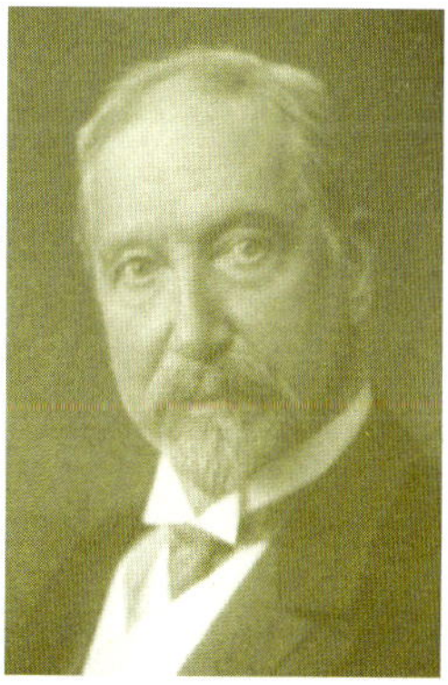

Biographie:

Gabriel Anton wurde am 28. August 1858 in Saaz/Böhmen geboren. Er studierte Medizin in Prag, wo er das Gymnasium absolviert hatte, und Wien. Er promovierte 1882 in Prag. 1882–1887 war er Assistent von → Arnold Pick (1851–1924) an der „Irrenanstalt Dobrzan" und ab 1886 an der neugegründeten Psychiatrisch-neurologischen Klinik der Deutschen Universität Prag. 1887–1891 war er Assistent von Theodor Meynert (1833–1892) an der II. Psychiatrischen Klinik der Universität Wien. 1891 wurde er als a.o. Professor und Direktor nach Innsbruck an die neu gegründete Psychiatrisch-Neurologische Universitätsklinik berufen. 1893 erfolgte seine Berufung als o. Professor und Nachfolger von Wagner-Jauregg (1857–1940)[62] an die Universitätsklinik

Graz. In diese Zeit fällt auch seine Beobachtung des Mangels der Selbstwahrnehmung der eigenen Blindheit und Taubheit bei beidseitiger zentraler Verletzung des Seh- und Gehörsystems. Am 1. Oktober 1905 erfolgte die Berufung nach Halle/Saale als Nachfolger des verstorbenen → Carl Wernicke. Dort entwickelte er neue Methoden druckentlastender Operationen beim Hydrozephalus. Sein Interesse an Entwicklungsstörungen und juvenilen Manifestationen führte zur Beschreibung der „Dementia chorea-asthenica" (1908), die nach einem späteren Beschreiber „Morbus Wilson" genannt wurde. 1907 wurde er Geheimer Medizinalrat. 1926 erfolgte seine Emeritierung. Anton litt in seinen späteren Jahren an einer ihn sehr behindernden schweren Hypakusis. Er starb am 3. Januar 1933 in Halle/Saale.

Klinische Beschreibung:

Unter dem Anton-Syndrom versteht man das Fehlen der Selbstwahrnehmung von Blindheit (Anosognosie; der Begriff stammt von Babinski[63]). Anton beschrieb dabei Patienten (1896, 1898, 1899), die sich so verhielten, als seien sie sehend. Dies kann bei „Rindenblindheit" (kortikaler Blindheit) auftreten, z.B. nach bilateralen Infarkten im Versorgungsgebiet der A. cerebri posterior. Das auffälligste Symptom der Patienten ist, dass sie nicht über ihre Blindheit klagen, diese „nicht wahrnehmen", so dass der Defekt v.a. bei bettlägerigen Patienten zunächst oft gar nicht bemerkt wird. Die Patienten betonen, dass sie sehen könnten und beschreiben ihre Umgebung teils aus der Erinnerung, teils konfabulatorisch. Die Pupillenreaktionen sind normal. Die VEP's fehlen. Die „optische Wahrnehmungsleere" kann dabei u.U. durch Halluzinationen „aufgefüllt" werden. Das Syndrom kommt auch als Teilsymptom bei homonymer Hemianopsie links vor. In einer weiten Fassung bedeutet das Syndrom auch andere Störungen der Selbstwahrnehmung eines durch eine Herderkrankung gesetzten Defektes. Anton beschrieb dabei auch eine Anosognosie für Taubheit (1898) bei doppelseitigen Temporallappenläsionen. Eine Lähmung einer Extremität wird dann z.B. einer außenstehenden Person zugeschrieben.

Kommentar:

Als Schüler Picks (1851–1924) und besonders Meynerts (1833–1892) war der Weg Antons als Gehirnpathologe vorgezeichnet. Die Entdeckung „seines Syndroms" verbindet – neben der bestehenden klinischen Relevanz – auch die zugrunde liegende hirnorganische Störung mit der klinisch-psychopathologischen Ausdruckssymptomatik. Diesbezüglich trifft der Vorwurf von → Jaspers (1883–1969), der u.a. Meynert als „Hirnmythologen" bezeichnet hatte, dessen Schüler Anton sicher nicht. Der bekannte Neurologe Oliver Sacks bewertet den historischen Einfluss Antons auf die Erforschung der Pathologie der rechten Gehirnhälfte hoch, wobei dessen Erkenntnisse zunächst „durch die Dominanz einer systematischen Physiologie" in Vergessenheit geraten seien.

Literatur:

Anton G (1899) Ueber die Selbstwahrnehmung der Herderkrankungen des Gehirns durch den Kranken bei Rindenblindheit und Rindentaubheit. Arch Psychiat Nervenkr 32:86-127

Poeck K (1989) Klinische Neuropsychologie. Thieme, Stuttgart New York

Sacks O (1987) Der Mann, der seine Frau mit einem Hut verwechselte. Rowohlt, Reinbek

Stockert v FG (1933) Nekrolog Anton. Allg Z Psychiat 100:342-345

Wieser S (1973) Anosognosie. In: Müller C (Hrsg) Lexikon der Psychiatrie. Springer, Berlin Heidelberg New York

Alois Alzheimer (1864–1915)

Alzheimersche Krankheit (Morbus Alzheimer)

Biographie:

Alois Alzheimer wurde am 14. Juni 1864 in Marktbreit in Unterfranken als Sohn des königlichen Notars Eduard Alzheimer und dessen Ehefrau Therese geboren. Er besuchte dort von 1870–1874 die Grundschule. 1874 erfolgte ein Umzug nach Aschaffenburg und der Eintritt ins Königlich Humanistische Gymnasium. 1882 stirbt seine Mutter mit 42 Jahren. Alois Alzheimer hatte insgesamt sieben (Halb-) Geschwister. 1878–1884 absolvierte er sein Medizinstudium in Berlin, Würzburg, Tübingen und erneut in Würzburg. 1887 erstellte Alzheimer seine Dissertation über das wenig psychiatrische Thema: „Über die Ohrenschmalzdrüsen". Maurer schreibt in der spannend zu lesenden Alzheimer-Biographie, dass zu dieser Zeit die Annahme geläufig war, Ohrenschmalz sei ein „Abbauprodukt der Hirntätigkeit" oder ein Schutz gegen Ungeziefer, das nachts in die Ohren krabbeln könne. Alzheimer enthält sich jedoch derartiger Spekulationen. 1888 absolvierte er sein Staatsexamen und approbierte mit der Note „sehr gut". Es folgten nach einer Arbeitstätigkeit im histologischen Labor eine fünfmonatige Reisebegleitung einer „geisteskranken Dame". Im selben Jahr wurde er Assistenzarzt an der „Städtischen Heilanstalt für Irre und Epileptische" in Frankfurt unter Emil Sioli (1852–1922)[64], dem Nachfolger Hoffmanns (1809–1894)[65], und Franz Nissl (1860–1919)[66] als Oberarzt, der aber erst 1889 in die Klinik kam. Bis dahin sind Alzheimer und Sioli dort die einzigen Ärzte, die den Klinikbetrieb führen. Unter diesem aus heutiger Sicht quantitativ geradezu kriminell schlechten „Personalschlüssel" etablierten sie das „Non-restraint-System" Conollys (1794–1866) dort. Heute erscheint es geradezu unverständlich, wie Alzheimer neben dem Klinikbetrieb mit sorgfältiger Aktenführung, gutachterlichen Tätigkeiten und der persönlichen Behandlung von Privatpatienten es allein von der knapp bemessenen Zeit her auch noch zu einem Wissenschaftler von Weltruhm bringen konnte. Aber, so ist in den Biographien und Nekrologen zu lesen, bezog Alzheimer einen Großteil seiner Energien für die klinische Arbeit gerade aus seiner wissenschaftlichen Arbeit. Alzheimer war ein glühender Befürworter der

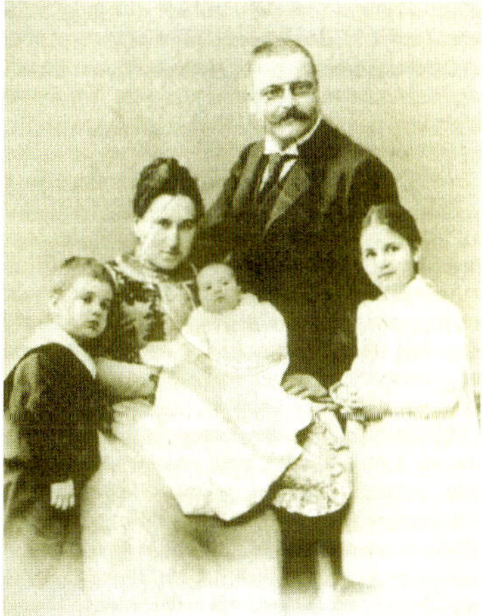

Verbindung von Wissenschaft und Praxis, gerade in den „großen Anstalten". 1892 schrieb Alzheimer seine erste Publikation „Über einen Fall von spinaler progressiver Muskelatrophie". 1895 heiratete Alzheimer die Witwe Cecilie Simonette Nathalie Geisenheimer und die Tochter Gertrud wurde kurze Zeit darauf geboren. Im selben Jahr wurde Alzheimer an der Frankfurter Klinik Oberarzt, als sein Freund Franz Nissl nach Heidelberg zu → Kraepelin (1856–1926) wechselte. 1896 wurde sein Sohn Hans geboren, 1900 folgte die Tochter Maria. 1901 starb seine Frau. Im November 1901 kam es zur Aufnahme von „Auguste D." in die Klinik, die unter Symptomen einer Demenz litt und die Ausgangspunkt für die Forschung Alzheimers über das Krankheitsbild wurde, das heute seinen Namen trägt. 1902 ging Alzheimer zu Emil Kraepelin als wissenschaftlicher Assistent nach Heidelberg, nachdem er sich zuvor – zum Glück erfolglos – um eine Stelle als Direktor einer Landesanstalt beworben hatte. 1903 folgte Alzheimer seinem Chef Kraepelin an die Psychiatrische Klinik nach München, während sein Freund Nissl in Heidelberg blieb. Dort übernahm er die Leitung des Hirnanatomischen Laboratoriums, die er bis 1912 innehatte. 1904 erfolgte seine Habilitation: „Histologische Studien zur Differenzialdiagnostik der progressiven Paralyse". 1906 hielt Alzheimer seinen Vortrag, der zunächst nicht die ihm gebührende Beachtung erreichte: „Über eine eigenartige Erkrankung der Hirnrinde", wobei es sich um die Erstbeschreibung der präsenilen Demenz handelte, die später auf Vorschlag Kraepelins (1910) in seinem Lehrbuch (8. Auflage) als „Alzheimersche Krankheit" bezeichnet wurde. 1912 übernahm Alzheimer eine ordentliche Professur für Psychiatrie an der Psychiatrischen und Nervenklinik der Schlesischen Friedrich-Wilhelm-Universität in Breslau[67]. Sein Ruf als Histopathologe eilte ihm voraus, aber es gab wohl auch Kritiker, die in ihm unberechtigterweise einen Forscher mit wenig ausgeprägten klinischen Fähigkeiten sahen. Bereits während seiner Übersiedlung nach Breslau befiel Alzheimer eine schwere septische Erkrankung, von der er sich auch die folgenden Jahre nie ganz erholte. 1913 kam es zu einem Kuraufenthalt in Wiesbaden, wo er sich wegen Herzbeschwerden behandeln ließ. Im Oktober 1915 wurde er bettlägerig und Ende November entwickelte sich ein urämischer Zustand mit Atemnot. Alois Alzheimer starb am 23. Dezember 1915 im Alter von 52 Jahren in Breslau an einem Nierenversagen. Er wurde am 23. Dezember 1915 auf dem Hauptfriedhof in Frankfurt am Main auf seinen Wunsch hin in aller Stille beigesetzt.

Er war Gründer der bekannten wissenschaftlichen „Zeitschrift für die gesamte Neurologie und Psychiatrie". Alzheimer war – wie sein Freund Nissl herausstellte – ein Kliniker, der in der pathologischen Anatomie eine Hilfswissenschaft der Psychiatrie, aber auch der anderen medizinischen Disziplinen sah, wobei erst das Zusammenwirken von Klinik und anatomischer Forschung ein Höchstmaß an Wissen um die Erkrankungen ermögliche und dem eigentlichen Ziel, dem Auffinden von „natürlichen Krankheitseinheiten", näher bringe. Sein Freund Franz Nissl schreibt über ihn: „Er war eine ausgeglichene Persönlichkeit. Eine Reihe schönster menschlicher Eigenschaften vereinigten sich bei ihm zu einer seltenen Harmonie: absolute Zuverlässigkeit, Hilfsbereitschaft, Selbstlosigkeit, Menschenliebe, Gemütstiefe, natürliche Einfachheit, gepaart mit vornehmem Denken, dabei eine herzerquickende Fröhlichkeit, und anderseits eine ihn nie verlassende köstliche Ruhe kennzeichnen sein Wesen als Mensch."

Klinische Beschreibung:

Die Alzheimersche Erkrankung macht nach Schätzungen in Form der Senilen Demenz vom Alzheimer-Typ (SDAT, Typ 1) ca. 45 bis 60 % und als Präsenile Demenz (Typ 2) noch einmal zehn bis 15 % aller Demenzen aus. Die Unterscheidung in „senil" und „präsenil" ist eher willkürlich, da sich beide auf dieselbe Erkrankung beziehen. Im Gegensatz zum → Morbus Pick, der ebenfalls zu den kortikalen Demenzformen gezählt wird, kommt es makroskopisch zu einer diffusen Hirnatrophie und mikroskopisch zu Neuronenverlust, granulovakuolärer Degeneration, Amyloidablagerungen in den Gefäßwänden (Amyloid-Angiopathie), „senilen Plaques" oder „Drusen" (β-Amyloid, wie bei Trisomie 21) und intrazellulären Amyloidablagerungen („neurofibrillary tangles", Alzheimer-Fibrillen). In ca. fünf Prozent findet man einen genetischen Defekt auf Chromosom 21 (familiär gehäufte Form), Chromosom 14 (DAT = früher Beginn) oder Chromosom 19 (SDAT = später Beginn) bei einem autosomal-dominanten Erbgang. Besonders ausgeprägt ist die makroskopisch diffuse Hirnatrophie im Bereich der medialen Schläfenlappen und des Hippocampus, was auch als möglicher Prädiktor einer sich entwickelnden Alzheimer-Demenz bei noch klinisch wenig beeinträchtigten Patienten gelten kann.

Die Prävalenz der über 65-jährigen Patienten beträgt ca. zwei bis sechs Prozent. Es besteht ein pathogenetisch bedeutsames Acetylcholindefizit v.a. durch eine verminderte neuronale Transmission der cholinergen Zellkerngebiete des basalen Vorderhirns. Hauptverantwortlich scheint ein Mangel an Cholinacetyltransferase (CAT) zu sein, die für die Acetylcholinsynthese essentiell ist. Das cholinerge Defizit korreliert in entsprechenden Untersuchungen mit der Zahl der Plaques und darüber hinaus auch mit dem Grad mnestischer Funktionsstörungen. Neben dem Verlust von Acetylcholin synthetisierender Cholinacetyltransferase kommt es darüber hinaus auch zu einem Verlust von Acetylcholinesterase und schließlich zu einer Abnahme der Acetylcholin-Rezeptoren. Als Risikofaktoren für ein Auftreten der Alzheimer-Demenz gelten eine familiäre genetische Belastung (zehn Prozent), aber auch Down-Fälle in der Familie. Ein gesicherter genetischer Risikofaktor ist das sog. ε4-Allel des Gens für Apolipoprotein E (ApoE) auf Chromosom 19. Es wurde außerdem eine Erhöhung des Tau-Proteins im Liquor gefunden.

Klinisch ist die Alzheimer-Demenz zu Lebzeiten der Patienten noch immer eine klinische und Ausschlussdiagnose, die gegen alle übrigen Demenzformen, wie z.B. der Multiinfarktdemenz (MID), → Binswangersche Krankheit, → Creutzfeldt-Jakob-Krankheit, Pick-Krankheit, „zerebrovaskuläre Insuffizienz", Hydrozephalus und Hirntumoren abzugrenzen ist.

Bei der Untersuchung weisen einige Patienten Reflexdifferenzen und ein diskretes Parkinson-Syndrom auf. Häufig finden sich neuropsychologische Symptome wie Aphasie, Apraxie, Alexie, Agraphie, Akalkulie oder Agnosie. Klinisch auffallend ist besonders eine Abnahme der Merkfähigkeit und des Gedächtnisses, wobei das Langzeitgedächtnis zunächst noch am wenigsten beeinträchtigt erscheint. Darüber hinaus kommt es zu Störungen des abstrakten Denkens, des Urteilsvermögens und zu Persönlichkeitsveränderungen, was zusammen zu einer deutlichen und zunehmenden Beeinträchtigung des alltäglichen Lebens führt. Das Bewusstsein ist quantitativ in der Regel nicht getrübt, es kommt zu einer verminderten Affektkontrolle und einer Störung des Antriebs- und Sozialverhaltens. Die zeitliche Dauer, die zur Diagnosestellung gefordert wird, beträgt nach ICD-10 mehr als sechs Monate. Darüber hinaus darf es bei der Einordnung unter die Diagnose keinen Anhalt für eine Demenz anderer Genese, eine Systemerkrankung oder Alkohol- oder Substanzmissbrauch geben.

Besonders in den Frühphasen kann eine Diagnose sehr schwierig sein, da bei den Patienten eingeschliffene Verhaltensweisen, Umgangsformen und Redewendungen noch lange erhalten sind. Lediglich bei konkretem und konsequenten Nachfragen während der ärztlichen Untersuchung offenbaren sich dann die kognitiv-mnestischen Störungen. Der Beginn einer Alzheimer-Demenz kann darüber hinaus auch von einer klinisch relevanten Depression überlagert werden, was zusätzlich die Diagnose erschweren kann, zumal auch bei Depressionen passagere kognitiv-mnestische Beeinträchtigungen im subjektiven Erleben des Patienten vorkommen können (im klinischen Jargon sog. „Pseudodemenz"). Bei fortschreitender Erkrankung können auch Unruhephasen und Wahnphänomene auftreten. So sind beispielsweise Verkennungen von Ort, Personen und Situationen häufig.

Die Diagnostik wird durch Laboruntersuchungen (obligat: Diff.-BB, BSG, Elektrolyte, Leber-, Nieren- und Schilddrüsenparameter, Glucose, Vit. B12, Folsäure; fakultativ: LP, Lues, Borrelien, HIV, Toxikologie), differenzierte Testpsychologie und Bildgebung (obligat: CCT und/oder MRT, EEG, fakultativ: SPECT, PET) komplettiert. Gentests zur Sicherung der familiären Form der Erkrankung liegen heute vor.

Der Verlauf der Erkrankung kann in eine klinisch noch stumme Phase von zur Zeit noch unbestimmter Dauer, eine Prädemenzphase von ca. fünf Jahren, in der sich nur leichte kognitive Veränderungen bemerkbar machen sowie in die eigentliche Demenzphase über ca. acht bis zehn Jahre unterteilt werden. Diese letzte Phase kann wiederum in leicht, mittelschwer und schwer gegliedert werden, wobei sich jeweils andere therapeutische Schwerpunkte ergeben.

Eine wirksame Prävention der Erkrankung ist nicht bekannt. Die Therapie besteht neben der psychosozialen Behandlung und kognitivem Training, in umfeldstrukturierenden und symptomatischen, die Krankheit verlangsamenden Maßnahmen. Eine medikamentöse Strategie ist hierbei v.a. die Behandlung mit Acetylcholinesterasehemmern in frühen und mittleren Stadien der Erkrankung.

Kommentar:

Die Alzheimer-Demenz ist „die Demenz" schlechthin und sie ist in unserem heutigen diagnostischen Kriterien fest verankert. Sie kann sicherlich als die am besten untersuchteste Demenzform gelten. Die Bedeutung der Erkrankung ist enorm, denn mit der erhöhten Lebenserwartung und der demographischen Entwicklung steigt auch der Anteil der Alterserkrankungen und mit ihr die Alzheimer-Demenz. Man geht heute davon aus, dass der Anteil der Alzheimer-Demenzen ca. drei Viertel aller Demenzformen ausmachen. Neue Therapeutika, hier sind besonders die Acetylcholinesterasehemmer zu nennen, bedeuten einen Fortschritt, auch wenn sie die Erkrankung bislang nur verzögern, nicht jedoch heilen können. In der ICD-10 ist die „Demenz bei Alzheimer-Krankheit" unter F00 kodiert, wobei die Erkrankungen mit frühem Beginn (F00.0), mit spätem Beginn (F00.1), atypisch oder gemischt (F00.2) und andere Formen (F00.9) unterschieden werden.

Literatur:

Berrios GE (1995) Dementia. In: Berrios G, Porter R (Ed) A History of Clinical Psychiatry. The Athlone Press, London New Brunswick, S.34-51

Brandt T, Dichgans J, Diener HC (1998) Therapie und Verlauf neurologischer Erkrankungen. Kohlhammer, Stuttgart

Frölich L, Kratzsch T, Ihl R, Förstl H (2000) In: Calabrese P, Förstl H (Hrsg) Psychopathologie und Neuropsychologie der Demenzen. Pabst Science Publishers, Lengerich Berlin Riga Rom Wien Zagreb

Krämer G (1996) Alzheimer-Krankheit. Thieme, Stuttgart

Kurz A (2000) Demenz. In: Möller HJ, Laux G, Kapfhammer HP (Hrsg.) Psychiatrie und Psychotherapie. Springer, Berlin Heidelberg New York

Kurz A, Lauter H (1999) Klinische Aspekte der Alzheimer-Krankheit. In: Helmchen H, Henn H, Lauter H, Sartorius N (Hrsg) Psychiatrie der Gegenwart. 4. Aufl. Bd.4. Springer, Berlin Heidelberg New York

Masuhr KF, Neumann M (1998) Neurologie. Hippokrates, Stuttgart

Maurer K, Maurer U (1998) Alzheimer. Das Leben eines Arztes und die Karriere einer Krankheit. Piper, München Zürich

Karl Friedrich Bonhoeffer (1868–1948)

Bonhoeffersche Reaktionstypen, Bonhoeffersche Regel (Paradigma)

Biographie:

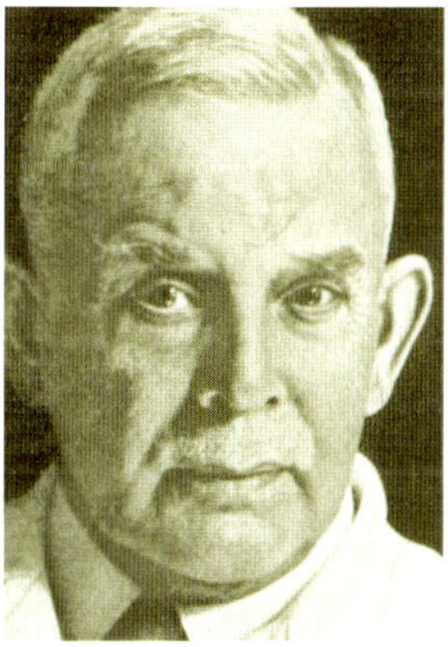

Karl Bonhoeffer wurde am 31. März 1868 in Neresheim in Württemberg geboren. Sein Vater war Jurist und wurde später Landgerichtspräsident. Karl Bonhoeffer studierte Medizin in Tübingen und Berlin. Nach seinem Studium und der 1892 erfolgten Promotion absolvierte er zunächst den Militärdienst und ging anschließend zu → Carl Wernicke (1848–1905) nach Breslau, wo er sich 1897 als erster Assistent habilitierte und neben dem Stationsdienst zusätzlich eine psychiatrische Abteilung des Breslauer Gefängnisses leitete. In Breslau sammelte er eingehende Erfahrungen mit „Alkoholdeliranten und Paralytikern", wobei der Alkoholismus seinerzeit in Breslau ein sehr großes soziales und medizinisches Problem darstellte. In der Breslauer Poliklinik waren u.a. Robert Gaupp (1870–1953)[68], Ludwig Mann (1866–1936), Karl Heilbronner (1869–1914) und Otfrid Foerster (1873–1941) tätig. 1903 wurde er als persönlicher Ordinarius und als Leiter der psychiatrischen Abteilung (der sog. „Spinnstuben") nach Königsberg berufen, nur ein halbes Jahr später folgte er jedoch dem Ruf als Nachfolger → Kraepelins (1856–1926) nach Heidelberg. Bonhoeffer wechselte jedoch wiederum sehr rasch seine Arbeitsstelle, indem er bereits 1904 als Nachfolger Wernickes nach Breslau zurückkehrte, wo er ab 1906 die neuerbaute Psychiatrische und Nervenklinik leitete. 1908 wurde er Geheimer Medizinalrat. 1912 ging er als Nachfolger

Ziehens (1862–1950) nach Berlin an die Psychiatrische und Nervenklinik der Charité, die er bis zu seiner Emeritierung 1937 leitete. 1917 lehnte er einen Ruf nach Tübingen, 1924 eine Berufung nach München ab. Bis 1939 hatte er 27 Jahre die Schriftleitung der „Monatsschrift für Psychiatrie und Neurologie" inne. Bonhoeffer interessierte sich v.a. in seiner Breslauer Zeit besonders für Folgeschäden bei Patienten mit Alkoholismus und Paralyse. Er entwickelte die Konzeption der „exogenen Symptomenkomplexe", die er den „endogenen" gegenüberstellte. Deren Kernaussage ist im Wesentlichen, dass alle unterschiedlichen, von außen auf das Gehirn einwirkenden Krankheiten (Vergiftungen, Infektionen etc.) die gleichen Symptombilder hervorrufen, die in ihrer Anzahl beschränkt sind. Die „akuten exogenen Reaktionstypen" wurden von Bonhoeffer erstmals 1908 dargestellt.

Bonhoeffer hatte acht Kinder. Er verlor während der nationalsozialistischen Herrschaft 1943 zwei Söhne und zwei Schwiegersöhne, welche durch das Regime wegen Beziehungen zur Widerstandsbewegung hingerichtet wurden (Klaus und Dietrich Bonhoeffer sowie Rüdiger Schleicher und Hans von Dohnanyi). Bonhoeffer starb am 04. Dezember 1948 in Berlin an den Folgen eines Schlaganfalls.

Klinische Beschreibung:

Die exogenen Reaktionstypen Bonhoeffers sind akute körperlich begründbare Psychosen. Klinisches Leitsymptom ist nach der Originalbeschreibung die „Bewusstseinstrübung", die in seltenen Fällen aber auch fehlen kann. In der Beschreibung von 1909 geht Bonhoeffer nicht näher auf die quantitativen Bewusstseinsstörungen als Leitsymptom ein. Bei den exogenen Reaktionstypen kann es zu verschiedenen und wechselnden Zustandsbildern kommen. Hierzu gehören nach Bonhoeffer (Tab. 1):

Tab. 1: Akute exogene Reaktionstypen nach Bonhoeffer

- Delirien
- halluzinoseartige Erkrankungen
- epileptiforme Zustände (angstvolle Erregung oder affektlose Dämmerzustände)
- stuporöse Typen
- amentielle Zustandsbilder (katatone, halluzinatorische oder dissoziative Bilder)

Diese verschiedenen Zustände sind nicht an eine spezifische Ursache gebunden, sondern können bei allen in Frage kommenden Intoxikationen oder körperlichen Erkrankungen auftreten. Dieses „Gesetz der Unspezifität" oder die „Bonhoeffersche Regel (Paradigma)" besagt, dass der Vielzahl der in Frage kommenden körperlich-exogenen Ursachen eine nur verhältnismäßig kleine Anzahl psychopathologischer Bilder entspricht.

In der speziellen psychopathologischen Ausformung der exogenen Reaktionstypen sah Bonhoeffer eine jeweils spezifische individuelle und in der Konstitution

Bonhoeffersche Regel (zit. n. Huber)

Die psychopathologischen Erscheinungsbilder der organischen Psychosen sind unspezifisch in Bezug auf die Grundkrankheit

verankerte Reaktionsbereitschaft („unspezifische Prädilektionstypen"). Eine strenge Unterscheidung zwischen „exogenen" und „endogenen" Erkrankungen sei aber auch bei genauer Kenntnis der akuten exogenen Reaktionstypen nicht immer möglich. Zwar seien „Delir und → Korsakowsche Psychose" relativ sicher als „exogen" klassifizierbar, bei den anderen Reaktionstypen gelinge dies jedoch nicht immer sicher.

Kommentar:

Abgesehen von einzelnen, mehr oder weniger charakteristischen psychopathologischen Färbungen (z.B. bei bestimmten Intoxikationspsychosen), ist die Bonhoeffersche Regel nach wie vor uneingeschränkt aktuell. Die Annahme von individuellen „Prädilektionstypen" hat sich dagegen bislang nicht eindeutig belegen lassen. Im Gegensatz zu den Beschreibungen der „exogenen Reaktionstypen" Bonhoeffers mit dem regelhaften Auftreten von Bewusstseinsstörungen, zielt das thematisch verwandte Konzept der „Durchgangssyndrome" nach → Wieck (1918–1980) auf reversible körperlich begründbare Psychosen ohne die Beteiligung einer Bewusstseinsstörung. Die „akuten exogenen Reaktionstypen" werden in der ICD-10 unter dem Begriff „Delir" (nicht durch Alkohol oder sonstige psychotrope Substanzen bedingt, F05) kodiert. In ICD-10 und DSM-IV ist der Begriff des Delirs gegenüber der klassisch deutschsprachigen traditionellen Bedeutung – im Sinne einer Gleichsetzung mit akuten organischen Psychosyndromen – stark erweitert worden.

Literatur:

Baer R (1998) Die Abgrenzung organischer Psychosen. In: Baer R (Hrsg) Themen der Psychiatriegeschichte. Enke, Stuttgart

Bonhoeffer K (1909) Zur Frage der exogenen Psychosen. Centralbl f Nervenh u Psychiat 20:499-505

Bonhoeffer K (1917) Die exogenen Reaktionstypen. Arch Psychiat Nervenkr 58:58-70

Huber G (1999) Psychiatrie. Schattauer, Stuttgart, New York

Sterz G (1970) Karl Bonhoeffer. In: Kolle K (Hrsg) Grosse Nervenärzte. Thieme, Stuttgart, Bd.1 S.17-26

Zutt J (1949) Karl Bonhoeffer. Nervenarzt 20:241-244

Otto Veraguth (1870 – ?)

Veraguthsche Falte

Biographie:

Otto Veraguth wurde am 15. Mai 1870 in Thusis (Schweiz) geboren. Er studierte in Zürich, wo er 1898 promovierte. 1900 habilitierte er sich dort im Fach Neurologie und er wurde 1918 a.o. Professor für physikalische Therapie. Er schrieb über „Kultur und Nervensystem" (1904), „Das psychogalvanische Reflexphänomen" (1909), „Neurasthenie" (1910), „Die klinische Untersuchung Nervenkranker" (1911) und „Die Leitungsbahnen im Rückenmark" (1927). Leider verliert sich seine weitere Spur im Dunkeln.

Klinische Beschreibung:

Im bekannten Lehrbuch von → Eugen Bleuler (1857–1939) findet sich eine Zeichnung der Veraguthschen Falte. Bleuler bemerkt hierzu: „Ein besonders bemerkbares Zeichen der Depression überhaupt entsteht dadurch, dass die Hautfalte des Oberlids an der Grenze ihres inneren Drittels nach oben und ein wenig nach hinten verzogen wird, so dass der Bogen daselbst in einen Winkel verwandelt wird."

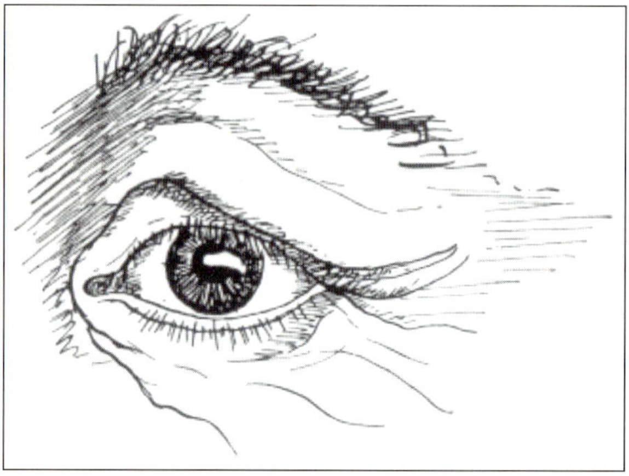

Kommentar:

Die Veraguthsche Falte kann als ein Ausdruckssymptom im Rahmen der sog. „facies depressiva" eingeordnet werden. Die Falte des Oberlids verleiht dem Gesichtsausdruck etwas Trauriges, Melancholisches. Tatsächlich spiegelt sich die Depression meist in Mimik und Gestik der Patienten wider, besonders oft auch im Gesichtsausdruck. Aber darüber hinaus kann die depressive Ausdruckssymptomatik auch den ganzen Körper umfassen, was sich über eine diskrete psychomotorische Hemmung bis hin zum schweren depressiven Stupor äußern kann. Angesichts der Vielzahl der eindrücklichen depressiven und psychomotorischen Ausdruckssymptome bis hin zu schwersten motorischen Verarmungs- oder Hemmungssymptomen scheint der Begriff der „Veraguthschen Falte" recht überflüssig zu sein, zumal da sie keineswegs ein konstantes Depressionsmerkmal – etwa im Sinne eines State- oder Trait-Markers – ist. Aufnahme in die vorliegende Zusammenstellung fand der Begriff v.a. aufgrund seiner sympathisch-anachronistisch anmutenden Skurrilität im Rahmen der z.Z. dominierenden empirisch-datenverarbeitenden Psychiatrie. Kleine und liebevolle Beschreibungen feiner Details entschädigen für die Stunden ermüdender Lektüre seelenloser Texte und Manuals. Die Veraguthsche Falte kommt auch bei gesunden Menschen vor – aber auch bei organischen und funktionellen Störungen; nicht zu vergessen bei Antipoden, Misanthropen und sogar Androiden. Sie spielt dennoch keine Rolle in der Psychiatrie.

Literatur:

Bleuler E (1983) Lehrbuch der Psychiatrie. 15. Aufl. Springer. S. 473

Fischer I (1933) Biographisches Lexikon der hervorragenden Ärzte der letzten fünfzig Jahre. Urban & Schwarzenberg, Berlin Wien

Gaëtan Gatian de Clérambault (1872–1934)

de Clérambault-Syndrom

Biographie:

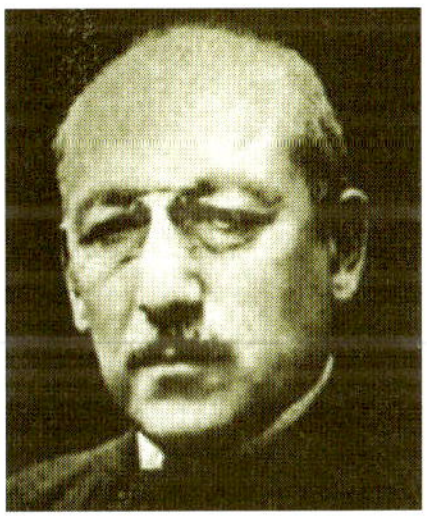

De Clérambault wurde 1872 geboren und er stammte aus einer alten landadeligen Familie, die u.a. Descartes (1596–1650) als Ahnen für sich reklamierte. Es wird berichtet, dass er schon früh ein ausgeprägtes Talent zum Zeichnen hatte. So besuchte er daher zunächst die Kunstakademie, bevor er sich einer Familientradition gemäß dem Jurastudium zuwandte. Schon bald entdeckte er jedoch sein Interesse für die Medizin und speziell für die Psychiatrie. Er arbeitete 1898 als Assistenzarzt an den „Irrenanstalten" von Paris, ab 1905 an der „Infirmerie spéciale", der Polizeipräfektur, ab 1921 dort als Chefarzt. Die „Infirmerie" war u.a. eine Einrichtung zur Beobachtung und psychiatrischen Begutachtung einer großen Anzahl von Patienten mit der Fragestellung einer eventuellen weiteren gerichtlichen Unterbringung in einem psychiatrischen Krankenhaus. Dies erforderte einen scharfen Sachverstand und eine rasche Entscheidungsgabe. Hierin – so wird berichtet – war Gaëtan de Clérambault ein Meister seines Faches. Seine Tätigkeit an der Infirmerie wurde allerdings durch den Ersten Weltkrieg unterbrochen, an dem er als Frontarzt teilnehmen musste. Ernstlich verwundet und mit militärischen Ehrungen versehen, wurde er am Ende des Krieges einem französischen Militärkrankenhaus in Marokko, das seit 1912 ein „Protektorat" war, zugewiesen. Dort weckten die traditionellen marokkanischen Gewänder sein Interesse und er begann ethnographische und künstlerische Studien über das „Drapieren"[69], wobei er eine Vielzahl künstlerischer Photographien anfertigte, die erst vor einigen Jahren hinsichtlich ihrer Bedeutung wiederentdeckt wurden.

Gaëtan de Clérambault war eine schillernde Persönlichkeit als Psychiater, Kunstkenner und Künstler. Neben seiner Muttersprache sprach er fließend Englisch, Deutsch, Spanisch und schließlich, durch seinen Aufenthalt in Marokko, auch Arabisch. Er veröffentlichte ethnographische Studien über marokkanische Gewänder und überließ dem ethnologischen Museum in Paris seine umfassende photographische Sammlung. Es wird ihm eine unbändige wissenschaftliche Neugier und Interesse auch für allerlei Absonderlichkeiten nachgesagt; so veröffentlichte er z.B.

– neben ethnographischen Arbeiten – in einer wissenschaftlichen Zeitschrift auch eine Theorie über die Mechanik des Bumerangs. So soll er denn auch ein Mensch gewesen sein, der in eine große Anzahl von Bewunderer und Kritiker (unter ihnen z.B. Henry Ey [1900–1977]) polarisierte. Seine Bedeutung als psychiatrischer Lehrer war groß, seine klinischen Vorlesungen zogen viele Ärzte und auch ein interessiertes Laienpublikum an, wie dies vor ihm in der Vergangenheit bereits unter → Charcot (1825–1893) an der Salpêtrière Tradition gewesen war. Neben seinem psychiatrischen und wissenschaftlichen Werk gab Gaëtan de Clérambault Kurse über die Geschichte des Drapierens (s.o.) von der Antike bis zu traditionellen mediterranen Anwendungen an der Schule der „École des beaux-arts" in Paris. Er wurde nach und nach zu einem intellektuellen Mittelpunkt mit einem illustren Kreis von Schülern, der prominenteste unter ihnen war sicherlich Jaques Lacan (1901–1981)[70]. Gaëtan de Clérambault publizierte ab 1902 140 Arbeiten mit einem sehr weiten Spektrum an thematischer Vielfalt. Seine Hoffnung, die Texte einmal in einen Band zu vereinigen und mit einer Übersicht über seine theoretischen Ansichten zu versehen, scheiterte jedoch. Im November 1934 suizidierte sich Gaëtan de Clérambault mit Hilfe seines alten Armeerevolvers, den er aus dem Krieg behalten hatte. Die Umstände seines Suizides lassen am ehesten auf eine akute depressive Episode schließen. Aus einem Schreiben de Clérambaults geht hervor, dass er sich anscheinend sehr in seiner Ehre verletzt fühlte. Dabei ging es um ein Gemälde des Impressionisten Gustave Caillebotte (1848–1894), dass – so wurde gemunkelt – de Clérambault angeblich unter unredlichen Umständen erworben habe. Es gibt aber auch Spekulationen, dass eine erfolglose Katarakt-Operation mit der depressiven Episode zusammenhängen könnte, denn die trostlose Aussicht auf eine schleichende Erblindung muss für den kreativen Arzt und Künstler eine schier unakzeptable Vorstellung gewesen sein. Als Reaktion auf seinen mysteriösen Suizid wurde de Clérambault – immerhin einer der renommiertesten Pariser Psychiater – von Teilen der Presse als eine Art „Dr. Caligari"[71] beschrieben. Kurz zuvor wurden nämlich die Strukturen der „Infirmerie" öffentlich kritisiert, was aber eher dem Polizeipräfekten gegolten haben dürfte, als dem Psychiater. Seit einiger Zeit gilt der schillernden Biographie Gaëtan de Clérambaults wieder vermehrt Interesse, sowohl als Psychiater als auch wegen seines photographischen Werkes.

Klinische Beschreibung:

Das Clérambault-Syndrom wird in der Literatur für zwei unterschiedliche psychopathologische Phänomene benutzt, als Synonym für Erotomanie und als sog. Automatismus mentalis.

1) Synonym für Erotomanie (Liebeswahn): Der Betroffene glaubt, von einer anderen Person, bei der es sich nicht selten um eine Person des öffentlichen Interesses handelt, geliebt zu werden. In einer Beschreibung durch de Clérambault (1921) finden sich u.a. die in Tab. 1 beschriebenen Charakteristika.

   Dabei kann es sowohl zum Bedrängen des vermeintlichen Partners (heute als sog. „stalking" bezeichnet) als auch zum Umschlag in das Gefühl der Verfolgung kommen. Die Erotomanie als Wahn kommt bei den verschiedenen Psychoseformen, aber auch isoliert als Wahnhafte Störung vor. Isoliert und in ihrer „reinen Form" treten keine ausgedehnten, absurden oder megalomanen Symptome auf, genauso wenig wie Halluzinationen. In den Beschreibungen findet sich die Angabe, dass v.a. ledige Frauen mittleren Alters vom de Clérambault-Syndrom betroffen seien. Die Wahngenese lasse sich dabei

Tab. 1: Charakteristika der Erotomanie (sprachlich mod. nach de Clérambault 1921)

Grundannahme der Betroffenen:

- Das Objekt (meist eine hochstehende Person) beginnt die vermeintliche Liebesbeziehung und ist die treibende Kraft

Abgeleitete Themen, die vom Betroffenen als „evident" angenommen werden:

- Das Objekt ist nicht glücklich ohne den Betroffenen
- Das Objekt erreicht „seinen vollen Wert" nicht ohne den Betroffenen
- Das Objekt ist ungebunden. Eine bestehende Ehe ist ungültig

psychodynamisch aus der Angst vor dem Alleinsein heraus erklären und ohne Liebesbeziehung altern zu müssen. De Clérambault beschrieb die „reine" und die „sekundäre" (ableitbare) Erotomanie als Syndrom pathologischer Emotionen („Leidenschaftswahn"). Die Erotomanie kann sich der Beschreibung zufolge aber auch als ein „Prodromalsymptom" für andere psychotische Störungen entpuppen. Die Erotomanie als der Wahn, von einer anderen Person geliebt zu werden, kann nach de Clérambault über die anfängliche Hoffnung in tiefe Enttäuschung und sogar Hass und Rachsucht umschlagen. Schließlich ist es dann der Betroffene selbst, der in eine fordernde Rolle schlüpft und vermeintliche Schädigungen oder Kränkungen durch das Objekt ins Felde führt. Eine besondere Beziehung der Erotomanie besteht nach de Clérambault zur Hypomanie, die bereits von Esquirol (1772–1840)[72] als „Monomanie raisonnante" im Rahmen seiner Lehre von den Monomanien beschrieben wurde, wobei er auch eine „Monomanie erotique" beschrieb.

Exkurs: Die Lehre von den Monomanien, ein französischer Sonderweg

Das Konzept des Liebeswahns als nosologische Einheit erinnert an die französische Tradition der Lehre von den Monomanien als „partielle Geistesstörung". Jean Étienne Dominique Esquirol (1772–1840), der den Begriff der Monomanien prägte, bis 1838 mehrfach modifizierte und erweiterte, beschrieb in den „Maladies Mentales" die „Monomanie érotique" (Erotomanie), „Monomanie raisonnante" (Hypomanie), „Monomanie d'ivresse" (Dipsomanie), „Monomanie incendiaire" (Pyromanie), „Monomanie homicide" (Mordmonomanie). Daneben finden sich die Begriffe Theomanie und Dämonomanie. In der erweiterten Fassung von 1838 postuliert das Konzept der Monomanien eine partielle Störung des Intellektes, der Affekte oder des Willens. Auch einzelne Wahnideen wurden unter die Monomanien subsummiert. Der Aufstieg und Fall der Monomanielehre nach 1850 stellt ein spannendes Stück Psychiatriegeschichte dar. Nach und nach wurde die Monomanielehre durch die sich verbreitende Einsicht erschüttert, dass psychische Symptome in der Regel kaum isoliert vorkommen, sondern gewöhnlich innerhalb eines umfassenderen psychopathologischen Syndroms erscheinen. So wurden Erkrankungen mit Auftreten von Halluzinationen, Depression oder manischen Symptomen, Debilität sowie impulsive Handlungen bei Hysterie oder Epilepsie von Monomanien unterschieden und ausgesondert. Auch wurde der Zwang, der mit Krankheitseinsicht verbunden war, von den Monomanien abgetrennt. Bereits Jean-Pierre Falret (1794–1870) hatte 1819 das Konzept der Monomanie kritisiert und sollte später auch maßgeblich an dessen Niedergang beteiligt sein. Der Wiener Psychiater Pilcz (1919) gehörte zu den wenigen deutschsprachigen Autoren, welche die „sogenannten periodischen Monomanien" als Sonderform innerhalb der Psychosen anerkannten. Die Monomanien im Sinne der alten französischen Psychiatrie sind als Krankheitseinheiten aus den modernen psychiatrischen Konzepten verschwunden. Sie führen jedoch bis heute in verschiedenen „Nischen" der operationalisierten Klassifikationssysteme ein unauffälliges Schattendasein: Dipsomanie (F10.2), Wahnhafte Störungen (F22.0), Nymphomanie (F52.7), Pyromanie (F63.1), Kleptomanie (F63.2), Trichotillomanie (F63.3). ➲

2) Die zweite, in der internationalen Literatur angegebene Bedeutung des de Clérambault-Syndroms betrifft den sog. „Automatismus mentalis": Eigene Leistungen auf der gedanklich-sprachlichen (L´automatisme idéo-verbal), der Wahrnehmungsebene (L´automatisme sensoriel et sensitif) oder der motorischen Ebene (L´automatisme psycho-moteur) werden als fremd und „von außen gemacht" erlebt und so zu einem sog. „dreifachen Automatismus" (triple automatisme) konzeptualisiert. Der Kranke empfindet so beispielsweise Gedankeneingebung, (akustische) Halluzinationen oder Bewegungsautomatismen. Im Extremfall kommt es zu einer „Entmächtigung" und zu einer Empfindung, wie eine von außen gelenkte Marionette zu funktionieren. Der Kranke fühlt sich als von äußeren Mächten bewegt und in seinen Gedanken und seiner Wahrnehmung manipuliert. Die von de Clérambault beschriebenen Phänomene finden sich in der deutschen Psychiatrie in den sog. „Meinhaftigkeitsstörungen" und den → Erstrangsymptomen nach Kurt Schneider, ohne dort jedoch in der umfassenden Theorie eines „Automatismus" zusammengefasst zu sein, wie in der französischen psychiatrischen Tradition. Auch in der russischen Psychiatrie spielt das Automatose-Syndrom als → Kandinsky-Clérambault-Komplex eine wichtige Rolle. Zum „Automatismus mentalis" gehört nach Clérambault (Tab. 2):

Tab. 2: Automatisme mental (de Clérambault)

1. Sensations parasites
2. Triple automatisme moteur, idéique et idéo-verbal
3. Phénomènes de dédoublement méchanique de la pensée
4. Phenomènes de petit automatisme mental

Kommentar:

Während Gaëtan Gatian de Clérambault in der deutschsprachigen Psychiatrie nur wenig bekannt ist, findet er in der französischen Psychiatrie – vor allem unter biographischen Gesichtspunkten – zunehmendes Interesse. Der mit ihm verbundene

Begriff der Erotomanie wurde inhaltlich bereits vor ihm in der Literatur benutzt (vgl. Esquirol) und findet heute seine klassifikatorische Entsprechung in der ICD-10-Rubrik: „Anhaltende wahnhafte Störungen (F22.0)“. Aktuell ist in diesem Zusammenhang auch das sog. „stalking“, das ein Bedrängen einer Person durch den vom Liebeswahn Befallenen meint. „To stalk“ bedeutet soviel wie „heranpirschen“. Berühmte Persönlichkeiten sind besonders häufig Stalking-Opfer, die dann

Wenn Verehrung zum Wahn wird

Martina Hingis verklagte zudringlichen Fan vor US-Gericht – Viele Prominente leiden unter dem so genannten „Stalking“

Ein zudringlicher Verehrer des ...weizer Tennisstars Martina habe, dass ich mit meinem Leben zufrieden bin, und ich ha- Stalking-Gesetz in den USA. Der Begriff „to stalk“ stammt kennt ein ausdrückliches Verbot des „Stalking“ nicht. Spielberg mussten

Liebeswahn vor Gericht

Sechs Jahre die Angebetete verfolgt

„Wandelnde Zeitbombe“ – Haftstrafe wegen Bedrohung – Voll schuldfähig

Von Hariett Drack

chen hartnäckig und lauert der Frau, wo er nur kann, auf, um in ihrer Nähe zu sein. Selbst wiederholte Ge- der Urteilsverkündung auf dem Gerichtsflur. Als der 37-jährige Gele- gelassen entgegen. „Ich kann genug Frauen haben“, hatte er auf der Anklagebank erfolglos

durch Briefe, Telefonanrufe oder Schlimmerem regelrecht „terrorisiert“ werden können.

„Stalking“ bezieht sich dabei nicht nur auf psychiatrisch erkrankte Menschen, sondern findet als Begriff zunehmend bei hartnäckigen, sexuell-aggressiv getönten Belästigungen, z.B. am Arbeitsplatz, Anwendung. Die Konzeptualisierung des Begriffes ist – ähnlich dem „mobbing“ – mit den dabei fest zugeschriebenen „Opfer-Täter-Rollen“ nicht unproblematisch.

Literatur:

Arenz D (2000) Poriomania chronica. Nervenarzt 71:580-583

Clérambault G de (1927) Psychoses d'automatisme et syndrome d'automatisme. Ann méd psychol, Feb 1927

Ey H, Bernard P, Brisset C (1978) Manuel de psychiatrie. Masson, Paris New York Barcelone Milan

Marneros A (1993) Behandlung seltener und schwer klassifizierbarer Syndrome. In: Möller HJ (Hrsg.) Therapie psychiatrischer Erkrankungen. Enke. Stuttgart

Pichot P (1983) Ein Jahrhundert Psychiatrie. Editions Rogner Dacosta, Paris

Signer SF (1991) De Clérambaults concept of erotomania and its place in his thought. History of Psychiatry 2:409-417

Jean Marie Joseph Capgras (1873–1950)

Capgras-Syndrom

Biographie:

Jean Marie Joseph Capgras wurde 1873 in einem kleinen Dorf im Südwesten Frankreichs geboren. Er war Beschreibungen nach ein sehr guter Schüler im Lycée

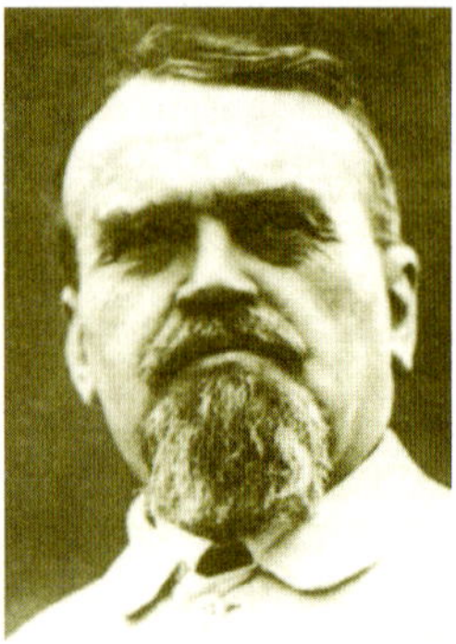

in Montauban und er genoss eine umfassende klassische Bildung. Mit den antiken Schriftstellern war er bald sehr vertraut. Trotz des dringenden Rats seiner Lehrer, sich an der berühmten Ecole Normale Supérieure zu bewerben, zog es Capgras vor, Medizin zu studieren. Während seiner medizinischen Ausbildung in Toulouse brillierte er und gelangte so zu ersten medizinischen Ehren. Unter dem Einfluss seines Cousins gelangte er schließlich zur Psychiatrie und ging nach Paris, wo er 1898 am „Asile d´aliénés de la Seine" ein glänzendes Examen bestand. Er arbeitete auch im „Asile de Ville-Evrard" und im „Asile Ste Anne" unter Joffroy[73]. Später wurde ihm dort die Leitung übertragen. Außerdem ergriff er die Gelegenheit, um von den berühmtesten Nervenärzten seiner Zeit, Jules Falret (1824–1902)[74] und → Valentin Magnan (1835–1916)[75], zu lernen. Es ist beschrieben, dass sich Capgras im „Ste Anne" jeden Tag alle Neuaufnahmen vorstellen ließ und er sie persönlich nachuntersuchte. Capgras ist in Frankreich weniger aufgrund des Syndroms, das seinen Namen trägt, bekannt, als vielmehr als Co-Autor (1909) mit Paul Sèrieux (1864–1947) über: „Les folies raisonnantes", die bis heute in der französischen Psychiatrie eine Rolle spielt. Ab 1923 identifizierten Capgras und Reboul-Lachaux die „illusion de sosies" anhand dreier Fälle. Der Begriff „Capgras-Syndrom" für derartige Wahnphänomene wurde von Levy-Valensi 1929 vorgeschlagen.

Klinische Beschreibung:

Bereits 1866 beschrieb → Kahlbaum (1828–1899) eine besondere Form der Personenverkennung, welche seit 1929 die Bezeichnung „Capgras-Syndrom" erhielt und die von den Beschreibern Capgras und Reboul-Lachaux (1923) „l'illusion des sosies" in Anlehnung an den Amphitryon-Mythos[76] genannt wurde. Das Wort „sosie" meint im Französischen einen physischen Doppelgänger oder beschreibt zumindest eine große Ähnlichkeit. Sosias war Sklave des Amphitryon, nach welchem von Capgras das später nach ihm benannte Symptom „Illusion des Sosies" genannt wurde. Das Capgras-Syndrom wird zu den wahnhaften Personenverkennungen gezählt: Eine meist vertraute Person wird als deren Doppelgänger fehlidentifiziert. Die als Doppelgänger verkannte Person wird in der Regel für einen Betrüger gehalten. Beispielsweise verkennt ein Patient seine Ehefrau als eine körperlich identische Betrügerin. Gelegentlich werden auch Verkennungen von Objekten nach dem Muster des Capgras-Syndroms beschrieben, z.B. ein Verkennen von Tieren oder sogar eine Verkennung ganzer Städte als eine Form von „inszenierter Fälschung". Nach Christodoulou werden vier „Doppelgänger-Syndrome" zu den wahnhaften „Grundmustern der Personenverkennung" (DMS) gezählt. Neben dem Capgras-Syndrom sind dies: Das → Fregoli-Syndrom (Courbon und Fail 1927), die Intermetamorphose (Courbon und Tusques 1932) und als vierte

Variante das Syndrome of Subjective Doubles (Christodoulou 1978). Gesicherte Prävalenzzahlen bezüglich des Auftretens der „Verkennungssyndrome" gibt es nicht. Man fand eine Prävalenz (Capgras, Fregoli, Intermetamorphose und Syndrome of Subjektive Doubles) bei 195 untersuchten Patienten mit „funktionellen Psychosen" immerhin in 4,1% der Fälle.

Kommentar:

Das Capgras-Syndrom ist sicherlich das psychopathologisch eindrucksvollste Doppelgängersyndrom, über das Patienten berichten, das aber auch Vorlage für viele populäre Romane und Filme über manipulierte Identitäten, Androiden und Außerirdische ist. Es wurde darüber hinaus in der psychiatrischen wissenschaftlichen Literatur am häufigsten von allen wahnhaften Verkennungs-Syndromen beschrieben. Das Capgras-Syndrom ist dennoch ein eher seltenes Symptom bei unterschiedlichen psychiatrischen und neurologischen Erkrankungen. Bei der Identifikation hirnorganischer Ursachen des Capgras-Syndroms fokussiert sich das Interesse besonders auf parietale, temporale und fronto-temporale Läsionen der rechten Hemisphäre. Eine weite Anwendung des Begriffes bei vielfältigen Störungen des Wiedererkennens von Personen im Rahmen von z.B. demenziellen Erkrankungen oder anderer psychiatrischer Erkrankungen scheint jedoch gegenwärtig zu einem Anstieg diagnostizierter Capgras-Fälle zu führen. Das Capgras-Syndrom ist dabei ein komplexes Phänomen, das meist in ein umfassendes Wahnsystem integriert ist und ein Zusammenwirken von organischen und psychodynamischen Faktoren – besonders auch unter Berücksichtigung der neueren Forschungsergebnisse – wahrscheinlich werden lässt.

Literatur:

Arenz D (2000) Psychiatrische Doppelgängerphänomene unter besonderer Berücksichtigung des Capgras-Syndroms. Fortschr. Neurol. Psychiat. 68:516-522

Luauté JP (1986) Joseph Capgras and His Syndrome. In: Christodoulou GN (Ed) The Delusional Misidentification Syndromes. Bibltheca psychiat 164.9-21, Karger, Basel

Pichot P (1983) Ein Jahrhundert Psychiatrie. Editions Rogner Dacosta, Paris

Spuk im Morgengrauen (2001) Der Spiegel Nr.18/30.04.01

Wie Doppelgänger ihr Ich schocken (2000) Medical Tribune 35:Nr.51/52

Constantin von Economo (1876–1931)

Economo-Krankheit (Encephalitis lethargica sive epidemica)

Biographie:

Constantin von Economo wurde am 21. August 1876 als Sohn einer alten, vornehmen und sehr reichen griechischen Familie aus dem mazedonisch-thessalischen Grenzraum in Braila/Rumänien geboren. Er wuchs in Triest, dem „großen Adriahafen des alten Österreich" mit seinen italienischen und polyglotten Einflüssen auf. Er lernte vier verschiedenen Sprachen (griechisch, italienisch, französisch und deutsch). Das Abitur absolvierte er am deutschen Gymnasium, besuchte die Technische Hochschule in Wien und änderte seine Studienrichtung schließlich zur Medizin. 1901 erwarb er das Doktorat an der Wiener Universität. Bereits als Student hatte v. Economo unter verschiedenen Lehrern histologisch gearbeitet. Später zog es ihn nach Paris, Nancy, Straßburg und v.a. nach München, wo er unter → Kraepelin (1856–1926) und → Alzheimer (1864–1915) arbeitete. Obwohl berichtet wird, dass er von beiden sehr geschätzt wurde und Kraepelin ihm sogar eine leitende Stellung im Münchener Forschungsinstitut anbot, wird von v. Economos Meinung gegenüber Kraepelin anekdotisch berichtet, dass er ihn eher für einen „norddeutschen Dorfschullehrer im Riesenformat" hielt. 1906 kehrte er nach Wien zurück und wurde Assistent unter Wagner-Jauregg (1857–1940). Nach seiner Habilitation in Wien erhielt er 1921 den Titel eines außerordentlichen Universitätsprofessors. Bei Beginn des Ersten Weltkrieges war er Offizier an der Front; 1916/17 gelang ihm die „Entdeckung" und Beschreibung der „Encephalitis lethargica" als einer Krankheitseinheit, über die er in Wien erstmals 1917 berichtete. Er fand Zusammenhänge mit früheren Schlafepidemien (z.B. der italienischen „Nona") und Fällen von sog. „Kopfgrippe". Das wissenschaftliche Engagement von v. Economos kann darüber hinaus nach Wagner-Jauregg in drei Phasen unterteilt werden: Zunächst entstanden experimentell-anatomische Arbeiten über die zentralen Bahnen des Kau- und Schluckaktes und die in München unter Kraepelin und Alzheimer erstellten Beiträge zur normalen Anatomie der Ganglienzelle. Zurück in Wien erstellte er Gemeinschaftsarbeiten über die Funktion des Hirnschenkelfußes und über die zentralen Bahnen des sensiblen Trigeminus. Schließlich folgten Arbeiten über die Erblichkeitsverhältnisse bei Querulantenwahnsinn und Dipsomanie. Seine Idee einer „progressiven Cerebration" (1931) postuliert eine andauernde „orthogenetische" Weiterentwicklung der zerebralen Leistungen. Er war überzeugt, dass das menschliche Gehirn im Laufe der kommenden „Jahrzehntausende" daher noch unbekannte menschliche Fähigkeiten entwickeln werde.

Constantin v. Economo wird von seinen Biographen als sehr wohlhabender kosmopolitischer und aristokratischer Wissenschaftler beschrieben, der aus Liebe zu seiner Wahlheimat Wien viele verlockende Angebote (z.B. München, Frankfurt und Zürich) ausschlug und sogar die Nachfolge seines Lehrers Wagner-Jauregg in Wien ablehnte, da er sich mit der Bürde des Amtes nicht mehr belasten wollte. Er war begeisterter Flieger, Pionier der Aeronautik und machte sich „um das österreichische Flugwesen" sehr verdient. Neben seinem Interesse an Anatomie und Pathologie war er darüber hinaus auch an übersinnlichen Phänomenen interessiert. Seine Ansichten zur anatomisch-pathologischen Präparation sind u.a. in der Abhandlung „Wie sollen wir Elitegehirne verarbeiten?" beschrieben. Er starb am 21. Oktober 1931 an einem Herzinfarkt in Wien.

Klinische Beschreibung:

Die Economo-Krankheit oder auch Economo-Enzephalitis, Encephalitis lethargica oder Encephalitis epidemica war eine Form einer epidemischen Enzephalitis, die von 1916–1919 in Mitteleuropa (u.a. von Wien ausgehend), bis 1925 auch pandemisch in der übrigen Welt häufig auftrat, nach 1927 jedoch nur noch äußerst selten beobachtet wurde. Die Erkrankung verschwand so plötzlich und geheimnisvoll, wie sie aufgetaucht war. Man vermutet, dass es sich um eine viral (möglicherweise durch Influenza-Viren ausgelöst oder getriggert) bedingte Enzephalitis mit hoher Mortalität (ca. ein Drittel verstarb in der akuten Phase) und Entwicklung eines postenzephalitischen Parkinson-Syndroms als Folge einer Defektheilung in ca. 60 % der Fälle handelte. Man schätzt die Zahl der Opfer, die entweder starben oder schwere Symptome zeitlebens behielten, zwischen 1916 und 1927 auf ca. fünf Millionen. V. Economo stellte eine lange Tradition von „Schlafepidemien" seit der Antike fest, er erwähnte unter anderem eine geheimnisvolle epidemische Schlafkrankheit („Nona") in Italien 1890/91, die ebenfalls nach einer schweren Grippeepidemie aufgetreten war. Die Symptomatik der aktuell aufgetretenen Form äußerte sich jeweils sehr verschieden, was die Diagnostik erschwerte. Als Leitsymptome für die Encephalitis lethargica in der akuten Form galt neben uncharakteristischen Prodromalsymptomen die Trias: „Fieber, Schlafsucht und Hirnnervenlähmungen". Die Erkrankung setzte gewöhnlich mit Schwindel, Abgeschlagenheit, Muskelschmerzen in Nacken und Schultern, Schwere der Lider, Ohrensausen, Veränderung des Gesichtsausdrucks und Schlafstörungen ein. In der anschließenden akuten Phase wurden neben Somnolenz und Akinese gelegentlich auch Delir, Verwirrtheitszustände, Halluzinationen, choreatiforme oder andere Hyperkinesien und Tics oder Phasen der Schlaflosigkeit („Agrypnie", die tödlich sein konnte) beobachtet. Bei den Hirnnervenlähmungen fanden sich gehäuft Augenmotilitäts- und daneben auch Pupillenstörungen. Auch wurden „okulogyre Krisen" und chronischer Singultus beschrieben. Manche Patienten entwickelten ein katatones Syndrom, sie wurden initial steif und bewegungsarm und es konnte zu „Echophänomenen" (Echolalie, Echopraxie) wie auch „Negativismus" kommen. Es wurden auch blande, uncharakteristische Verläufe mit der Ausbildung des postenzephalitischen Parkinson-Syndroms erst nach Monaten, Jahren oder gar Jahrzehnten und nach relativem Wohlbefinden mit einer charakteristischen „Bradyphrenie" mit Willens- und Antriebsmangel beschrieben. Schon früh meinte man Verbindungen mit Grippe-Epidemien feststellen zu können, was jedoch nicht völlig bewiesen werden konnte, auch wenn der Verdacht nahe liegt und v. Economo die grundsätzliche Übertragbarkeit der Erkrankung durch „subdurales Überimpfen von Gehirnbrei" auf Affen nachwies. Die gestörte Psychomotorik ließ zunächst auch an Überschneidungen mit der Katatonie denken. Der anatomisch-pathologische Prozess wurde vorwiegend im Hirnstamm und den Stammganglien lokalisiert. Im Liquor fand man gelegentlich moderate Eiweiß- und Zellzahlerhöhungen.

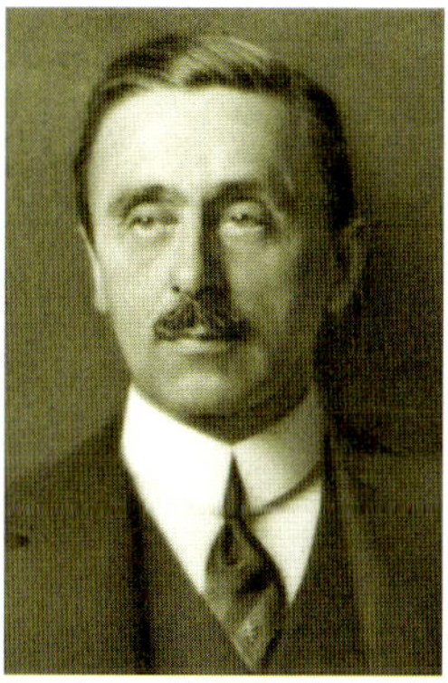

V. Economo beschrieb drei Hauptformen der Encephalitis lethargica (Tab. 1).

Angesichts der Mischung zwischen neurologischen und psychopathologischen Symptomen der Erkrankung, dem sporadischen Auftreten analoger Krankheitszustände in heutiger Zeit und hinsichtlich der berechtigten Frage, ob die Encephalitis lethargica aktuell nur deshalb nicht mehr diagnostiziert wird, weil man das

Tab. 1: Hauptformen der Encephalitis lethargica nach v. Economo:

Erscheinungsformen	Pathologisches Substrat
• Somnolent-ophthalmoplegisch	• Hirnstamm, Formatio reticularis
• Myostatisch-akinetisch	• Substantia nigra
• Hyperkinetisch	• Basalganglien, Thalamus, Hypothalamus, Limbisches System

Krankheitsbild außer in medizinhistorisch gebildeten Kreisen einfach nicht mehr kennt, wurden vor einigen Jahren diagnostische Kriterien aufgestellt (Howard und Lees 1987, zit. n. Northoff 1992), von denen zur Diagnosestellung mindestens drei erfüllt sein müssen (Tab. 2):

Tab. 2: Diagnostische Kriterien für die akute/subakute Encephalitis lethargica

- Extrapyramidale Symptome
- Okulogyre Krisen
- Ophthalmoplegie
- Zwangsverhalten
- Akinetischer Mutismus
- Zentrale respiratorische Irregularitäten
- Somnolenz oder Schlafinversion

Eine kausale Behandlung ist bisher bei unbekanntem Erreger nicht bekannt, eine systematische Therapieforschung ist aufgrund der aktuell gesicherten kleinen Fallzahlen nur schwer zu bewerkstelligen. In einzelnen Fallberichten wird von guten Erfahrungen mit Glukokortikoiden berichtet.

Kommentar:

Die Encephalitis lethargica als epidemische neuropsychiatrische Erkrankung ist seit den 20er Jahren des letzten Jahrhunderts nicht mehr aufgetreten. Damit verschwand aber auch das klinische Wissen außer in Medizinhistorikerkreisen um diese Erkrankung zusehends. Vereinzelte Fallberichte aus den letzten Jahren zeigen, dass es auch heute Krankheitsbilder gibt, die den früheren Beschreibungen der Encephalitis lethargica entsprechen. Differenzialdiagnostisch sollte u.a. an die Herpes-Enzephalitis, Encephalomyelitis disseminata, Parkinson-Syndrome, virale Enzephalitiden oder einen atypischen Morbus Wilson gedacht werden. Auch können sich differenzialdiagnostische Überschneidungen zu psychiatrischen Erkrankungen ergeben. Vielleicht kann auch in Einzelfällen bei „Kleine-Levin-" oder sog. „Chronic fatigue-Syndromen" das Wissen um das alte Konzept der Encephalitis lethargica nützlich sein.

Literatur:

Barletta L et al. (1995) Encephalitis lethargica. Nervenarzt 66:781-784

Bumke O (1948) Lehrbuch der Geisteskrankheiten. J.F. Bergmann, München; Springer, Berlin Göttingen Heidelberg

Marburg (1932) Nachruf. Constantin Economo, Freiherr v. San. Serf. Nervenarzt 5:88-89

Mumenthaler M (1986) Neurologie. Thieme, Stuttgart, New York

Northoff G (1992) Encephalitis lethargica – eine neuropsychiatrische Erkrankung. Fortschr Neurol Psychiat 60:133-139

Sacks O (1991) Awakenings – Zeit des Erwachens. Rowohlt, Reinbek

Shorter E (1999) Geschichte der Psychiatrie. Alexander Fest Verlag, Berlin

Stern F (1932) Encephalitis epidemica. Fortschr Neur Psych 4:346-357

Stransky E (1932) Nekrolog v. Economo. Allg Z Neur Psych 96:413-416

Stransky E (1970) Constantin von Economo. In: Kolle K (Hrsg) Grosse Nervenärzte. Thieme, Stuttgart, Bd.2 S.180-185

Sträussler (1932) Constantin v. Economo. Z f d g Neur u Psych 139:648-657

v. Economo C (1929) Encephalitis lethargica. Urban & Schwarzenberg, Berlin Wien

Theodor Fahr (1877–1945)

Fahrsche Krankheit (Morbus Fahr)

Biographie:

Theodor Fahr wurde am 3. Oktober 1877 in Pirmasens geboren. Er studierte Medizin in Gießen, München, Berlin und Kiel. In Gießen wandte er sich unter Eugen Bostroem[77] der pathologischen Anatomie zu. Die Promotion erfolgte 1903. 1906 wurde er Prosektor des Hafenkrankenhauses in Hamburg. 1909 wurde ihm die Leitung des Pathologischen Instituts am Krankenhaus Mannheim übertragen. 1913 wurde er Vorstand des Pathologischen Instituts des Krankenhauses Barmbeck in Hamburg. 1919 erfolgte die Ernennung zum a.o. Professor. Theodor Fahr wurde 1924 ordentlicher Professor der pathologischen Anatomie an der Universität Hamburg. Er starb am 29. Oktober 1945 in Hamburg.

Klinische Beschreibung:

Unter der Fahr-Krankheit wird eine idiopathische, nicht arteriosklerotisch verursachte intrazerebrale Gefäßverkalkung, besonders im Bereich der Stammganglien (symmetrisch) und des Nucleus dentatus verstanden. Das Auftreten scheint meist mit einem Hypoparathyreoidismus oder einer Parathormonresistenz zusammenzuhängen. Die Symptomatik äußert sich oft zunächst in Kopfschmerzen, Reizbarkeit, rascher Ermüdung und auch Unruhezuständen. Schließlich kommt es zu Sprachstörungen, langsam progredientem Demenz-Syndrom, extrapyramidalen Symptomen (v.a. Akinese und Rigor), choreo-athetoide Hyperkinesien, Tremor, gelegentlich auch zu tetanischen (bei Hypoparathyreoidismus) und epileptischen Anfällen sowie Pyramidenbahnzeichen. Bei bis zu etwa zwei Dritteln der Patienten kommt es darüber hinaus auch zu körperlich begründbaren Psychosen mit unterschiedlicher Symptomatologie, auch mit paranoid-halluzinatorischer Ausprägung. Eine Beschreibung von Fahr stammt aus dem Jahre 1930.

Kommentar:

Die Symptomatologie des Morbus Fahr ist vielgestaltig und reicht von unspezifischen Symptomen über ein Parkinson-Syndrom bis hin zu schizophren anmutenden Zustandsbildern. Dies unterstreicht in jedem Fall eine gute organische Abklärung unklarer psychiatrisch erscheinender Symptome. Durch Laboruntersuchungen (z.B. Kalziumstoffwechsel) und CCT (Hyperdensitäten im Stammganglienbereich) ist die Diagnose zu sichern.

Literatur:

Barwich D (1976) Symmetrische Stammhirnganglienverkalkungen (Morbus Fahr) und ihr familiäres Vorkommen. Nervenarzt 47:253-257

Fahr T (1930) Idiopathische Verkalkung der Hirngefäße. Zbl allg Pathol u pathol Anat 50:129-133

Fröscher W (1991) Neurologie. de Gruyter, Berlin

Möller HJ, Deister A (2000) In: Möller HJ, Laux G, Kapfhammer HP (Hrsg.) Psychiatrie und Psychotherapie. Springer, Berlin Heidelberg New York

Oswald Bumke (1877–1950)

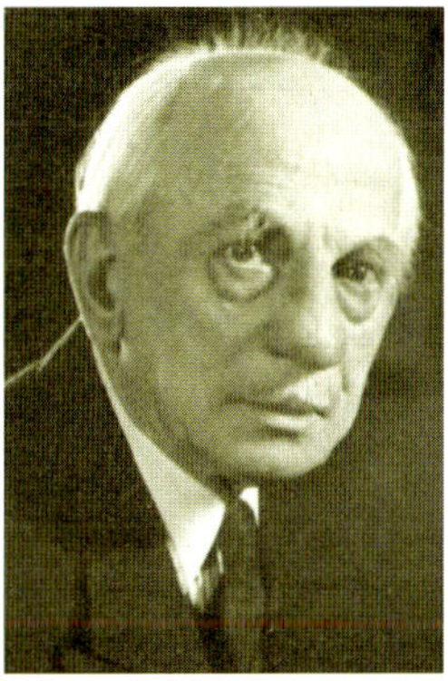

Bumkesches Zeichen

Biographie:

Oswald Bumke wurde am 25. September 1877 in Stolp/Pommern geboren und studierte nach seinem Abitur 1896 bis 1901 Medizin in Freiburg, Leipzig, München und Halle, wo er das Staatsexamen absolvierte. Er promovierte in Kiel und arbeitete zunächst als Assistenzarzt unter Alfred Hoche (1865–1943) an der Psychiatrischen und Nervenklinik Freiburg, wo er sich 1904 habilitierte und 1910 außerordentlicher Professor wurde. 1914 folgte er einem Ruf als ordentlicher Professor an die Psychiatrische und Nervenklinik nach Rostock, die er als Direktor zusammen mit der Anstalt in Gehlsheim leitete. 1916 ging er nach Breslau, 1921 bis 1924 nach Leipzig. 1923 betreute er in Moskau mehrere Wochen den erkrankten Lenin. 1924 wurde er ordentlicher Professor in München. 1925 wurde er Mitherausgeber der bekannten Zeitschrift „Archiv für Psychiatrie und Nervenkrankheiten", 1928/29 Rektor der Universität München. Obwohl er nie als Verfechter der nationalsozialistischen Ideologie in Erscheinung getreten war, 1934 um Entlassung von seinen Aufgaben gebeten und sich 1936 kritisch zur Eugenik geäußert hatte, wurde er zu seiner Verbitterung 1946 vom Amt suspendiert. 1947 folgte auf seine Rehabilitierung die Emeritierung und er starb schließlich am 05. Januar 1950 in München. Zu seinen herausragendsten publizistischen Leistungen zählt die Herausgabe des mehrbändigen „Handbuchs der Geisteskrankheiten", dessen neunter Band über die Schizophrenie mit Aufsätzen u.a. von → Mayer Gross (1889 1961) und Gruhle (1880–1958)[78] auch heute noch mit Gewinn absolut lesenswert ist. Sein eigenes „Lehrbuch der Geisteskrankheiten" erlebte bis 1948 sieben Auflagen.

Klinische Beschreibung:

Unter dem Bumkeschen Zeichen wird das „Fehlen der Psychoreflexe" der Pupillen bei der Schizophrenie bezeichnet. Um dessen Bedeutung zu erfahren, lassen wir Bumke selbst (1948) zu Wort kommen: „Sensible Reize von einiger Stärke, also eine Berührung der Haut, ein Geräusch, das Auslösen einer Geschmacks- oder Geruchsempfindung und sogar ein plötzlicher starker Lichtreiz, führen beim gesunden Menschen zu einer Pupillenerweiterung von einer eigenartigen, trägen, fast „wurmförmigen" Verlaufsform. Mit Hilfe geeigneter Vergrößerungsapparate lässt sich zeigen, dass jede geistige Anstrengung, das Lösen einer Rechenaufgabe etwa, das Nachdenken über eine gerade gestellte Frage auf das Pupillenspiel ebenso wirken. Fordert man einen Menschen z.B. auf, seine Aufmerksamkeit auf ein in nicht zu kleinen Zwischenräumen sich wiederholendes Geräusch zu richten, also etwa die Schläge eines Metronoms zu zählen, so beobachtet man durch die Lupe rhythmische Bewegungen der Pupillen genau im Zeitmaß dieser Metronomschläge. Bei Schizophrenen werden nun alle diese Reaktionen in einer großen Anzahl der Fälle vermisst [...]. Zuerst schwinden die Psychoreflexe, und schließlich geht auch die Pupillenerweiterung selbst auf schmerzhafte Reize verloren. Gelegentlich entwickelt sich das Symptom schon früh, auf der Höhe der Krankheit findet man es in 60 % und bei tief verblödeten Kranken wird es so gut wie niemals vermisst. Wo es aber einmal entstanden ist, scheint es sich nicht mehr zurückzubilden. Die diagnostische Bedeutung des Krankheitszeichens beruht darauf, dass es außer bei der Schizophrenie nur noch bei anderen, durch schwere, organische Gehirnveränderungen bedingten Verblödungsprozessen (Imbezillität, senile, paralytische, epileptische Demenz), niemals aber bei Gesunden, Psychopathen oder Manisch-Depressiven vorkommt. Vorübergehend vorgetäuscht werden kann es nur durch lebhafte seelische Erregung (Angst) insofern, als dann eine noch stärkere Beeinflussung der Pupille durch nervöse Einflüsse unter Umständen nicht mehr möglich ist. [...] Wichtig ist auch, dass das Symptom willkürlich nicht hergestellt werden kann. Gerade die Menschen, die gelegentlich die Simulation eines katatonen Stupors versuchen, haben gewöhnlich, aus naheliegenden Gründen, sehr „sensible" Pupillen mit lebhaften Psychoreflexen" (S.551f).

Gelegentlich wurden auch angenommene Störungen der Blutverteilung in den Extremitäten bei der Schizophrenie mit Bumkes Namen verbunden. Neben den Pupillenreflexen, für deren Dokumentation zu der damaligen Zeit noch keine geeigneten Apparaturen zur Verfügung standen, beschrieb Bumke nämlich auch eine Störung der Blutverteilung in den Extremitäten schizophrener Patienten, die venenplethysmographisch objektiv gemessen werden konnte. Er gab dabei Störungen desjenigen Blutflusses „bei der also Blut von den Extremitäten zum Stamm zurückfließt", ebenfalls mit 60 % an.

Kommentar:

Das Symptom der gestörten Psychoreflexe findet in der aktuellen Standardliteratur keine Erwähnung mehr und es ist daher in erster Linie historisch zu verstehen. Dennoch spielt die Suche nach „objektiven" biologischen und physiologischen Markern v.a. bei der Schizophrenie und hier besonders bei der Früherkennung von psychotischen (z.B. evozierte Potenziale, Hautleitfähigkeit, neuropsychologische Alterationen) Erkrankungen eine große Rolle. Eine Störung der sog. Psychoreflexe mag darüber hinaus auf eine Affekt- oder neuropsychologische Störung im Rahmen von schizophrenen Psychosen hinweisen, wie dies in neuerer Zeit Gegenstand intensiver Forschung ist. Möglicherweise können Verbindungen des „Bumkeschen Zeichens" auch mit Aufmerksamkeitsstörungen oder kognitiven Dysfunktionen bei der Schizophrenie in Verbindung gebracht werden.

Literatur:

Bumke O (Hrsg) (1932) Handbuch der Geisteskrankheiten, Bd 9, Spez Teil 5. Die Schizophrenie. Springer, Berlin.

Bumke O (1948) Lehrbuch der Geisteskrankheiten. J.F. Bergmann-Verlag, München; Springer, Berlin Göttingen Heidelberg

Kehrer (1948) Oswald Bumke zum 70. Geburtstag. Arch Psychiat Nervenkr 179:1-5

Stauder KH (1951) In memoriam Oswald Bumke. Arch Psychiat Nervenkr 187:I-XIV

Georg Stertz (1878–1959)

Stertzsches Zwischenhirnsyndrom („Syndrom des vorzeitigen Verbrauchtseins")

Biographie:

Georg Stertz wurde am 19. Dezember 1878 als Sohn eines wohlhabenden Kaufmannes in Breslau geboren, wo er nach dem Gymnasium zunächst im schlesischen Leibkürassierregiment diente und später Medizin studierte. 1902 absolvierte er das Staatsexamen, 1903 folgte die Promotion. Nach einem Volontariat in der Pathologie in Hamburg und Freiburg war er 1904–1906 Assistent unter Max Nonne (1861–1959)[79] im Krankenhaus Eppendorf in Hamburg. 1907 wurde er Assistent unter → Bonhoeffer (1868–1948) in Breslau. 1910 siedelte er nach Bonn in die Nervenklinik zu Alexander Westphal (1863–1941) über, wo er sich 1911/12 habilitierte. 1912 wurde er Oberarzt in Breslau unter → Alois Alzheimer (1864–1915), wo er 1914 a.o. Professor wurde. In Breslau lernte er Alzheimers Tochter Gertrud kennen, die er schließlich heiratete. Er leistete militärärztlichen Dienst in Spa. Nach dem Tode Alzheimers wurde er bis 1917, zum Dienstantritt → Bumkes (1877–1950), stellvertretender Leiter der Breslauer Klinik. Danach war er unter Bumke weiter Oberarzt. 1919–1921 war er Oberarzt unter → Kraepelin (1856–1926) in München, wo er zum a.o. Professor ernannt wurde. 1921 wurde er nach Marburg als Direktor der Universitäts-Nervenklinik berufen, 1926 nach Kiel als Nachfolger Ernst Siemerlings (1857–1931)[80]. 1931 lehnte er eine Berufung nach Bonn als Nachfolger Westphals (1863–1941) ab; bereits zwei Jahre zuvor war erstmalig seine Arbeit über das Zwischenhirnsyndrom erschienen. 1937 wurde er zwangspensioniert, nachdem er bereits 1933 fünf Assistenten durch den nationalsozialistischen Machtwechsel verloren hatte (u.a. Kurt Kolle[81]), und er siedelte nach Wessling in Oberbayern über. Grund für die Entfernung aus dem Amt war die jüdische Abstammung seiner Frau, der Tochter Alzheimers. 1945 wurde im Rahmen der Wiedergutmachung seine Zwangspensionierung in eine Emeritierung umgewandelt, doch blieb Stertz klinisch weiter aktiv und er wurde noch 1946 stellvertretender Direktor der Münchener Nervenklinik. 1947 wurde er dann in München der Nachfolger Bumkes. Die endgültige Emeritierung erfolgte 1952. Sein Nachfolger in München wurde Kurt Kolle (1898–1975). Georg Stertz starb am 19. März 1959 im Alter von 80 Jahren.

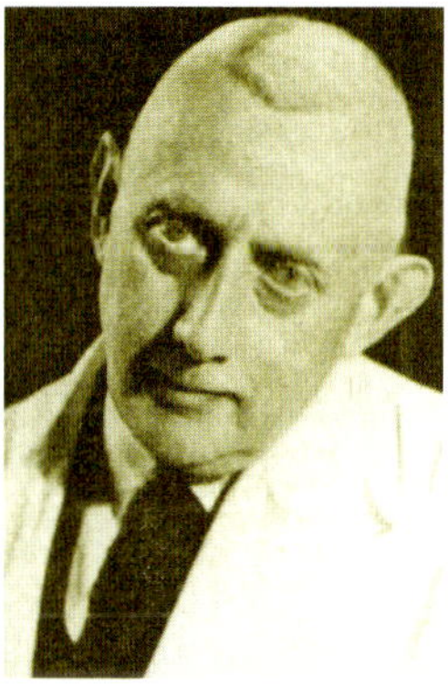

Klinische Beschreibung:

Es handelt sich um psychische Symptome nach Läsion des Zwischenhirns. Stertz beschrieb bei einer Patientin, die zunächst an einer → Encephalitis lethargica (Economo) zu leiden schien, was sich jedoch letztlich als ein Tumor im Gebiet des Zwischenhirnes (Diencephalon) herausstellte, eine → „Korsakow-artige Störung" mit Schlafsucht, differenten Pupillen, Blasenschwäche, Mensesverlust und Adipositas. Schließlich kam noch eine Hemiplegie hinzu. Weitere Patienten wiesen einen ausgeprägten Mangel des Spontanantriebs mit hierdurch bedingt scheinbarer Einbuße von Intelligenz und Gedächtnis auf. Affektiv erschienen sie oft flach-euphorisch, im Verhalten apathisch und mit erheblichen Schlafstörungen.

Oft besteht bei den Patienten der Beschreibung nach keine Krankheitseinsicht. Bei erfolgreicher Behandlung ist eine Remission möglich. Das Syndrom kommt u.a. bei Hirntumoren, besonders Hypophysentumoren, Hirnabszessen, Arteriosklerose, Syphilis, multipler Sklerose, Enzephalitiden, Alkoholismus und Hirnverletzungen vor. Eine Untersuchung an neun Patienten mit Störungen der Zwischenhirnregion ergab eine insgesamt ähnliche Symptomatologie, die Stertz zu folgender Syndrombeschreibung veranlasste (Tab. 1):

Tab. 1: Zwischenhirnsyndrom nach Stertz (1929)

- **Schlafsucht**
- **Psychische Störung** (Senkung des Energieniveaus bei ungetrübtem Bewusstsein, Gedankenarmut, Denkträgheit, Flachheit des Niveaus, Mangel aller kritischen Einstellung, witzelnder Einschlag, flache Euphorie, apathisches Verhalten, Interessen- und Initiativelosigkeit, Auffassungsstörung, inhaltsarme Sprache, Gedächtnisstörung mit Neigung zu Konfabulationen, Orientierungsstörung)
- **Pupillensymptome**

Die psychische Störung wurde von Stertz 1933 als „charakteristisch" bezeichnet. Die darin enthaltene Gedächtnisstörung beschrieb er als „Korsakow-artig". Stertz unterschied von der „Hirnmanteldemenz" seine beschriebene Form als „Hirnstammdemenz", bei der die prinzipiell intakten Großhirnleistungen durch die Hirnstammstörung gewissermaßen „außer Kraft gesetzt" werden. Neben die organische Ätiologie stellte Stertz aber auch die Möglichkeit einer „endogenen" oder sogar durch Umweltfaktoren mitbedingten Verursachung. Er sprach in diesem Zusammenhang von „vorzeitig verbrauchten Menschen" mit „Einbuße an Spannkraft oder Elastizität, die sie fortan in ihrem Beruf erlahmen und in noch höherem Grade allen neuartigen Anforderungen des Lebens gegenüber versagen lässt". Stertz sieht hierbei Zusammenhänge mit der Neurasthenie und mit Unfallneurosen, wobei sich organische Veranlagung und psychogene Reaktionen synergistisch gegenseitig beeinflussen und im Sinne eines „psychophysischen Regelkreises" gedeutet werden können.

Kommentar:

Das Zwischenhirn (Diencephalon) ist Teil des Hirnstamms, und enthält u.a. den dritten Hirnventrikel und den Hypothalamus mit Funktion für u.a. vegetative Zentren zur Steuerung wichtiger Stoffwechselvorgänge wie Wärme- und Wasserhaushalt, Kohlenhydrat-, Fett- oder Proteinstoffwechsel, zentralnervöse vasomotorische Regulierung (z.B. Blutdruck), Regulierung blutbildender Organe und Schweißsekretion. Außerdem bestehen Verbindungen zu mehreren extrapyramidal-motorischen Kernen (z.B. Pallidum) und eine Beeinflussung des vegetativen Nervensystems sowie des Hypothalamus-Hypophysen-Systems (Neurosekretion). Das Zwischenhirn-Hypophysen-System beeinflusst über die durch Releasing-Hormone freigesetzten HVL-Hormone und über die direkt in den Körperkreislauf abgegebenen HHL-Hormone wichtige Stoffwechselfunktionen. Daraus ergeben sich eine Reihe möglicher neuro-psychiatrischer Störungen, u.a. eine allgemeine Beeinträchtigung der intellektuellen Funktionen wie Aufmerksamkeit, Auffassung und Informationsverarbeitung. Auch globale Amnesien bei bilateralen Schädigungen sind beschrieben, meist mit limbischen Schädigungen. Auch das amnestische Korsakow-Syndrom kann mit dienzephalen Schädigungen einhergehen.

Der Begriff des „Stertzschen Zwischenhirnsyndroms" ist nicht mehr gebräuchlich. Es ist als klinisches Syndrom nicht spezifisch auf das Diencephalon beschränkt, auf der anderen Seite rufen diencephale Schädigungen aber auch andere Symptome hervor (vgl. bei akuten Störungen auch: Bonhoeffer-Regel). Interessant ist die Beschreibung und explizite Benennung des Syndroms als „Syndrom des vorzeitigen Verbrauchtseins", die damit als eine symptomatologische und terminologische Vorwegnahme des 1949 beschriebenen → Beringer-Mallison-Syndrom („vorzeitiger Versagenszustand") gelten kann.

Literatur:

Kolb B, Whishaw IQ (1996) Neuropsychologie. Spektrum Akademischer Verlag, Heidelberg Berlin Oxford

Kolle K (1948) Georg Stertz zum 70. Geburtstag. Nervenarzt 19:441-442

Kolle K (1959) Georg Stertz. MMW 19:869-870

Poeck K (1989) Klinische Neuropsychologie. Thieme, Stuttgart New York

Schliack H, Hippius H (1998) Nervenärzte, Biographien. Thieme, Stuttgart New York

Stertz G (1929) Die Symptomatologie der Tumoren im Bereich des Zwischenhirns (Zwischenhirnsyndrom). Arch Psychiat Nervenkr 88:794-797

Stertz G (1933) Probleme des Zwischenhirns. Arch Psychiat Nervenkr 98:441-445

Tellenbach H (1959) In memoriam Georg Stertz. Nervenarzt 30:473

Karl Jaspers (1883–1969)

Jaspersche Schichtenregel, Jaspers-Theorem, statisches und genetisches Verstehen

Biographie:

Karl Theodor Jaspers wurde am 23. Februar 1883 in Oldenburg geboren. Er absolvierte 1901 sein Abitur; im selben Jahr wurde bei ihm die Diagnose eines Lungenemphysems gestellt und mit der dringenden Empfehlung verbunden, für das weitere Leben konsequente körperliche Schonung einzuhalten. 1901/02 studierte er Jura in Heidelberg und München und er nahm Unterricht in Graphologie bei

Klages (1872–1956)[82]. Von 1902–1908 studierte er Medizin in Berlin, Göttingen und Heidelberg. 1907 lernte er Gertrud Mayer kennen, die er 1910 heiratete. 1908 promovierte er mit der Schrift: „Heimweh und Verbrechen". 1909 erlangte er die

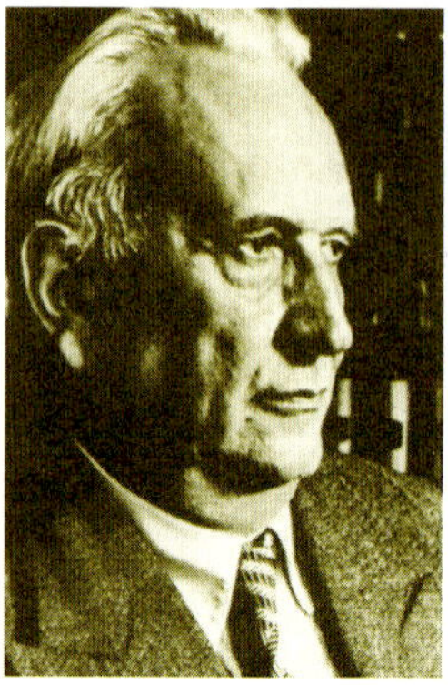

Approbation zum Arzt und begegnete erstmals dem Soziologen Max Weber (1864–1920). 1909–1915 war er „Volontärassistent" in der Heidelberger Psychiatrischen Klinik unter Franz Nissl (1860–1919). „Volontärassistent" bedeutete, dass er für seine Tätigkeit in der Klinik kein Gehalt bekam – die Familie Jaspers war vermögend – und gründete sich darauf, dass er aufgrund seines chronischen Lungenleidens nicht im Stande schien, die anstrengende Assistententätigkeit voll auszufüllen. Dies versetzte ihn in die Lage, einerseits den Klinikbetrieb ausgiebig kennen zu lernen, sich aber auf der anderen Seite auch beobachtend abseits zu stellen. Diese „klinische Distanz" hat sicher die Entstehung seiner theoretischen Schriften ermöglicht oder zumindest erheblich begünstigt. Neben anderen Arbeiten erschien 1912 seine Schrift: „Die phänomenologische Forschungsrichtung in der Psychopathologie". 1913 schließlich habilitierte er sich bei Wilhelm Windelband (1848–1915) in der Fachrichtung Psychologie mit seinem für die Psychiatrie noch heute bedeutsamen Werk: „Allgemeine Psychopathologie", das zuletzt 1973 in der neunten Auflage erschien, erneut (unverändert) aufgelegt werden soll, und sich auf den Text von 1942 (vierte Auflage) bezieht, der durch die nationalsozialistische Herrschaft erst 1946 erscheinen konnte. Die jetzt erhältliche Ausgabe ist – im Gegensatz zur ersten Auflage 1913 – wesentlich erweitert und auch (existenz-) philosophisch durchwoben, was das Buch für Nichtphilosophen stellenweise nicht unbedingt zur „leichten Lektüre" macht. 1916 scheidet Jaspers aus dem Dienst der Psychiatrischen Klinik aus und wird Extraordinarius für Psychologie in Heidelberg. 1919 erscheint sein Werk: „Psychologie der Weltanschauungen", was nach überwiegender Meinung der Rezensenten den endgültigen Übergang von Jaspers zur Philosophie bedeutete. 1920 wurde er Extraordinarius für Philosophie in Heidelberg und es entwickelte sich eine Freundschaft zu Martin Heidegger (1889–1976). In den folgenden Jahren lehnte er Rufe nach Greifswald und Kiel (1921) sowie Bonn (1928) ab, nachdem er 1922 Ordinarius für Philosophie in Heidelberg geworden war. Aktiv griff er zu dieser Zeit nicht mehr in das psychiatrische Geschehen ein, wenngleich er für die vierte Auflage der „Allgemeinen Psychopathologie" (1946) den Rat → Kurt Schneiders (1887–1967) suchte, mit dem er durch Briefwechsel verbunden blieb. Während der Zeit des Nationalsozialismus wurde Jaspers mit einem Publikationsverbot belegt, bereits 1933 erfolgte der Ausschluss aus der Universitätsverwaltung. 1939 starb sein Vater, nur ein Jahr später seine Mutter. 1941/42 erhielt er eine Einladung als Gastdozent nach Basel. Da seine jüdische Frau jedoch keine Ausreisegenehmigung bekam, lehnte er ab. 1945 erfolgte seine universitäre Wiedereinsetzung in Heidelberg. 1948 siedelte er nach Basel über und folgte dem Ruf der Universität als Nachfolger von Paul Häberlin (1878–1960). Am 26. Februar 1969 starb Karl Jaspers, wobei er neben den erwähnten psychopathologischen Schriften v.a. ein umfangreiches philosophisches Werk hinterließ. Aus seinen zahlreichen Ehrungen sei an dieser Stelle nur die Ehrenmitgliedschaft der American Psychopathological Association erwähnt.

Klinische Beschreibung:

Viele Autoren sehen im Werk von Karl Jaspers die erste wirklich methodologisch ausgerichtete wissenschaftliche Psychopathologie. Jaspers ging davon aus, das der Mensch als Individuum in seiner Gesamtheit nicht durch klinisch-psychiatrische

Einzelwissenschaften zu erfassen sei. Jede Einzelwissenschaft müsse sich daher ihrer Methodik und der eigenen Grenzen bewusst sein, obwohl alle auf die Erforschung der „Seelenstörung" gerichtet seien:

Psychiatrische Einzelwissenschaften:

- Diagnostische Einordnung klinischer Erscheinungen (Kraepelin)
- Morphologie des Nervensystems (Nissl, Alzheimer)
- Gehirn (Griesinger, Meynert, Wernicke)
- Psychoanalyse (Freud)
- Erbanlagen (Rüdin)
- Syphilis
- Schizophrenie-Lehre (Bleuler)
- Exogene Reaktionstypen (Bonhoeffer)
- Paranoide Entwicklungen (Gaupp, Kretschmer)

Seelenstörung

Als Ganzes in seiner Individualität könne der Mensch nur durch eine Synthese erfasst werden. Die verschiedenen Verfahren der Einzelwissenschaften müssten daher voneinander geschieden und auseinandergehalten werden.

Neben der Betonung der Methodologie und der Grenzen der Einzelwissenschaften bei der Erfassung des Menschen als Individuum sind weitere Gedanken von Jaspers im klinischen Kontext von großer Bedeutung. Besonders auf seine Unterscheidung in ein „statisches" und „genetisches" Verstehen sei an dieser Stelle hingewiesen:

Statisches Verstehen: Dieses „Verstehen eines Zustandes" basiert auf der deskriptiven Erfassung von einzelnen „Tatbeständen", z.B. einer Trugwahrnehmung, Wahnwahrnehmung etc. Als Methode dient dabei das „Sich-Hinein-Versetzen". Damit wird das menschliche Innenleben ernst genommen, da es so zu einer intensiven Beziehung in der Untersuchungssituation zwischen Untersucher und Patienten kommt.

Genetisches Verstehen: Auch hier ist die Methode ein „Sich-Hinein-Versetzen", jedoch nicht mehr in Einzelphänomene, wie beim statischen Verstehen, sondern es bedeutet eine Einfühlung in den „Konnex des seelischen Lebens". Es kommt zu einem Verstehen, wie „Seelisches aus Seelischem hervorgeht". Hier geht es nicht mehr darum, was und wie ein Mensch erlebt, sondern warum er es in der betreffenden Situation so erlebt.

Einer genetisch „verstehenden Psychologie" setzt Jaspers die kausal „erklärende Psychologie" gegenüber. Dies wird auch als das „Jaspers-Theorem" bezeichnet. Während die Ausbildung einer Neurose z.B. lebensgeschichtlich im Sinne einer psychischen Entwicklung verständlich ist, ist die Entwicklung einer Psychose als ein krankhafter „Prozess“ unverständlich und allenfalls mit Hilfe der Einzelwissenschaften als Krankheitsgeschehen kausal erklärbar. Neben der damit postulierten psychologischen Unverstehbarkeit des Hereinbrechens eines als endogen angenommenen schizophrenen Prozesses hatte das Jaspers-Theorem aber auch besonders Auswirkungen auf das Konzept der Depressionen. Verstehbarkeit wird zum Kennzeichen der „neurotischen Depression“, während die „endogene Depression“ unverstehbar bleibt und allenfalls als endogener Krankheitsprozess kausal erklärbar wird. Diese Dichotomie der Depressionen ist bis heute in der Psychiatrie spürbar und wird auch durch die operationalisierten Diagnosemanuale ICD-10 und DSM-III/IV – durch die Einführung des an die endogene Depression erinnernden „melancholischen Subtyps“ – nicht vollständig aufgehoben.

Der Name Jaspers ist in der heutigen Psychiatrie noch mit der „Schichtenregel“ verbunden, die eine Gewichtung verschiedener Krankheitsgruppen vorsieht. Die Jaspersche Schichtenregel bedeutet eine diagnostische Hierarchie mit dem Primat des Organischen: „Man kann sich die Lage durch ein Bild veranschaulichen: Die Krankheitssymptome liegen wie Ebenen übereinander, oben die neurotischen Symptome, (das Psychasthenische, Hysterische) dann die manisch-depressiven, dann die Prozesssymptome (das Schizophrene), schließlich die organischen (psychischen und körperlichen) Symptome. Die tiefste Schicht, die bei der Untersuchung des Einzelfalles erreicht wird, gibt den Ausschlag für die Diagnose.“

Jaspersche Schichtenregel:

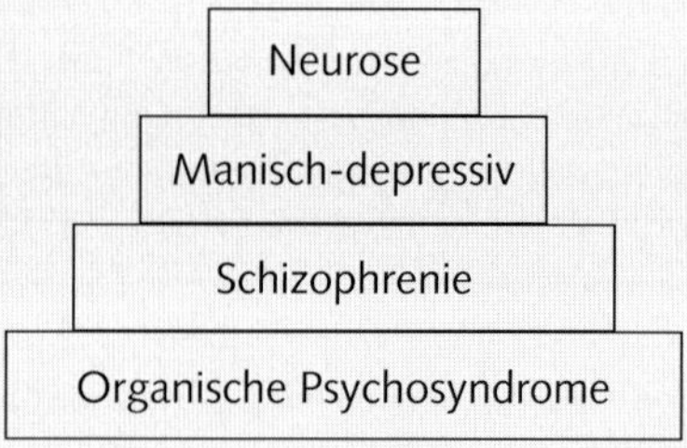

Kommentar:

Ohne Zweifel bildet die Jaspersche Methodik bezüglich statischem und genetischem Verstehen sowie in der Unterscheidung zwischen „Verstehen“ und „Erklären“ auch heute noch einen soliden Untergrund, den auch Anfänger in der psychiatrischen Ausbildung kennen sollten. Das „Sich-Hinein-Versetzen“ in den Patienten bildet auch heute die Voraussetzung für den Arzt, Patienten in ihrer Krankheit zu verstehen und es bietet bei psychotischen Symptomen darüber hinaus differenzialdiagnostisch nützliche Hinweise, ob es sich beispielsweise um ein aus der Biographie unableitbares „primäres“ Wahnerlebnis oder um ein ableitbares „sekundäres“ Erleben handelt. Die Biographie des Patienten wird so zu einem wichtigen Instrument des Verstehens und wird nicht von der aktuellen Symptomebene verbindungslos abgetrennt. Von Seiten der empirisch-wissenschaftlichen Psychiatrie ist Jaspers aber wohl zu Recht vorgehalten worden, er erhebe mit der Betonung auf die „Einfühlungsgabe“ des Untersuchers einen subjektiven Maßstab zu einem objektiven Kriterium.

Bei einer Bewertung der Jasperschen Schichtenregel muss berücksichtigt werden, dass in der Ära vor den operationalisierten Diagnosemanualen DSM-III/IV und ICD-10 noch die Idee → Kahlbaums (1828–1899) und → Kraepelins (1856–1926) von den Krankheitseinheiten die dominierende war, an der sich die psychiatrische Diagnostik orientierte. Alle Krankheitserscheinungen sollten möglichst in einer Diagnose zusammengefasst werden. Waren also bei einem Patienten z.B. Zeichen einer hirnorganischen Erkrankung aufgetreten, wurde er dementsprechend diagnostiziert, auch wenn sich im weiteren Verlauf ausschließlich „endogene" oder „neurotische" Symptome zeigten. Die heute angewandte operationalisierte Diagnostik beschreitet demgegenüber einen anderen Weg, indem möglichst alle psychischen Störungserscheinungen (nicht Krankheitseinheiten) im Rahmen einer Komorbidität diagnostiziert werden sollten. Mehrere psychiatrische Diagnosen multiaxial bei einem Patienten zu stellen, ist heute eher die Regel als die Ausnahme. Dies bedeutet eine radikale Änderung der psychiatrischen Diagnostik in den letzten Jahren, in denen die Jaspersche Schichtenregel durch das Prinzip der Komorbidität abgelöst wurde.

Literatur:

Berrios GE (1993) Phenomenology and Psychopathology: Was There Ever a Relationship? Compr Psychiatry 34:213-220

Blankenburg W (1984) Unausgeschöpftes in der Psychopathologie von Karl Jaspers. Nervenarzt 55:447-460

Braasch F (1986) Die Dichotomie der Depressionen als Folge des Jaspers-Theorems. Nervenarzt 5:526-531

Glatzel J (1984) Die Psychopathologie Karl Jaspers´ in der Kritik. Nervenarzt 55:10-17

Huber G (1984) Die Bedeutung von Karl Jaspers für die Psychiatrie der Gegenwart. Nervenarzt 55:1 9

Janzarik W (1984) Jaspers, Kurt Schneider und die Heidelberger Psychopathologie. Nervenarzt 55:18-24

Jaspers K (1973) Allgemeine Psychopathologie. Springer, Berlin Heidelberg New York

Jaspers K (1990) Gesammelte Schriften zur Psychopathologie. Springer, Berlin Heidelberg New York London Paris Tokyo Hong Kong

Kolle K (1970) Karl Jaspers. In: Kolle K (Hrsg) Grosse Nervenärzte. Thieme, Stuttgart, Bd.1 S. 145-152

Saner H (1970) Jaspers. Rowohlt, Reinbek

Tellenbach H (1987) Karl Jaspers´ Konzeption einer geistigen Psychiatrie. Nervenarzt 58:743-747

Weitbrecht HJ (1969) Karl Jaspers. Nervenarzt 40:453-454

Friederich (Fritz, Frederick) Heinrich (Henry) Lewy (Lewey) (1885–1950)

Lewy-Körper, Lewy-Körper-Demenz

Biographie:

Friedrich Heinrich Lewy wurde am 28. Januar 1885 in Berlin als Sohn eines jüdischen Arztes geboren. Er absolvierte sein Medizinstudium in Zürich und Berlin. Die Promotion erfolgte 1910 in Berlin und er entdeckte 1912 im Nucleus basalis Meynert und Nucleus dorsalis nervi vagi intra- und extraneurale eosinophile Einschlusskörperchen. Lewy hatte im Auftrag → Alois Alzheimers (1864–1915) die

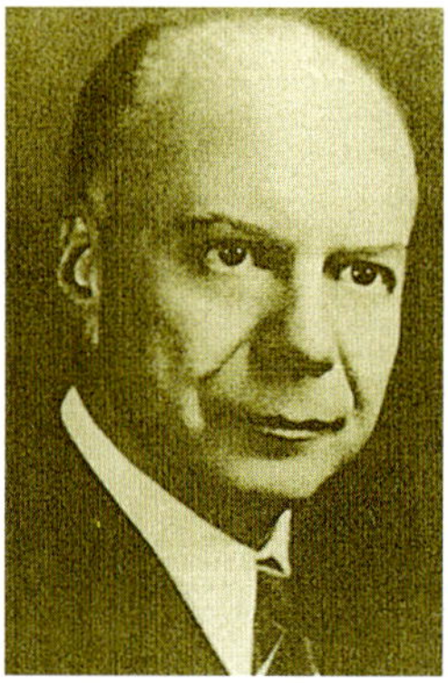

Schüttellähmung (M. Parkinson) untersucht. Tretiakoff nannte die Einschluss-Körperchen 1919 „Lewy-Körperchen". Er lernte Neuroanatomie bei Constantin von Monakow (1853–1930) in Zürich, Neurophysiologie bei Rudolph Magnus (1873–1927) in Utrecht, klinische Neurologie bei Hermann Oppenheim (1858–1919) und Richard Cassirer (1868–1925) in Berlin. In München studierte er klinische Psychiatrie bei → Emil Kraepelin (1856–1926), Neuropathologie bei Walther Spielmeyer (1879–1935), Franz Nissl (1860–1919) und Alzheimer. 1912 wurde der brillante Mediziner in jungen Jahren und nur zwei Jahre nach seiner Promotion Direktor der Laboratorien der Neuropsychiatrischen Klinik der Breslauer Universität, damals ein internationales Institut für Hirnforschung. Lewy diente im Ersten Weltkrieg in der Deutschen Armee in Frankreich, Russland und in der Türkei, wo er für ein Feldlazarett verantwortlich war. Ab 1919 war er zunächst Forschungsassistent an der II. Medizinischen Klinik der Charité in Berlin. Dort habilitierte er sich 1921 für das Fach Neurologie und er wurde 1923 a.o. Professor. Im selben Jahr entdeckte Lewy Zusammenhänge zwischen dem Auftreten von „Lewy-Körpern" und Krankheitsformen mit Demenz und Psychosen. Er publizierte u.a. „Die Lehre vom Tonus und der Bewegung" (1923), „Die Oblongata und die Hirnnervenkerne" (1927), „Die Motorik" (1931). Er war Mitherausgeber des Handbuchs „Die Biologie der Person" (1926–1931). Es ist beschrieben, dass er 1926 Chef der neurologischen Abteilung der Charité, 1930 des Neurologischen Instituts in Berlin wurde. Am 3.2.1934 wurde ihm auf Grund des NS-Gesetzes zur Wiederherstellung des Berufsbeamtentums die Lehrbefugnis entzogen. 1934 emigrierte er auf Einladung von Dr. Charles H. Frazier in die USA, wo er als „Rockefeller fellow" und später als Gastprofessor für Neurophysiologie an der Neurologischen Abteilung der University of Pennsylvania in Philadelphia arbeitete. 1940 war er Gastprofessor für Neuropathologie. Zwischen 1939 und 1941 scheint Lewy seinen Namen in „Lewey" geändert zu haben. Dies hängt möglicherweise mit einer Konvertierung zum Quäker zusammen, mit deren Hilfe er in die USA immigrieren konnte. 1943 diente er als Neurologe in der US-Army, unter anderem als Leiter der neurologischen Abteilung des Cushing-Hospials. 1947 wurde er Professor für Neuroanatomie und a.o. Professor für Neuropathologie. Während dieser Zeit schrieb er einige Arbeiten über die Basalganglien und über Schmerzsyndrome. Zuletzt widmete er sein Interesse auch Fragestellungen peripherer Nervenläsionen. Er starb am 5. Oktober 1950 in Philadelphia. Er wurde als Mitglied der Quäker auf dem Haverford Friends

Cemetery in Buck Lane, Pennsylvania, beerdigt. Nachrufe in renommierten deutschsprachigen Zeitschriften sucht man vergebens.

Klinische Beschreibung:

Der Begriff der „Lewy-Körper-Krankheit" stammt von Koska et al. 1984 (zit. n. Ransmayr et al.). „Lewy-Körper" sind intrazytoplasmatische, eosinophile Einschlusskörper in subkortikalen Kerngebieten und melaninhaltigen Nervenzellen des Gehirns (v.a. in Locus coeruleus, substantia nigra, dorsaler Vaguskern, substantia innominata). Sie kommen in unterschiedlicher Lokalisation bei verschiedenen Krankheiten vor, bei denen histopathologisch Übergänge angenommen werden (Tab. 1).

Tab. 1: Erkrankung und bevorzugte Lewy-Körper-Lokalisation (n. A. Kurz)

Idiopathische Parkinson-Krankheit	Subkortikal
Reine Lewy-Körper-Krankheit	Kortikal, ohne Alzheimer-Pathologie
Diffuse Lewy-Körper-Krankheit	Kortikal, kombiniert mit Alzheimer-Pathologie

Darüber hinaus kommen Lewy-Körper auch im Rahmen normaler Alterungsprozesse, bei DAT, ALS und anderen neurodegenerativen Erkrankungen vor. Man vermutet, dass das Auftreten von neokortikalen Lewy-Körpern bei Parkinson-Patienten für die Entstehung einer Demenz verantwortlich sein könnte. Eine reine Lewy-Körper-Krankheit scheint eher selten zu sein, im Gegensatz zu der gemischten Form mit der Alzheimer-Pathologie, die man auch als Lewy-Körper-Variante der Alzheimer-Krankheit bezeichnet. Alzheimer- und Lewy-Körper-Pathologie wirken hierbei vermutlich synergistisch. Es finden sich Nervenzellverluste, besonders in der Substantia nigra und im cholinergen Nucleus basalis Meynert. Eine Reduktion der cholinergen Aktivität findet sich im Kortex. Die seltene reine Lewy-Körper-Krankheit betrifft meist Menschen im mittleren Alter, wobei Parkinson-Symptome ganz im Vordergrund stehen. Der Beginn ist schleichend, der Verlauf langsam progredient, wobei Schwankungen in den kognitiv-mnestischen Funktionen stärker als bei der Alzheimer-Krankheit sind. Depressionen und psychotische Symptome mit oft optischen Halluzinationen sind häufig. Dabei besteht eine Überempfindlichkeit gegenüber klassischen Neuroleptika, die bei Anwendung oft zu einer deutlichen Krankheitsverschlechterung (z.B. Rigor, Sedierung, Verwirrtheit) führen. Die diagnostischen Kriterien, die auf eine Demenz bei Lewy-Körpern hinweisen, werden in Tab. 2 dargestellt.

Im Vergleich mit Alzheimer-Patienten zeigt das MRT bei den Lewy-Körper-Erkrankungen eine geringere Atrophie des Mediotemporallappens, die kortikale Minderperfusion liegt dabei weiter okzipital. Das EEG zeigt oft eine stärkere Verlangsamung. Es kommen auch Störungen des REM-Schlafes mit Vokalisieren, Extremitätenbewegungen und auffallender Traumerinnerung vor.

Ob sich Unterschiede in der mittleren Überlebenszeit zwischen der Lewy-Körper-Krankheit und der Alzheimer-Erkrankung ergeben, scheint noch nicht abschließend geklärt zu sein. Therapeutisch spricht die extrapyramidale Parkinson-Symp-

Tab. 2: Konsensuskriterien für die klinische Diagnose einer wahrscheinlichen oder möglichen Demenz bei Lewy-Körperchen (n. McKeith et al., 1996, zit. n. Förstl 2000)

Demenzsyndrom	• Progrediente kognitive Verschlechterung von ausreichender Schwere, um die gewohnten sozialen und beruflichen Funktionen zu beeinträchtigen
Obligate Merkmale (mindestens 2 für wahrscheinliche, 1 für mögliche Demenz bei LK	• Fluktuierende kognitive Leistungen • Visuelle Halluzinationen • Parkinson-Symptomatik
Supportive Merkmale	• Wiederholte Stürze • Synkopen • Transienter Bewusstseinsverlust • Neuroleptische Sensitivität • Systematischer Wahn • Halluzination in anderen Modalitäten
Eine Demenz bei LK ist weniger wahrscheinlich bei Hinweisen auf	• Schlaganfall • Somatische oder Hirnerkrankungen

tomatik auf L-Dopa-Behandlung an, was aber das Risiko für das Auftreten oder die Verstärkung von psychotischen Phänomenen erhöht. Auf der anderen Seite besteht eine Überempfindlichkeit gegenüber einer Behandlung durch klassische Neuroleptika. Es werden daher vorsichtige Versuche mit atypischen Neuroleptika empfohlen, wenn eine neuroleptische Behandlung notwendig ist. Die kognitiven Störungen können mit Cholinesterasehemmern behandelt werden.

Kommentar:

Die Bedeutung der Lewy-Körperchen (LK) für die Entstehung von Demenzformen wird erst seit einigen Jahren als hoch bewertet, was sich in der zunehmenden Zahl erscheinender Publikationen ablesen lässt. Lewy selbst stellte bereits 1923 Zusammenhänge der LK mit dem Auftreten von Demenz und Psychosen fest. In modernen Autopsie-Serien machte sie Beschreibungen zufolge bis zu 20 bis 30 % aller Demenzursachen aus. Danach wäre sie nach der Alzheimer-Erkrankung sogar die zweithäufigste degenerative Demenzform. Nach Art der Verteilung der Lewy-Körper zwischen kortikal, subkortikal und hirnstammbetont, wurde die Lewy-Körper-Krankheit in verschiedene Varianten unterteilt. Inwieweit sich der Begriff der Lewy-Körper-Demenz in der Klinik einbürgern wird, bleibt noch abzuwarten. Spannend ist jedenfalls die Erkenntnis, dass es auch im Fall der hirnorganischen (Psycho-) Syndrome und Demenzen zu fließenden Übergängen kommt, wie am Beispiel der Lewy-Körper-Krankheit, dem Parkinson-Syndrom und der Alzheimer-Demenz deutlich wird.

Literatur:

Cohn DF (1997) Letter. J Clin Neurophysiol 14:457-458

Förstl H (2000) Neuropsychologie und Psychopathologie kortikaler und subkortikaler Demenzformen. In: Calabrese P, Förstl H (Hrsg) Psychopathologie und Neuropsychologie der Demenzen. Pabst Science Publishers, Lengerich Berlin Riga Rom Wien Zagreb

Gibb WRG, Poewe WH (1986) The Centenary of Friederich H. Lewy 1885–1950. Neuropathol Appl Neurobiol 12:217-222

Kurz A (2000) Demenz. In: Möller HJ, Laux G, Kapfhammer HP (Hrsg) Psychiatrie und Psychotherapie. Springer, Berlin Heidelberg New York

Ransmayr G, Wenning GK, Seppi K, Jellinger K, Poewe W (2000) Demenz mit Lewy-Körperchen. Nervenarzt 71:929-935

Schiller F (2000) Fritz Lewy and His Bodies. J Hist Neurosci 9:148-151

Sweeney PJ (1997) Letter. J Clin Neurophysiol 14:457-458

Sweeney PJ, Lloyd MF, Daroff RB (1997) What´s in a name? Dr. Lewey and the Lewy body. Neurology 49:629-630

Hans-Gerhard Creutzfeld (1885–1964)

Alfons Maria Jakob (1884–1931)

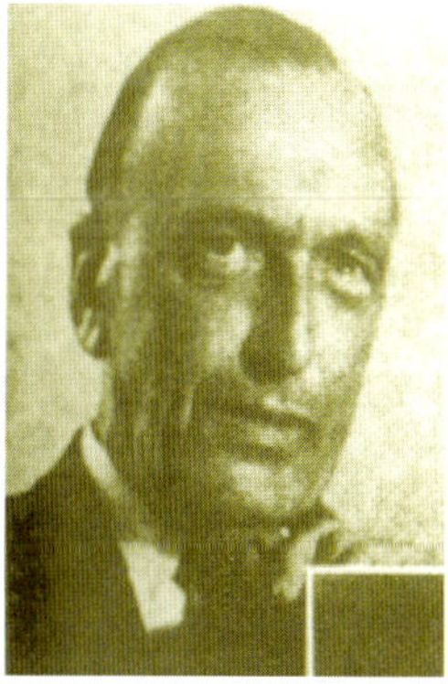

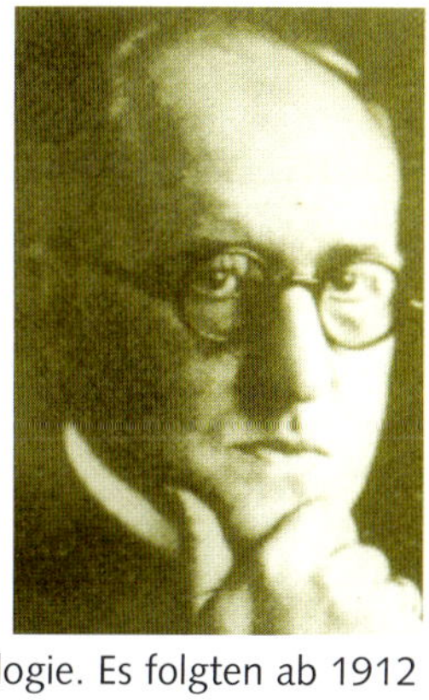

Creutzfeld-Jakobsche Krankheit (CJD)

Biographie:

Beide, Hans-Gerhard Creutzfeld und Alfons Maria Jakob waren Neurologen, der erstere in Kiel, der andere in Hamburg. Beide beschrieben die nach ihnen benannte Erkrankung 1920 (Creutzfeld bzw. Jakob) unabhängig voneinander, aber durch die Forschung des gemeinsamen Lehrers → Alois Alzheimer (1864–1915) inspiriert.

Der aus einer Arztfamilie stammende Hans-Gerhard Creutzfeld wurde am 2. Juni 1885 in Harburg an der Elbe geboren und studierte bis zu seinem Examen 1908 in Jena, Rostock und Kiel Medizin. Nach dem Militärdienst und einer zweijährigen Tätigkeit als Schiffsarzt, wobei er Südostasien und die Südsee bereiste, entdeckte er sein Interesse für die Nervenheilkunde und die Neuropathologie. Es folgten ab 1912 Arbeitstätigkeiten in Breslau, München und Berlin. Im Ersten Weltkrieg war er Marinereservearzt, danach wurde er Assistent an der histopathologischen Abteilung der Deutschen Forschungsanstalt für Psychiatrie in München. 1924 wurde er Assistent an der Universitäts-Nervenklinik in Kiel, wo er habilitierte. Danach verbrachte er 14 Jahre in der Charité bei → Bonhoeffer (1868–1948), zunächst als Assistent, später als Oberarzt. Creutzfeld leitete schließlich ab 1938 als Ordinarius die Psychiatrische und Neurologische Universitätsklinik Kiel bis 1953. Nach seiner Emeritierung war er als „wissenschaftlicher Gast" am Hirnpathologischen Institut der Deutschen Forschungsanstalt für Psychiatrie in München tätig. Seine grundlegende Veröffentlichung 1920 trug den Titel: „Über eine eigenartige herdförmige Erkrankung des Zentralnervensystems." Creutzfeld starb am 30. Dezember 1964 im Alter von 79 Jahren in München.

Alfons Maria Jakob wurde 1884 in Aschaffenburg geboren und studierte Medizin in München, Berlin und Straßburg. Anschließend ging er zu Alois Alzheimer nach München und wurde schließlich 1911 Leiter der Neuropathologischen Abteilung der Staatskrankenanstalt Friedrichsberg in Hamburg. Nach dem Ersten Weltkrieg kehrte er nach München zurück. Dort starb er 1931 im Alter von nur 47 Jahren. Sein Vortrag 1920 auf dem Neurologen-Kongress in Leipzig trug den Titel: „Über eigenartige Erkrankungen des zentralen Nervensystems mit bemerkenswerten anatomischen Befunden (spastische Pseudosklerose-Enzephalomyelopathie mit disseminierten Degenerationsherden)."

Klinische Beschreibung:

Die Creutzfeld-Jakob Krankheit (CJD) gehört zu den Subakuten spongiformen Enzephalopathien, zu denen neben der CJD beim Menschen noch Kuru (nach kannibalistischen Bestattungsriten in Neuguinea endemisch auftretend), das Gerstmann-Sträussler-Scheinker-Syndrom (vorwiegend vererbte Form) und die sog. Tödliche familiäre Schlaflosigkeit (FFI) gehören. Das Gerstmann-Sträussler-Scheinker-Syndrom[83] wurde 1936 von den im Namen enthaltenen österreichisch-ungarischen Neurologen und Neuropathologen beschrieben und ist durch eine frühzeitig auftretende Koordinationsstörung bei erst spät eintretender Demenz gekennzeichnet. Im Tierreich werden noch Scrapie (beim Schaf) und die „Rinderseuche" Bovine spongiforme Enzephalopathie (BSE) zu dieser Gruppe gezählt. Gemeinsam ist diesen Erkrankungen eine charakteristische spongiforme Veränderung der Hirnsubstanz, wobei ein progredienter Nervenzellverlust und eine Wucherung der Neuroglia einsetzt, die vermutlich durch sog. Prione (stabile Proteinstrukturen ohne eigene Erbsubstanz) ausgelöst werden. Früher ging man von einer Slow-Virusinfektion aus. Die CJD tritt meist sporadisch, in fünf bis 15 % der Fälle jedoch autosomal-dominant vererbt auf. Aufgrund eines derzeit gehäuften Auftretens der Erkrankungen von CJD-Varianten und BSE bei Rindern v.a. in Großbritannien scheint ein enger Zusammenhang beider Erkrankungen und eine infektiöse Übertragbarkeit auf den Menschen wahrscheinlich. Der Infektionssprung tierischer spongiformer Enzephalopathien über die Arten hinweg auf den Menschen scheint durch infektiöses Tiermehl von an Scrapie erkrankten Schafen zunächst auf Rinder übergegangen zu sein, die dadurch mit BSE infiziert wurden. In einem zweiten Schritt wurden möglicherweise Menschen durch Verzehr infektiöser Rinderprodukte infiziert, was sich klinisch in einer Variante der CJD (vCJD) mit Erkrankungsbeginn in jungen Jahren, initial affektiven Symptomen, längerem Verlauf und einigen anderen Charakteristika äußerte. Eine infektiöse Übertragung von CJD von Mensch zu Mensch war darüber hinaus schon lange bekannt. Die Inkubationszeit von CJD beträgt ca. sechs Monate bis 30 Jahre, bei Kuru wahrscheinlich auch noch länger. Die Symptome beginnen zunächst uncharakteristisch mit einer reizbaren Hirnleistungsschwäche (pseudoneurasthenisches Syndrom), Kopfschmerz, Schlaflosigkeit und Schwindel. Später folgen Ataxie, Demenz, Lähmungen, Myoklonien, Krampfanfälle, akinetischer Mutismus und schließlich Dezerebrationssymptome. Besonders die Trias: rasch progrediente Demenz, Myoklonien mit pyramidalen und extrapyramidalen Symptomen sowie ein charakteristisches EEG-Muster mit triphasischen Wellen legen die Diagnose nahe. Der Tod tritt nach wenigen Wochen bis zu zwei Jahren ein. Heilung gibt es nicht.

Kommentar:

V.a. durch einen Anstieg der diagnostizierten vCJD-Patienten zunächst in Großbritannien seit Mitte der 90er Jahre und einen wahrscheinlichen Zusammenhang mit kontaminiertem Tiermehl und vermehrtem Auftreten von BSE, ist diese Erkrankung z.Z. aktuell. Neben den sicherlich realen Gefahren der Erkrankung und damit verbundenen Vorsichtsmaßnahmen bietet die Erkrankung darüber hinaus aber auch alle Voraussetzung zur Erzeugung einer hysterischen Epidemie. In diesem Zusammenhang sind ein noch unsicherer Verbreitungsmodus, die Unmöglichkeit sicherer epidemiologischer Vorhersagen und auch verschiedenste Projektionsmöglichkeiten in Verbindung mit einem hohen Medieninteresse bei einer existenziellen Gefährdung verschiedener Berufsstände zu nennen. Hysterische Epidemien im Zeitalter der Massenmedien zeigen sich nicht zuletzt in einem sprunghaft steigenden öffentlichen Interesse, dass ebenso rasch wieder verschwindet, wenn einige Tage nicht über das Ereignis berichtet wird.

Literatur:

Berger M (1999) Psychiatrie und Psychotherapie. Urban & Schwarzenberg, München Wien Baltimore

Ebert D (1887) Psychiatrie systematisch. Uni-med Verlag, Bremen

Hörnlimann B (1996) The History and Epidemiology of Prion Diseases. Bundesamt für Gesundheitswesen, Abteilung Epidemiologie und Infektionskrankheiten, Bern und Institut für Viruskrankheiten und Immunprophylaxe, Mittelhäusern (www.bvct.admin.ch)

Krämer G (1996) Alzheimer-Krankheit. Thieme, Stuttgart

Nervenarzt 1996 S.IX

Scholz W (1965) Hans-Gerhard Creutzfeld. Arch f Psychiat u Z f d ges Neurol 206: I-II

Showalter E (1997) Hystorien. Hysterische Epidemien im Zeitalter der Medien. Berlin Verlag, Berlin

Kurt Schneider (1887–1967)

Erstrangsymptome nach Kurt Schneider

Biographie:

Kurt Schneider wurde am 7. Januar 1887 in Crailsheim geboren. Er studierte in Berlin und Tübingen Medizin und promovierte 1912 bei dem Psychiater Robert Gaupp (1870–1953) mit einer Arbeit: „Über einige klinisch-psychologische Untersuchungsmethoden". Er war von den Philosophen Edmund Husserl (1859–1938), Nicolai Hartmann (1882–1945), Max Scheler (1874–1928), Martin Heidegger (1889–1976) und besonders auch durch → Karl Jaspers (1883–1969) beeinflusst, mit dem er einen langjährigen Briefwechsel führte. Auf Empfehlung von Gaupp erhielt Schneider 1912 eine Stelle bei Gustav Aschaffenburg (1866–1944) in Köln. Der eher schöngeistige und auch als genussfreudig geschilderte Aschaffenburg scheint in vielen Dingen konträr zu dem introvertierten Schneider gewesen zu sein. 1919 erfolgte – nach dreijährigem Kriegsdienst – seine Habilitation und 1921 eine philosophische Dissertation bei Max Scheler[84] mit dem Thema: „Pathopsychologische Beiträge zur psychologischen Phänomenologie von Liebe und Mitfühlen". Zu dieser Zeit begann auch sein langjähriger Briefwechsel mit Karl Jaspers. 1922 wurde Schneider außerplanmäßiger Professor. In Köln entstanden wichtige Arbeiten: „Die Schichtung des emotionalen Lebens und der Aufbau der Depressionszustände" (1920), Die psychopathischen Persönlichkeiten" (1923) und „Die abnormen seelischen Reaktionen" (1927). 1931 ging Kurt Schneider als Direktor an das Klinische Institut der Deutschen Forschungsanstalt für Psychiatrie (Kaiser-Wilhelm-Institut) in Verbindung mit der Leitung der psychiatrischen Abteilung des Schwabinger Krankenhauses in München. Dies geschah gegen den Wunsch von → Oswald Bumke (1877–1950), dem damaligen Ordinarius für Psychiatrie der Münchener Universität. 1934 wurde Kurt Schneider dennoch Honorarprofessor an der Münchner Universität. Zwischen 1934 und 1939 lehnte er Rufe nach Hamburg, Halle und Breslau ab.1939 erschien die Schrift: „Psychischer Befund und psychiatrische Diagnose". Im Zweiten Weltkrieg war Schneider an verschiedenen Orten als beratender Armee-Psychiater tätig. 1946–1955 folgte Kurt Schneider dem Ruf als Ordinarius für Psychiatrie nach Heidelberg, wo er die Nachfolge von Carl Schneider (1891–1946)[85] antrat, der nach der Absetzung 1933 von Karl Wilmanns (1873–1945) den Lehrstuhl erhalten hatte und mit der nationalsozialistischen Ideologie verstrickt war. Die Berufung Kurt Schneiders war von Jaspers unterstützt worden, der jedoch gleichermaßen auch Sympathien für einen anderen alten Weggefährten hegte: Hans Walter Gruhle (1880–1958). Kurt Schneider wurde in Heidelberg zum Dekan und 1951/52 zum „Rector Magnificus" gewählt. An Arbeiten erschienen u.a.: „Die Beurteilung der Zurechnungsfähigkeit" (1948) und die Heidelberger Rektoratsrede „Psychiatrie heute" (1951). 1955, mit 68 Jahren, ließ er sich emeritieren. Bis zu seinem Tode erschienen acht Auflagen seines berühmten Buches „Klinische Psychopathologie".

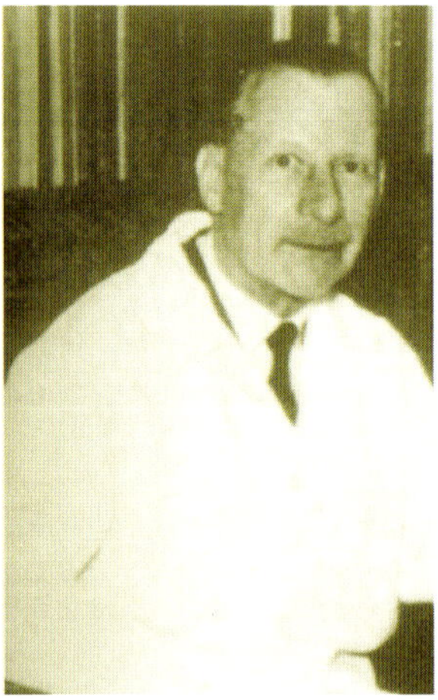

Schneider wird von seinen Biographen als scharf analysierender, zurückhaltender, bescheidener Mensch geschildert, der Wert auf eine strenge psychopathologische und nosologische Systematik auf empirischer Grundlage legte. Sein Hauptwerk, die „Klinische Psychopathologie" nahm bei den Überarbeitungen der jeweiligen Neuauflagen kontinuierlich ab, was für Lehrbuchautoren eher ungewöhnlich ist, und es hat in der letzten Form einen Umfang von weniger als 170 Seiten.

Klinische Beschreibung:

Neben Jaspers war Kurt Schneider der Hauptvertreter der in Heidelberg vertretenen phänomenologischen Richtung der Psychiatrie, was sich besonders in seiner analytisch-deskriptiven, an empirischer Überprüfung orientierten Psychopathologie äußerte. Er legte Wert auf die Form des Psychotischen, weniger auf den Inhalt. Die „Unterbrechung der Sinnkontinuität" wurde für ihn zum Unterscheidungsmerkmal zwischen „krankhaftem Prozess" und psychologisch verstehbarer „Entwicklung". Die „endogenen" Erkrankungen, Schizophrenie und Zyklothymie, betrachtete er als organische Störungen des Zentralnervensystems (Somatosepostulat) mit noch unbekannter Ursache. Seine „Klinische Psychopathologie" ist ansonsten frei von Spekulation. Er prägte u.a. den Begriff „Psychopathie", der später viele Jahre lang allgemein akzeptiert wurde. Seine Einteilung in hyperthymische, depressive, selbstunsichere, fanatische, geltungsbedürftige, stimmungslabile, explosive, gemütlose, willenlose und asthenische Psychopathen ist heute bezüglich der Terminologie überholt. Dennoch finden sich z.B. in der ICD-10 einige der „Psychopathien" Kurt Schneiders im heute sprachlich weniger diskriminierenden Gewande der „Persönlichkeitsstörungen" wieder. In der forensischen Psychiatrie (Strafrechtsbeurteilung) vertrat Schneider die sog. „agnostische Position", welche besagt, dass die Frage nach der Willensfreiheit letztlich nicht zu beantworten ist. Die Frage nach der Schuldunfähigkeit im Denken Schneiders war stark diagnoseabhängig und ging von einem organisch-medizinischen Krankheitsverständnis aus. „Psychopathen" wurden als abnorme Persönlichkeiten, gemessen an der statistischen Durchschnittsnorm, angesehen, „die an ihrer Abnormität leiden oder unter deren Abnormität die Gesellschaft leidet". Schneider sah sie nicht im medizinischen Sinne als „krank" an, da es sich um „angelegte Variationen" des Mensch-Seins mit fließenden Übergängen zum Normalen handele. Damit waren nach Schneider bei den „Psychopathen" auch nicht die Voraussetzungen zur strafrechtlichen Exkulpierung gegeben. Eine schroffe Abgrenzung gebe es aber dagegen zu den „endogenen Psychosen". Zwischen den endogenen Psychosen untereinander (Zyklothymie, Schizophrenie) gebe es darüber hinaus keine eigentliche Differenzialdiagnose, stattdessen jedoch eine „Differenzialtypologie". Schneider prägte darüber hinaus den Begriff der „Zyklothymie", der den Begriff des „Manisch-depressiven Irreseins" ablöste.

Aus der differenzialdiagnostisch wichtigen Abgrenzung der Schizophrenie von den nicht als krankhaft angesehenen „abnormen Spielarten des seelischen Wesens" entwickelte Kurt Schneider die Lehre der „Symptome ersten Ranges" (Tab. 1). Dies sind nach Schneider charakteristische schizophrene Symptome, die eine Verwechslung einerseits zwischen psychopathischen Erscheinungen und andererseits der Zyklothymie ausschließen.

Kommentar:

Während die Schizophreniediagnose bei → Kraepelin (1856–1926) wesentlich auf dem ungünstigen, defektuösen Verlauf beruhte, wurde der Begriff durch → Bleuler (1857–1939) durch eine Diagnostik, die vom Verlauf der Erkrankung unab-

Tab. 1: Symptome ersten und zweiten Ranges (n. K. Schneider)

Symptome ersten Ranges:	Symptome zweiten Ranges:
• Gedankenlautwerden	• Übrige Sinnestäuschungen
• Hören von Stimmen in der Form von Rede und Gegenrede	• Wahneinfall
• Hören von Stimmen, die das eigene Tun mit Bemerkungen begleiten	• Ratlosigkeit
• Leibliche Beeinflussungserlebnisse	• Depressive und frohe Verstimmungen
• Gedankenentzug und andere Gedankenbeeinflussungen	• Erlebte Gefühlsverarmung
• Gedankenausbreitung	• Andere Symptome
• Wahnwahrnehmung	
• Alles von anderen Gemachte und Beeinflusste auf dem Gebiet des Fühlens, Strebens (der Triebe) und des Wollens	

hängig war, erheblich erweitert. Kurt Schneider stellte die Diagnose einer Schizophrenie ebenfalls unabhängig vom Verlauf der Erkrankung, indem er sie auf die „Erstrangsymptome" gründete. Diese haben dabei ganz im Gegensatz zu Bleulers „Grundsymptomen" produktiv-psychotischen Charakter und sind teilweise mit dessen „akzessorischen Symptomen" identisch. Die symptomorientierte diagnostische Gewichtung ist bei Kurt Schneider daher konträr zum Konzept Bleulers. Als hilfreich erachtete er die Erstrangsymptome auch zur differenzialtypologischen Unterscheidung zwischen Schizophrenie und Zyklothymie.

Der Konzeptualisierung der Erstrangsymptome liegt neben dem organmedizinischen Grundverständnis Schneiders auch ein wenig eines operational-konstruktivistischen Ansatzes zugrunde, da man – modern ausgedrückt – bei der Erfüllung bestimmter Diagnosekriterien die Erkrankung „Schizophrenie heiße". Dieser Ansatz unterscheidet sich von dem Anspruch z.B. Kraepelins, eine natürliche Krankheitseinheit nach Symptomatologie, Ursache und Verlauf zu entdecken. Daher kann das Schizophreniekonzept Schneiders auch als Vorläuferform einer operationalisierten Diagnostik gelten. Sowohl ICD-10 als auch DSM-III/IV stützen sich neben Grundsymptomen Bleulers und einem einmonatigen (ICD-10) bzw. sechsmonatigen (DSM-III/IV) Verlaufskriterium (sog. „Neo-Kraepelinianismus") auf die Erstrangsymptome Schneiders, die nach wie vor in der modernen Schizophreniediagnose Geltung beanspruchen können. Allerdings sollte nicht vergessen werden, dass Erstrangsymptome auch bei anderen psychotischen Störungen auftreten können, die nach der modernen operationalisierten Diagnostik nicht „Schizophrenie", sondern z.B. „Schizoaffektive Störung" oder „Akute polymorphe psychotische Störung" genannt werden.

Darüber hinaus ist Schneiders psychopathologische „analytisch-deskriptive Methode“ auch heute noch wichtig, wenn es um den Versuch einer exakten psychiatrischen Diagnostik geht. Hier ist die „Klinische Psychopathologie“ eine wahre Fundgrube. Die komplexe Psychopathologie lernt man eben nicht aus der ICD-10, sondern von Autoren wie Kurt Schneider.

Demgegenüber hat sich die Exkulpierungsmethodik in der strafrechtlichen Beurteilung seit Schneider grundlegend geändert. Man ist nach und nach dazu übergegangen, sich nicht mehr starr an „organisch begründbaren“ oder „endogenen“ Erkrankungen zu orientieren, sondern auch Persönlichkeitsstörungen (sog. „Psychopathie“ oder „seelische Abartigkeit“ in der forensisch-juristischen Terminologie) dynamisch auf das Vorliegen gestörter Einsichts- oder Steuerungsfähigkeit zu untersuchen und gegebenenfalls zu exkulpieren.

In der heutigen wissenschaftlichen Psychiatrie ist das „Somatosepostulat“ im Rahmen der „biologischen“ Ausrichtung weiterhin grundlegend.

Literatur:

Kisker KP (1968) Kurt Schneider. Nervenarzt 39:97-98

Koehler K (1977) Symptome ersten Ranges: Sind sie wirklich so verstaubt? Fortschr Neurol Psychiat 45:405-411

Koehler K, Jacoby C, Guth W (1981) Kurt Schneiders Begriff der zyklothymen Manie im Lichte eines forschungs-orientierten Katatonie-Syndroms. Psychiat Neurol med Psychol

Krahl A, Schifferdecker M (1998) Max Scheler und Kurt Schneider, Fortschr Neurol Psychiat 66:94-100

Kranz H (1968) In Memoriam Kurt Schneider. Arch Psychiat u Z f d g Neur 211:1-6

Nedopil N (1996) Forensische Psychiatrie. Thieme, Stuttgart

Nervenarzt 1996: IX

Schneider K (1971) Klinische Psychopathologie. Thieme, Stuttgart.

Venzlaff U, Foerster K (1994) Psychiatrische Begutachtung. Gustav Fischer, Stuttgart Jena New York.

Weitbrecht HJ (1967) Kurt Schneider 80 Jahre – 80 Jahre Psychopathologie. Fortschr Neurol Psychiat 35:497-515

Josef Gerstmann (1887–1969)

Gerstmann-Syndrom

Biographie:

Josef Gerstmann wurde am 17. Juli 1887 in Melberg (Galizien) geboren. Von 1906–1912 studierte er Medizin in Wien. Er promovierte 1913 und wurde anschließend Assistent der Psychiatrisch-Neurologischen Klinik Wien. Während des Ersten Weltkrieges war er im Sanitätscorps der österreichischen Armee tätig und er arbeitete als Vorstand eines Lazaretts für Geistes- und Nervenkranke an der italienischen Front. Nach dem Krieg kehrte er an die Wiener Universitätsklinik zurück, die Wagner-Jauregg (1857–1940) bis 1928 und danach Otto Plötzl (1877–1962)[86] leitete. 1921 erfolgte seine Habilitation für Neurologie und Psychiatrie in Wien, 1928 wurde er a.o. Professor. 1930 wurde er zum dirigierenden Primararzt der Nervenheilanstalt Maria-Theresien-Schlössel in Wien als Nachfolger von Emil Redlich (1866–1930) ernannt. Im Mai 1938 emigrierte Josef Gerstmann zunächst nach England, dann in die USA. Von 1938–1940 arbeitete er am Springfield State Hospital (Md.), USA, 1940–1941 am St. Elizabeth Hospital, Washington. 1941–1945 folgte eine Tätigkeit am New York Neurological Institute, 1941–1948 auch am Goldwater Memorial Hospital. Josef Gerstmann starb am 23. März 1969 in New York. Einen Nachruf auf Gerstmann in einer führenden deutschsprachigen medizinischen Zeitschrift sucht man vergebens.

Klinische Beschreibung:

Gerstmann beschrieb zwischen 1924 und 1930 vier Symptome, die er zu einem Syndrom zusammenfasste (Tab. 1).

Tab. 1: Gerstmann-Syndrom

- Rechts-Links-Störung (Unsicherheit, zwischen rechts und links zu unterscheiden)
- Fingeragnosie (auf die Finger beschränkte Orientierungsstörung am eigenen Körper)
- Akalkulie (Unfähigkeit, Rechenoperationen durchzuführen)
- Agraphie (Schreibunfähigkeit)

1924 beschrieb Gerstmann einen Fall von Fingeragnosie. Der Patient konnte die Finger seiner eigenen Hand nicht erkennen oder benennen. Mit den o.a. weiteren Symptomen wurde im Folgenden das Gerstmann-Syndrom beschrieben. Gerstmann und andere Wissenschaftler postulierten eine Läsion im linken Parietallappen, v.a. im Gyrus angularis, weshalb auch der Begriff „Angularissyndrom“ gelegentliche Verwendung findet.

Das Gerstmann-Sträussler-Scheinker-Syndrom (Ernst Sträussler, 1872–1959) wird den Prionkrankheiten zugerechnet (familiär gehäuft vorkommende Form der subakuten spongiformen Enzephalopathien, s. → Creutzfeldt-Jakob-Krankheit).

Kommentar:

Der klinische Wert und überhaupt die Existenz eines abgrenzbaren Syndroms, wie von Gerstmann beschrieben, wird heute weitgehend in Zweifel gezogen. Poeck führt v.a. die Bedeutung einer meist synchron bestehenden Aphasie an, die für sich allein schon sämtliche Symptome des „Gerstmann-Syndroms" vortäuschen könne. Auch wird der Wert der Abgrenzung des Begriffes „Fingeragnosie" in Frage gestellt, da derartige Symptome meist im Rahmen einer umfassenden Orientierungsstörung auftreten. Darüber hinaus kommen bei Störungen des Parietallappens auch andere Störungen vor (z.B.: Apraxie, Neglect, Agnosie, Störungen des Körperbildes etc.).

Literatur:

Gerstmann J (1930) Zur Symptomatologie der Hirnläsionen im Übergangsgebiet der unteren Parietal- und mittleren Occipitalwindung. Nervenarzt 3:691-695

Kolb B, Whishaw IQ (1996) Neuropsychologie. Spektrum, Heidelberg Berlin Oxford

Poeck K (1989) Klinische Neuropsychologie. Thieme, Stuttgart New York

Wilhelm Mayer-Gross (1889–1961)

Die oneiroide Erlebnisform (Mayer-Gross)

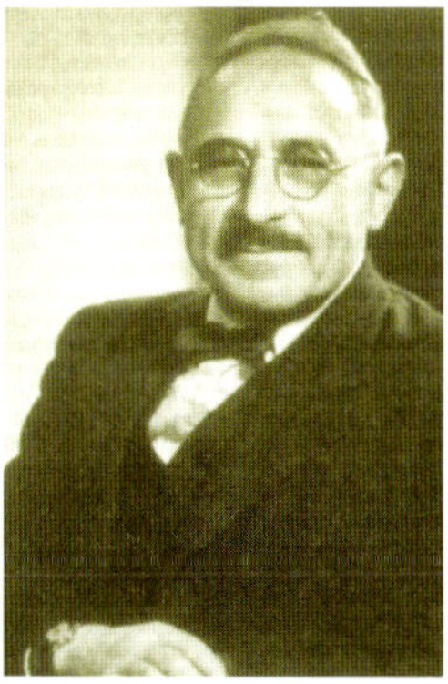

Biographie:

Wilhelm (Willy) Mayer (der sich später Mayer-Gross nach dem Familiennamen der Mutter nannte), wurde am 15. Januar 1889 in Bingen am Rhein als Sohn eines jüdischen Kaufmanns geboren. Er studierte in Kiel, München und Heidelberg Medizin. 1919 heiratete er in Bingen Carola Meyer aus einer jüdischen Kölner Kaufmannsfamilie. 1913 trat er in die Psychiatrische Klinik in Heidelberg ein, die er erst 1933 im Rahmen seiner Emigration aus Deutschland verließ. 1913 promovierte er mit der Arbeit „Zur Phänomenologie abnormer Glücksgefühle". Die Heidelberger Klinik befand sich durch den Eintritt von → Jaspers (1883–1969) und Gruhle (1880–1958) im Umbruch. Die durch sie vertretene phänomenologische Psychopathologie kann als Gegenbewegung zu einer rein naturwissenschaftlich ausgerichteten Psychiatrie im Sinne → Kraepelins (1856–1926) oder → Wernickes (1848–1905) angesehen werden. 1924 habilitierte er mit der Arbeit „Selbstschilderungen der Verwirrtheit. Die oneiroide Erlebnisform" unter Karl Wilmanns (1873–1945)[87]. 1928 gründete er mit → Beringer (1893–1949) die Zeitschrift „Der Nervenarzt", welche die gesamte Vielseitigkeit des nervenärztlichen Fachgebietes darstellen sollte. Er verfasste maßgebliche Abschnitte des Schizophrenie-Bandes des 1932 erschienenen „Handbuchs der Geisteskrankheiten", das von → Oswald Bumke (1877–1950) herausgegeben wurde. Nach der nationalsozialistischen Machtergreifung erschwerten sich die Arbeitsbedingungen von Mayer-Gross drastisch. So nutzte er einen Forschungsaufenthalt in England 1933 zur Emigration. Er war 1933–1934 Commonwealth Research Fellow und 1934–1939 Rockefeller Research Fellow. Er arbeitete als klinischer Lehrer am Maudsley Hospital in London. 1939 wurde er (nach Absolvierung des für Immigranten erforderlichen medizinischen Examens) Direktor der klinischen Forschungsabteilung am Crichton Royal Mental Hospital in Dumfries in Schottland. Diese Stellung behielt er bis zu seiner Pensionierung 1954. Im selben Jahr erschien sein erfolgreiches Lehrbuch zusammen mit Slater und Roth in englischer Sprache. 1956 wurde in Bangalore in Indien eine von ihm geplante Klinik mit Ausbildungs- und Forschungszentrum konzipiert. Mayer-Gross soll nach dem Krieg rückkehrwillig gewesen sein. Eine adäquate berufliche Perspektive sei aber u.a. an der ablehnenden Haltung → Kurt Schneiders (1887–1967), zu der Zeit selbst Heidelberger Ordinarius, gescheitert. Auch zu einer Nachfolge von Beringer in Freiburg, der 1949 verstarb, kam es nicht. Nach einem wechselvollen und von deutscher Seite wohl wenig ruhmreichen Verfahren im Nachkriegsdeutschland um seine Entschädigung entschloss sich Mayer-Gross dennoch 1961 zu einer Rückkehr nach Heidelberg, was er jedoch durch seinen Tod durch einen Herzinfarkt, den er am 16. Februar 1961 erlitt, nicht mehr erleben durfte. Mayer Gross wird – im Gegensatz zu Gruhle – als ein humorvoller und energiereicher Mensch geschildert, der als einer der Hauptvertreter der „Heidelberger Schule" (z.B. neben Gruhle, Wetzel, Beringer) eine nüchtern-empirische Grundhaltung besaß und sich stets gegen überschießende pseudophilosophische und psychoanalytische Spekulationen wandte. R. Jung unterscheidet 1962 in einem Nekrolog im Werk von Mayer-Gross drei Perioden: Zunächst erfolgte eine klinisch psychiatrische und psychopathologische Periode der Heidelberger Jahre 1912–1932, besonders unter dem Einfluss von Gruhle und Jaspers. Seit 1920 interessierte er sich zudem mit Beringer für die experimentellen Psychosen unter Meskalin und Haschisch. Die zweite Periode von 1933–1939 in England war von einer besonderen Beschäftigung für neuro-psychiatrische Arbeiten über organische und hirnpathologische Fragen der Großhirnsymptomatologie geprägt. In der dritten Periode von 1940 bis 1960 widmete sich Mayer-Gross in Schottland besonders biochemisch-pharmakologischen und therapeutischen Arbeiten. Er wird darüber hinaus als ein Mensch geschildert, der neben der psychiatrisch-wissenschaftlichen Tätigkeit besonders die Gartenarbeit liebte und sich sehr an den Rosen und den Sonnenuntergängen im Rheintal erfreuen konnte. Sein plötzlicher Tod verhinderte die Rückkehr in seine Heimat.

Klinische Beschreibung:

1924 prägte Mayer-Gross den Begriff der „oneiroiden Erlebnisformen" (oneiroid = traumartig). Er wollte keine scharf begrenzte neue „Krankheitsentität" neben der etablierten Kraepelinschen Dichotomie installieren, sondern er fasste die oneiroide Erlebnisform als eine Symptomatik auf, die sowohl im Rahmen der manisch-depressiven Erkrankung als auch des schizophrenen Formenkreises oder darüber hinaus auch eigenständig auftreten könne, ohne dass sie einfach einer der bekannten Krankheitsgruppen zuzurechnen wäre. Die oneiroide Erlebnisform wurde so zum Idealbeispiel der „atypischen Psychosen im Grenzgebiet der endogenen Psychosen", wenn man von Kraepelins dichotomer Diagnostik ausgeht.

Neu am Ansatz von Mayer-Gross war nicht die Entdeckung von sog. „Zwischenfällen" innerhalb der endogenen Psychosen, was bereits Kraepelin anerkannt und z.B. Hoche zu ironischen Kommentaren veranlasst hatte. Bemerkenswert ist jedoch, dass Mayer-Gross sich dem Problem der atypischen Psychosen nicht ausgehend von Einzelphänomenen, sondern phänomenologisch vom „Gesamtzustand" der Erscheinungsweisen der Psychosen näherte und den Wert einer „intuitiven Diagnostik" konstatierte. Die psychotischen oneiroiden Erlebnisformen schienen Mayer-Gross dabei einen „einheitlichen Charakter" zu besitzen. Dieser sei zum einen durch eine „Unabgeschlossenheit der mannigfaltigen Akte" und zum anderen durch eine „durchgängige Neigung zur szenischen Gestaltung" geprägt. Zum Ersteren ist zu bemerken, dass die vielfältig bei diesen Psychosen auftretenden Affekte, Bedeutungen, Anmutungen, Halluzinationen, Illusionen etc. anders und instabiler als z.B. bei den affektiven Psychosen sind. So bleiben die Bedeutungen meist unabgeschlossen, wechselnd und rätselhaft und sind darüber hinaus auch nicht von einer stabilen Grundstimmung durchgehend gefärbt. Von den Schizophrenien unterscheiden sie sich ebenfalls, da die psychotischen Merkmale den Punkt einer z.B. stabilen Wahngewissheit nicht erreichen, sondern „unabgeschlossen", wechselnd, im Rätselhaften verbleiben. Es bestehen eine Unsicherheit und ein Wechsel des Erfassten und der Bedeutungen. Mayer-Gross sprach von einem „schwebenden Gefühlszustand ohne eine sichere, erfüllende Bedeutung". Die „durchgängige Neigung zur szenischen Gestaltung" entsteht aus den einzelnen Illusionen, Halluzinationen, Erinnerungen und auch tatsächlichen Gegebenheiten. Nicht zuletzt durch die Vermischung und die szenenhafte Gestaltung aus den Bruchstücken von Psychose und Realität bei extremer affektiver Auslenkung zwischen ekstatisch-glücklich und ängstlich entsteht der „traumartige" Charakter dieser Psychosen. Mayer-Gross fügte noch andere Charakteristika der oneiroiden Erlebnisformen an. Neben dem ständigen Wechsel der einzelnen Erscheinungen gehören eine weitgehend erhaltene Erinnerung, eine Bewusstseinstrübung und bestimmte prämorbide Persönlichkeitszüge zum Vollbild der Psychosen. Die erhaltene Erinnerung bezieht sich auf die psychotischen Erlebnisse, die der Patient nach der Genesung in der Regel detailliert wiedergeben kann. Die [qualitative] „Bewusstheitstrübung" nennt Mayer-Gross „traumähnlich", was für die Namensgebung ausschlaggebend war. Zu den Persönlichkeitszügen gehören eine ausgeprägte Phantasiebegabung, zyklothyme Züge, wechselnde Affektivität, hohe emotionale Ansprechbarkeit und Reagibilität. Das Affektive findet eine ungleich höhere Betonung als die Ratio. Oft findet sich eine emotionale Ausdruckssteigerung. Die untersuchten Kranken waren darüber hinaus überwiegend weiblich und erkrankten meist in jungen Jahren oder im Klimakterium.

Kommentar:

Das Problem der „oneiroiden Erlebnisform" berührt die bis heute ungeklärte Stellung sog. „atypischer Psychosen". Bis heute ist es innerhalb der Psychiatrie nicht geklärt, ob man Psychosen, die weder eindeutig den Schizophrenien noch dem affektiven Formenkreis zugerechnet werden können, als eine eigenständige Krankheitsentität oder -gruppe, als einen Mischbereich der beiden großen Krankheitsgruppen, als unterschiedliche Manifestationen innerhalb der beiden Krankheitsgruppen oder als eine in sich wiederum in Krankheitseinheiten untergliederte Gruppe betrachten soll. Darüber hinaus ist die Gewichtung exogen-körperlicher, sog. endogener und schließlich auch psychogener Faktoren ungeklärt und wird von unterschiedlichen Autoren verschieden beurteilt. Es ist aus der klinischen Erfahrung heraus evident, dass es eine relativ große Gruppe von Psychosen mit Wahnbildungen, Wahrnehmungsstörungen und gestörter Affektivität gibt, die sich der Kraepelinschen Dichotomie und anderen etablierten Diagnosen (Schizophrenie, affektive und bipolare Störungen) entziehen. Die Zuordnung zur einen oder anderen Gruppe hängt dabei relativ willkürlich von der Frage der zugrunde gelegten diagnostischen Kriterien ab. Während Kraepelin (1856–1926) rezidivierende Erkrankungen mit gutem Verlauf und fehlenden Residualsymptomen eher zum „manisch-depressiven" Formenkreis rechnete, erweiterte → Bleuler (1857–1939) den Schizophreniebegriff erheblich, indem er auch gutartige Verläufe und psychologisch ableitbare Symptome hinzurechnete. Auch der Schizophreniebegriff Kurt Schneiders (1887–1967) ist vom Verlauf der Erkrankung unabhängig und bezieht sich rein querschnittsmäßig auf die Präsenz der „Erstrangsymptome". Sowohl Bleuler als auch Schneider würden die „atypischen Psychosen" zu den Schizophrenien rechnen. Dies ist jedoch aufgrund der Unterschiede und Eigenarten der „atypischen Psychosen" problematisch, die in den traditionellen diagnostischen Systemen der erwähnten Autoren nur unzureichend berücksichtigt werden. Es wurden daher von unterschiedlicher Seite verschiedene Begriffe für diese Psychosen eingeführt, die sich ihrer Konzeption alle leicht voneinander unterscheiden und die hier – bis auf die bereits dargestellte „oneiroide Erlebnisform" – in aller Kürze und schlaglichtartig erläutert werden:

Schizoaffektive Psychosen

Der Begriff stammt von dem amerikanischen Psychiater Kasanin (1933). In der ICD-10 (F25) wird eine schizoaffektive Psychose diagnostiziert, wenn schizophrene und affektive Symptome gleichzeitig oder nur durch wenige Tage getrennt während der gleichen Krankheitsepisode vorhanden sind. Empirische Studien gehen aufgrund von Verlaufsuntersuchungen davon aus, dass neben der in der ICD-10 definierten konkurrenten auch eine sequentielle Form (schizophrene Phasen alternieren im Verlauf mit affektiven oder schizoaffektiven Phasen) zu den schizoaffektiven Psychosen zu zählen ist. Die Prognose bezüglich Residualsymptome liegt zwischen den affektiven und schizophrenen Störungen (Marneros et al. 1989, 1995). Die schizoaffektiven Psychosen haben sich in den operationalisierten Diagnosemanuals (ICD, DSM) etabliert.

Zykloide Psychosen

Der Begriff der „cycloiden Psychosen" stammt 1928 von Karl Kleist (1879–1960)[88], einem Schüler Wernickes (1848–1905), der darunter eine „Motilitäts-" und eine „Verwirrtheitspsychose" verstand. Kleists Schüler Karl Leonhard (1904–1988)[89], der das Konzept der zykloiden Psychosen weiter differenzierte und im deutschen Sprachraum in Abgrenzung zur Schizophrenie zu einer gewissen Popularität verhalf, fügte die „Angst-Glücks-Psychose" hinzu. In der Leonhardschen Terminologie unterscheidet man neben der „Angst-Glücks-Psychose" die „erregt-gehemmte Verwirrtheitspsychose" und die „akinetisch-hyperkinetische Motilitätspsychose". Gemeinsam ist allen Formen neben einem raschen Beginn ohne wesentliche Prodromalzustände ein bipolarer Verlauf meist in der selben Phase mit raschen Wechseln oder sogar gleichzeitig auftretend. Eine intensiv ausgeprägte affektive Beteiligung findet sich neben produktiv-psychotischem Erleben regelhaft. Die Prognose bezüglich Residualsymptomen ist ausgesprochen gut, aber die Rezidivgefahr hoch. In der ICD-10 können die zykloiden Psychosen z.B. unter „Akute vorübergehende psychotische Störungen" (F23) kodiert werden.

Bouffée délirante

Der Begriff stammt 1886 von → Magnan (1835–1916). Es werden darunter – ähnlich den zykloiden Psychosen im deutschen Sprachraum – symptomreiche Wahnpsychosen unterschiedlicher Genese mit wechselnder Ausgestaltung, akutem Beginn und in der Regel guter aktueller Prognose bei allerdings hohen Rezidivrisiko eingeordnet. Es ist ein Begriff der französischen Psychiatrie, der sich in Deutschland im allgemeinen Sprachgebrauch nicht durchsetzte. In der ICD-10 werden diese Psychosen ebenfalls unter „Akute vorübergehende psychotische Störungen" (F23) eingeordnet. In der französischen Psychiatrietradition findet sich ein ausgeprägteres Unbehagen gegen eine Ausweitung des Schizophreniebegriffes, als dies in vielen anderen Ländern der Fall ist.

Emotionspsychosen

Der Begriff der Emotionspsychosen wird in zwei ähnlichen, aber nicht identischen Bedeutungszusammenhängen benutzt. Er stammt einerseits von Staehlin (1946) und Labhardt (1963) und wurde andererseits von Störring, Suchenwirth und Völkel (1963) als Oberbegriff für die zykloiden Psychosen Leonhards benutzt, da diese sich in der Praxis so oft überschnitten, dass sich eine Unterteilung in die drei Leonhardschen Begriffe (Angst-Glücks-Psychose, erregt-gehemmte Verwirrtheitspsychose, akinetisch-hyperkinetische Motilitätspsychose) als nicht sinnvoll erweise. Diese letztgenannten Autoren erkannten zudem in vielen dieser atypischen Psychosen die Charakteristika der „oneiroiden Erlebnisform" von Mayer-Gross (1924) wieder, so dass sie den Begriff der „oneiroiden Emotionspsychosen" prägten. Staehlin und Labhardt (1963) verwendeten den Begriff „Emotionspsychose", um schizophrenieähnliche Reaktionen (psychotische Reaktionen) auf starke affektive Spannungen und Erschütterungen, die mit einem bunten psychopathologischen Bild einhergehen und in kurzer Zeit folgenlos ausheilen, zu beschreiben und von den eigentlichen Schizophrenien abzugrenzen. Ein der Psychose vorausgehendes seelisches Trauma wurde dabei als obligat angesehen. Vielfach wurden auch „neurotische Konstellationen" beobachtet. Eine sich allein am psychopathologischen Bild orientierende Abgrenzung zum „akuten exogenen Reaktionstyp (→ Bonhoeffer)" kann gelegentlich schwierig sein.

Tab. 1: Emotionspsychose: Diagnostische Kriterien (nach Labhardt 1963)

1. Emotionelle Spannungssituation im Zusammenhang mit dem Ausbruch der Psychose
2. Fehlende hereditäre Belastung mit Schizophrenie
3. Verständlicher Inhalt der Psychose
4. Guter affektiver Rapport und fehlende uneinfühlbare Symptome oder „schizophrene Atmosphäre"
5. Rasches Abklingen innerhalb 1–4 Wochen ohne Residualsymptome

Psychogene Psychosen

Der Begriff und das Konzept der psychogenen Psychosen ist in Skandinavien weiter verbreitet als z.B. im deutschsprachigen Raum, abgesehen von den „lebensgeschichtlich ableitbaren Wahnentwicklungen" i.S. Ernst Kretschmers (1888–1964). Im Konzept der psychogenen Psychosen ist ein seelisches Trauma obligat. Bereits Jaspers (1883–1969) beschrieb 1913 den Unterschied zwischen den durch psychogene Einflüsse lediglich „bloß ausgelösten Psychosen", die inhaltlich in keinem Zusammenhang zum Trauma stehen und andererseits den „echten Reaktionen", die im Ausbruch, inhaltlich und im Verlauf von den psychischen Einflüssen abhängig sind. Nicht zuletzt unter dem dominierenden Einfluss Kurt Schneiders in der deutschen Psychiatrie nach 1945, der ein stark organmedizinisch geprägtes Krankheits- und Psychoseverständnis vertrat, spielten die „psychogenen Psychosen" hierzulande eine eher untergeordnete Rolle. Die komplexen Beziehungen zwischen Traumata und dem Ausbruch psychiatrischer Störungen erfährt jedoch aktuell – auch unter dem Aspekt konstellativer Persönlichkeitszüge – wieder vermehrtes Interesse. Die akuten psychogenen Psychosen werden in der ICD-10 unter F23 kodiert.

Tab. 2: Einteilung der psychogenen Psychosen (nach Strömgren 1987)

Emotionelle Syndrome
- Depressionen, Angstzustände
- Erregungszustände
- Emotionslähmung (Baelz)

Bewusstseinsstörungen (hysterische Psychosen)
- Delirien
- Dämmerzustände

Paranoide Syndrome
- Sensitiver Beziehungswahn
- Querulantenwahn
- Haftpsychosen
- Wahn der Schwerhörigen
- Wahn in sprachfremder Umgebung
- Induzierter Wahn

Festzuhalten ist, dass es sich bei den hier verkürzt und unvollständig dargestellten Konzepten der „atypischen Psychosen" um größtenteils akut beginnende, einer bunten psychopathologischen Symptomatik folgende, mit einer hohen Emotionalität einhergehende, meist kurz dauernde und ohne Residuum ausheilende Störung mit einer hohen Neigung zu Rezidiven handelt. Insgesamt werden auch heute noch – nach über 40 Jahren Zykloide Psychosen nach Leonhardt – viele dieser Störungen als Schizophrenien diagnostiziert und behandelt. In diesem Zusammenhang scheint die Kodierung der „akuten vorübergehenden psychotischen Störungen" (F23) unter der Oberkategorie „Schizophrenie und wahnhafte Störungen" auch nicht sonderlich glücklich gewählt. Der Begriff „Schizophrenie" ist leider immer noch mit einem enormen Stigma behaftet. Darüber hinaus wäre zu prüfen, ob eine stärkere Fokussierung auf Patienten mit „atypischen Psychosen" im Rückgriff auf die dargestellten Konzepte evtl. zu modifizierten Behandlungsangeboten für diese Gruppe führen könnte. Auch ergeben sich bezüglich der Krankheitsprognose – im Vergleich zu den Schizophrenien – Unterschiede mit möglicherweise weitreichenden sozialen Konsequenzen für die betroffenen Patienten. Diese medizinischen und sozialen Implikationen sollen die Bedeutung der Gruppe der gar nicht so selten auftretenden „atypischen Psychosen" unterstreichen.

Literatur:

Arenz D , Dudova K, Traxler S, Sieg J (2000) Posttraumatische Belastungsstörung und Wahnentwicklung. Psychiatr Prax 27:412-413

Beckmann H (1989) In memoriam Karl Leonhard. Nervenarzt 60:63-64

Boeters U (1971) Die oneiroiden Emotionspsychosen. Bibliotheca Psychiatrica, No. 148. Karger, Basel München Paris London New York Sydney

Boeters U (1984) Emotionspsychose. In: Battegay R, Glatzel J, Pöldinger W, Rauchfleisch U (Hrsg) Handwörterbuch der Psychiatrie. Enke, Stuttgart

Ey H, Bernard P, Brisset C (1978) Manuel de psychiatrie. Masson, Paris New York Barcelone Milan

Janzarik W (1980) Der schizoaffektive Zwischenbereich und die Lehre von den primären und sekundären Seelenstörungen. Nervenarzt 51:272-279

Jung R (1962) Wilhelm Mayer-Gross 1889–1961. Arch Psychiat Z ges Neurol 203:123-136

Labhardt F (1963) Die schizophrenieartigen Emotionspsychosen. Springer, Berlin Göttingen Heidelberg

Leonhard K (1957) Die cycloiden, meist als Schizophrenien verkannten Psychosen. Psychiat Neurol med Psychol 9:359-364

Leonhard K (1972) Über die Entstehung oneiroider Zustände bei endogenen Psychosen und einem Hypophysentumor. Arch Psychiat Nervenkr 215:269-292

Leonhard K, v. Trostorff S (1964) Prognostische Diagnose der endogenen Psychosen. Gustav Fischer, Stuttgart

Marneros A (1989) (Hrsg) Schizoaffektive Psychosen. Springer, Berlin Heidelberg New York

Marneros A (1995) Schizoaffektive Erkrankungen. Thieme, Stuttgart New York

Mayer-Gross (1932) Schizophrenien mit Bewusstseinsstörung: Dämmerzustände, Amentia, oneiroide Erlebnisform. In: Bumke O (Hrsg) Handbuch der Geisteskrankheiten. Bd IX:526-532. Springer, Berlin

Mayer-Gross W (1924) Selbstschilderungen der Verwirrtheit. Die oneiroide Erlebnisform. Springer, Berlin

Peters UH (1984) Emotionspsychosen. In: Freedman AM, Kaplan HI, Sadock BJ, Peters UH (Hrsg) Psychiatrie in Praxis und Klinik. Bd 1:306-316. Thieme, Stuttgart

Peters UH (1998) Willy Mayer-Gross. In: Schliack H, Hippius H (Hrsg) Nervenärzte, Biographien. Thieme, Stuttgart New York

Schmidt-Degenhard M (1986) Oneiroides Erleben bei intensivbehandelten panplegischen Polyradikulitis-Patienten. Nervenarzt 57:712-718

Störring GE (1969) Zyklothymie, Emotionspsychosen, Schizophrenie. In: Huber G (Hrsg) Schizophrenie und Zyklothymie. Thieme, Stuttgart

Strömgren E (1987) Psychogene nicht-schizophrene Psychosen. In: Kisker K P, Lauter H, Meyer JE, Müller C, Strömgren E (Hrsg) Psychiatrie der Gegenwart. 3. Aufl. Band 4. Springer, Berlin Heidelberg New York

Winkler W (1948) Das Oneiroid. Zur Psychose Alfred Kubins. Arch Psychiat Nervenkr 181:136-167

Kurt Beringer (1893–1949)

Beringer-Mallison-Syndrom

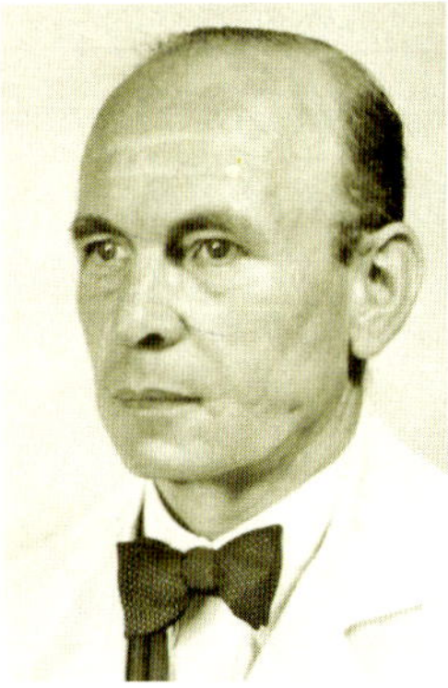

Biographie:

Kurt Beringer wurde am 24. Juni 1893 in Ühlingen (Schwarzwald) geboren. Er entstammte einer alteingesessenen Bauernfamilie. Er besuchte in Karlsruhe das Gymnasium und studierte 1911–1914 Medizin in Heidelberg. Im Ersten Weltkrieg war er als „Feldunterarzt" hauptsächlich an der Ostfront eingesetzt. Nach dem Krieg kehrte er nach Heidelberg zurück, promovierte und begann seine klinische Tätigkeit bis 1920 in der Medizinischen Klinik. 1921 ging er an die Heidelberger Psychiatrische und Neurologische Klinik, deren Direktor damals Karl Wilmanns (1873–1945) war. Mit zwei kurzen Unterbrechungen blieb Beringer dort zwölf Jahre. 1924 war er ein Jahr in Karlsruhe tätig, 1928 beteiligte er sich an der „deutsch-russischen Syphilis-Expedition" in der Burjato-Mongolei. Diese Reise muss ihn sehr beeindruckt haben. Unter den Heidelberger Mitarbeitern finden sich neben Wilmanns auch Namen wie Gruhle (1880–1958), Homburger (1873–1930), oder auch → Mayer-Gross (1889–1961). Die Heidelberger Klinik war eine Domäne der phänomenologisch-philosophisch orientierten Psychopathologie im Sinne von → Jaspers (1883–1969), die sich als Gegenbewegung zur naturwissenschaftlich-hirnpathologisch ausgerichteten Psychiatrie gebildet hatte. Von Beringer wird berichtet, dass er zunächst den Kontakt zur somatischen Medizin weiter suchte, was sich in neurologischen, serologischen und pharmakologischen Arbeiten äußerte. Berühmt wurden seine Untersuchungen über die Meskalin-, Cocain- und Haschisch-Intoxikationen und die experimentellen Psychosen, zu denen er auch

Selbstversuche durchführte. Auch stammt der Begriff der „Spannweite des intentionalen Bogens" von ihm. Er habilitierte 1927 über Geschichte und Erscheinungsweise des Meskalinrausches. Die Gründung der Zeitschrift „Der Nervenarzt" 1928, deren Mitherausgeber er neben Mayer-Gross war, ging wesentlich auf seine Initiative zurück. Nachdem er selbst zwei Jahre in Karlsruhe als niedergelassener Nervenarzt tätig gewesen war, war er stets besorgt, dass „Der Nervenarzt" zu sehr ins Wissenschaftliche abglitt. Nach zwölfjähriger Tätigkeit an der Heidelberger Klinik wurde Beringer 1932 a.o. Professor und Oberarzt an der Münchener Universitätsklinik unter → Oswald Bumke (1877–1950). In München orientierte sich Beringer wieder mehr an den neurologischen Erkrankungen. 1934 schließlich übernahm er die Freiburger Universitäts-Nervenklinik als Nachfolger Alfred Hoches (1865–1943)[90], die er 15 Jahre lang leiten sollte. Ab 1945 war er Dekan der Medizinischen Fakultät. Beringer wird als ruhiger, zurückgezogener (nach dem Krieg besuchte er so gut wie keine Kongresse mehr) und maßvoller Mensch geschildert, der auf der anderen Seite aber auch eine hohe emotionale Ansprechbarkeit besaß. Seine Ehefrau war ebenfalls Ärztin und in der Nervenheilkunde tätig. Kurt Beringer starb am 11. August 1949 nach kurzer Krankheit im 56. Lebensjahr. Von seinem Mitarbeiter Robert Mallison, dessen Namen ebenfalls im Eponym enthalten ist, ist nur bekannt, dass er am 27. Mai 1913 in Breslau geboren wurde und unter Beringer in Freiburg Oberarzt war.

Klinische Beschreibung:

Das Beringer-Mallison-Syndrom benennt die von den Autoren beschriebenen „vorzeitigen Versagenszustände". Hiermit ist ein über das Normalmaß hinausgehendes, meist schleichendes Nachlassen der geistigen Kräfte zwischen dem 35. und 55. Lebensjahr gemeint. Beringer und Mallison geben Kurzkasuistiken von 35 Patienten, die zwischen 1943 und 1947 in der Freiburger Klinik aufgenommen wurden und bei denen mit Hilfe von EEG-Befunden eine Hirnrindenatrophie (Hydrozephalus exter-

Tab. 1: Vorzeitige Versagenszustände (tabellarische Zusammenfassung)

Erscheinungsbild, Psychopathologie:
Versagenszustände, Unausgeglichenheit, Stimmungsschwankungen, reizbare Enthemmtheit, Zornausbrüche, Launenhaftigkeit, Zank- und Streitsucht, Mangel an Takt und Reizbarkeit, explosive Aggressivität, ängstliches Misstrauen, Missgestimmtheit, Antriebsmangel, Nachlassen der Intelligenz, vital gefärbte Dysphorie, hypochondrische Klagen, ängstliche Insuffizienz, paranoische Ansätze, depressive Bilder, Antriebslosigkeit, Verlust an Gemütsregungen, zwischenmenschlicher Rückzug, Egozentrizität, Egoismus, gelegentlich Boshaftigkeit oder Quälfreude, Wortfindungsstörungen, kurze Verwirrtheitszustände, nächtliche Unruhe, „Fressgier"

Morphologischer Befund:
Hydrozephalus externus

Ätiologie:
1. Milde Verlaufsform eines Morbus Pick
2. Anlagebedingter vorzeitiger Hirnalterungsprozess
3. Exogene Momente
4. Zusammenwirken von anlagebedingten und exogenen Momenten

nus) diagnostiziert worden war. Einweisungsgrund war in der Regel ein (berufliches) Versagen und Berufsunfähigkeit. Die Kranken hatten ausnahmslos ein „organisches Kolorit". Während bei einem Teil der Kranken „das Versagen" langsam mit Antriebsarmut und Leistungseinbußen einsetzte, äußerte sich die Symptomatik bei einem anderen Teil initial durch vielfältige Symptome: Unausgeglichenheit, Stimmungsschwankungen, reizbare Enthemmtheit, Wutausbrüche, Launenhaftigkeit, Zank- und Streitsucht, Mangel an Takt und Reizbarkeit, explosive Aggressivität. Bei einigen Kranken folgte ein misstrauisch-ängstliches Stadium. Die festgestellten Krankheitsbilder zeigten überwiegend als „Kernsyndrom" eine „Missgestimmtheit bei Antriebsmangel und Nachlassen der Intelligenzleistung". Dabei wurden eine „vital gefärbte Dysphorie mit hypochondrischen Klagen", gelegentlich mit „ängstlicher Insuffizienz" und „leichte paranoische Ansätze" oder auch mehr depressive Bilder beschrieben. Die Antriebslosigkeit äußerte sich nach Beringer und Mallison charakteristisch in einem „starren, schlappen, monotonen Wesen" und einem „Verlust an Gemütsregungen". Neben einem zwischenmenschlichen Rückzug wurden auch „Egozentrizität, Egoismus, gelegentliche Boshaftigkeit und Quälfreude" beobachtet. Bei einigen Kranken fanden sich darüber hinaus Wortfindungsstörungen, kurze Verwirrtheitszustände, nächtliche Unruhe oder „hochgradige Fressgier". Beringer und Mallison diskutierten verschiedene ätiologische Theorien, wobei es sich theoretisch um milde Verlaufsformen der → Pickschen Krankheit, vorzeitige Hirnalterungsprozesse auf anlagebedingter Grundlage, exogene Momente oder um ein Zusammenwirken von anlagebedingten und exogenen Momenten handeln könne.

Kommentar:

Beringer und Mallison beschrieben die „vorzeitigen Versagenszustände", ohne die Absicht, mit ihrer Arbeit ein „neues Syndrom" zu kreieren oder sogar mit ihrem eigenen Namen zu belegen, was sich erst allmählich und auch nur zum Teil in der klinischen Praxis durchsetzte. Es erscheint auch heute der Hinweis wichtig, bei der von den Autoren beschriebenen Symptomatik der „vorzeitigen Versagenszustände" hirnorganische Faktoren besonders sorgfältig zu prüfen. Auf der anderen Seite gibt es natürlich auch häufig CCT- oder MRT-Befunde, die eine über die Altersnorm hinausgehende Hirnrindenatrophie zeigen, ohne dass es zu psychopathologischen Auffälligkeiten des Betroffenen kommt. In der ICD-10 entspricht der Begriff der „leichten (organischen) kognitiven Störung" (F06.7) noch am ehesten dem Beringer-Mallison-Syndrom, doch kommen auch andere Kodierungen unter F06 in Betracht. Es ergeben sich symptomatisch auch Überschneidungen mit dem „Pseudoneurasthenischen Syndrom".

Literatur:

Beringer K, Mallison R (1949) Vorzeitige Versagenszustände. Allg Z Psychiat 124:100-130

Jung R (1949) Kurt Beringer. Arch f Psych u Z Neur 183:293-301

Marneros A (1979) Erstmanifestationen der Hirnatrophie. Fortschr Neurol Psychiat 47:273-306

Marneros A (1998) Hirnorganische Melancholie. Psycho 24:212-217

Zutt J (1949) Kurt Beringer. Nervenarzt 20:529-531

Henricus Cornelis Rümke (1893–1967)

Praecox-Gefühl nach Rümke

Biographie:

Henricus Cornelis Rümke wurde 1893 in Leiden geboren und studierte wie viele Angehörige seiner Familie Medizin in Amsterdam. Zwischen 1918 und 1923 spezialisierte er sich auf die Fächer Neurologie und Psychiatrie. 1923 publizierte er seine Dissertation: „Zur Phänomenologie und Klinik der Glücksgefühle". Sein Lehrer war L. Bouman (1869–1936), der die Phänomenologie im Sinne von → Jaspers (1883–1969) in den Niederlanden bekannt machte. 1933 wurde Rümke zum a.o. Professor für Entwicklungspsychologie mit klinischen Aufgaben in Utrecht ernannt. 1936 wurde er dort Professor für Psychiatrie. Er war in verschiedenen nationalen und internationalen Gremien tätig, unter anderem war er Vorsitzender der „World Federation for Mental Health" in den fünfziger Jahren. Er publizierte in Niederländisch und Deutsch, wobei seine wichtigen Schriften auch allesamt in deutscher Übersetzung erschienen. Während seiner frühen klinischen Laufbahn verbrachte er auch eine Zeit in der Schweiz, wo er unter → Bleuler (1857–1939), Maeder (1882–1971)[91] und Bezzola-Rohr (1868–1936)[92] arbeitete. Seine theoretischen Grundannahmen beruhten auf einer religiösen Weltsicht, klinisch schätzte er die phänomenologische Richtung, wobei er auch ein starkes psychodynamisches Interesse vertrat. Er spürte und akzeptierte aber auch das letztlich Unverständliche der Erkrankung bei vielen seinen Patienten. Bevorzugte Themen in seinem Werk waren Fragen der Psychogenese, psychiatrische Symptome bei Gesunden, religiöser Unglaube und männliche Entwicklungspsychologie. In seinem Werk findet sich auch Subjektives und Metaphysisches. Besonders in seiner Studie über das Praecox-Gefühl wird sein Unwille, psychische Erkrankung in objektiven Begriffen zu schildern, deutlich. Er betonte, dass zwischen Patient und Arzt etwas Undefinierbares geschehe. Um sich vor irritierenden Interaktionen zu schützen, empfahl Rümke den Ärzten ein normales Familienleben und eine religiöse Gesinnung. Privat schrieb er Gedichte. Er starb 1967. Neben zahlreichen Publikationen verfasste er ein umfangreiches Psychiatrie-Handbuch.

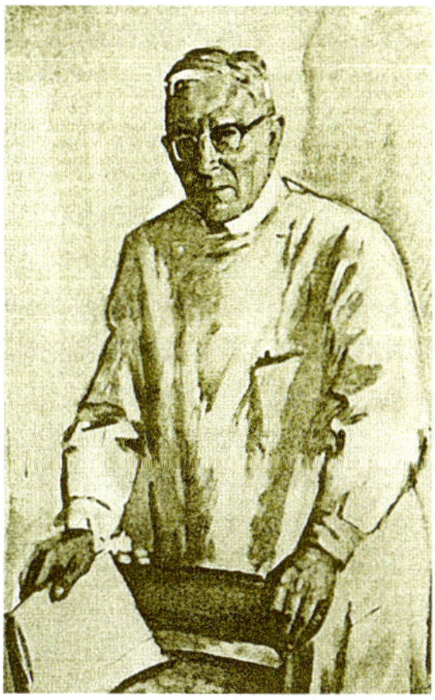

Klinische Beschreibung:

Rümke ging davon aus, dass die Diagnose „Schizophrenie" nicht so sehr von objektiven Symptomen (Wahn, Zerfahrenheit, Halluzinationen etc.) abhänge, sondern von einem bestimmten Gefühl, dass sich beim erfahrenen Untersucher einstelle und auf der eigentümlichen Form zwischenmenschlicher Kommunikation beruhe, die sich im Umgang mit Schizophrenen einstellen kann. Dieses Gefühl ist nach Rümke nicht weiter verbalisierbar, da nicht alles vom Untersucher Wahrgenommene auch mitteilbar sei. Es gründet sich auf „eine ganz bestimmte (unindividuelle, schizophrene) Urteilsschwäche, Abnahme der geistigen Leistungsfähigkeit, gemütliche Abstumpfung, Verlust der Tatkraft." Rümke schreibt weiter: „Was mir am meisten geholfen hat, ist folgendes: Praktisch lasse ich mich führen von dem im Untersucher entstehenden „Praecoxgefühl", vielleicht besser gesagt „Praecoxerlebnis" – denn es ist kein echtes Gefühl. Nur ein sehr erfahrener Untersucher kann sich dieses Kompasses bedienen. Wird dieses Gefühl nicht bei mir erweckt [...] sträube ich mich [...] gegen die Diagnose „Echte Schizophrenie" [...]." Bereits 1941 schrieb Rümke, dass das vom Patienten im Untersucher induzierte Praecox-Gefühl die wichtigste diagnostische Priorität habe, während eine Auflistung von beobachtbaren Symptomen lediglich die Diagnose untermauern und illustrieren könne. Das Gefühl wird beim Untersucher durch eine spezielle „schizophrene Färbung", verwoben mit Störungen des Affektes, des Denkens und psychomotorischen Symptomen ausgelöst, welches nicht weiter definierbar ist. Das Praecox-Gefühl kann sich bereits vor der Exploration einstellen und sich auf ganz diskrete Merkmale der Körperhaltung, Mimik und Gestik des gesamten nonverbalen Ausdrucksverhaltens beziehen. Der Untersucher bemerkt bei sich selbst einen vom Patienten „verursachten" Mangel an Empathie. Ein wirklich tragfähiger Kontakt mit der Gesamtpersönlichkeit des Schizophrenen ist demnach gar nicht möglich. Es besteht beim Schizophrenen ein „gestörter instinktiver Rapport", eine Minderung einer instinktiven Annäherung („diminution of the rapprochement-instinct"), die aus einem Energieverlust[93] des Schizophrenen resultiert. Wird die Diagnose einer Schizophrenie ohne dieses Gefühl gestellt, so ist sie – nach Rümke – falsch. Auch bei anderen Diagnosen als der Schizophrenie ist die vom Patienten beim Untersucher induzierte innere Haltung nach Rümke wegweisend. Einem Maniker gegenüber verhalten wir uns in der Untersuchungssituation anders (manischer) gegenüber, als beispielsweise einem Neurotiker (neurotischer). So berichtet Rümke, dass er der Diagnose einer beginnenden Demenz bei einem gebildeten älteren Herren erst durch die Einsicht der eigenen leichten Distanzminderung in der Untersuchungssituation auf die Schliche kam: „The patient´s illness strikes, almost unnoticeably, equivalent chords in the doctor." Das Schizophrene jedenfalls ist nach Rümke „ein Geheimnis der Form" und nicht des Inhaltes. Daher erfordert die Diagnose auch den Nachweis formaler Störungen, nicht inhaltliche. Wichtig ist noch der Hinweis, dass Rümke unter der Diagnose Schizophrenie die Gruppe der unheilbar Kranken sah, für das heutige Schizophrenieverständnis also einen relativ engen (an → Kraepelin [1856–1926] angelehnten) Schizophreniebegriff annahm.

Kommentar:

Die psychiatrische Diagnostik ging im Lauf der Zeit einen anderen Weg als sie Rümke mit dem „Praecox-Gefühl" und auch Jaspers mit der „Methode des genetischen Verstehens" intendierten. Die moderne psychiatrische Diagnostik ist in der ICD-10 und dem DSM-IV operationalisiert, d.h. kriteriengeleitet. Diese Kriterien sind weitestgehend festgelegt und möglichst objektiv, damit eine bestimmte psychiatrische Störung überall auf der Welt möglichst gleich diagnostiziert wird. Das Praecox-Gefühl entzieht sich aber der Objektivität, indem es als ein nicht weiter verbalisierbares Gefühl im erfahrenen Untersucher verbleibt. Verließe man sich diagnostisch hauptsächlich auf das Praecox-Gefühl, so würden unterschiedliche Psychiater unterschiedliche gefühlsabhängige Diagnosen stellen (unterschiedlicher, als sie es jetzt schon tun). Auf der anderen Seite hat Rümke mit seinen Ausführungen einen Weg aufgezeigt, den viele Kliniker in ihrer täglichen Arbeit bewusst oder unbewusst ohnehin beschreiten. Allgemein anerkannt ist z.B. die subjektive Seite des Untersuchers in der psychiatrischen Diagnostik der Borderline-Störungen. Hier mag der Hinweis auf den psychoanalytischen Begriff der „Gegenübertragung" und den Borderline-Abwehrmechanismus der „projektiven Identifizierung" genügen, ohne hier tiefer ins Detail zu gehen.

Der Begriff des „Praecox-Gefühls" wird in der Klinik fälschlicherweise gelegentlich als Synonym für ein unreflektiertes diagnostisches Gefühl, bezüglich des Vorliegens einer Schizophrenie, benutzt. Rümke betont demgegenüber, dass es sich nicht um ein unreflektiertes Gefühl, sondern um eine nicht verbalisierbare und vergleichende Erfahrung handelt, die ein hohes Maß an Introspektionsfähigkeit seitens des Untersuchers verlangt.

Auch wenn das „Praecox-Gefühl" seitens des Untersuchers nicht verbalisierbar ist, können viele Patienten selbst ihre diskreten Störungen beim Beginn einer Psychose beschreiben. Dieses Vorgehen macht man sich heute bei der Früherkennung von schizophrenen Psychosen zunutze, indem ganz feine psychopathologische Phänomene im möglichen Prodromalstadium schizophrener Psychosen anhand von Selbstbeurteilungsskalen (z.B. BSABS) abgefragt werden. Erste Ergebnisse von prospektiven Studien sind vielversprechend. Auch wenn die Früherkennung schizophrener Psychosen möglicherweise keine höhere Treffsicherheit bietet, als sie ein erfahrener Psychiater mit gutem Gespür und guter Introspektionsfähigkeit im Sinne Rümkes leisten könnte, so werden andererseits die dem Praecox-Gefühl zugrunde liegenden feinen psychopathologischen Phänomene des Patienten auf diesem Wege doch noch verbalisierbar.

Literatur:

Klosterkötter J, Hellmich M, Steimeyer EM, Schultze-Lutter F (2001) Diagnosing Schizophrenia in the Initial Prodromal Phase. Arch Gen Psychiatry 58:157-164

Neeleman J (1990) The nuclear symptom of schizophrenia and the praecox-feeling. H.C. Rümke. Introduction. History of Psychiatry 1:331-334

Rümke HC (1958) Die klinische Differenzierung innerhalb der Gruppe der Schizophrenien. Nervenarzt 29:49-53

Rümke HC (1990) Het Kernsymptoom der Schizophrenie en het Praecoxgevoel (1941) Übersetzt von Neeleman J. History of Psychiatry 1:334-341

Leo Kanner (1894–1981)

Kanner-Syndrom (frühkindlicher Autismus)

Biographie:

Leo Kanner wurde am 13. Juni 1894 in Klekotow in Österreich, nahe der russischen Grenze, geboren. Seine Eltern waren jüdischer Herkunft. Sein Vater war Rabbi und Leo, der Sohn, erhielt dementsprechend eine religiös-orientierte Erziehung. Es wird beschrieben, dass Leo Kanner als Schüler und Student ausgezeichnete Leistungen erbrachte. Mit zehn Jahren begann er z.B. eigene Gedichte zu verfassen. Nach seinem Abitur 1913 in Berlin begann er dort mit dem Medizinstudium, welches durch seine Einberufung zur österreichischen Armee wegen des Ersten Weltkrieges unterbrochen wurde. Nach dem Krieg führte er sein Studium fort und promovierte 1921. Eigentlich wollte er ursprünglich Schriftsteller werden, er konnte aber in Deutschland keinen Verleger für seine Werke finden. Er arbeitete daher einige Zeit internistisch-kardiologisch, bis ihn ein amerikanischer Kollege, den er in der Elektrokardiographie unterrichtet hatte, überreden konnte, in die USA auszuwandern. 1924 begann er dort seine Arbeit als Assistenzarzt in Yankton im South Dakota State Hospital. Kanner selbst bezeichnete diesen Entschluss später angesichts des Holocausts in Deutschland als einen glücklichen Zufall, womit er in Anbetracht seiner Herkunft ohne Zweifel Recht hatte. Seine zunächst begrenzten englischen Sprachkenntnisse erweiterte er in sehr kurzer Zeit u.a. durch die Lösung von Kreuzworträtseln der New York Times. 1926 publizierte er seine erste wissenschaftliche Arbeit in englischer Sprache im American Journal of Psychiatry. Kanner war zweifellos eine interessante Persönlichkeit, der neben einer hohen Flexibilität auch eigenen, festen Grundsätzen folgte. Aufgrund seiner Kriegserfahrungen im Ersten Weltkrieg waren ihm z.B. Uniformen derart zuwider, dass er noch nicht einmal solche akademische Funktionen wahrnahm, welche ihn zum Tragen einer „Standesuniform“ verpflichtet hätten. Seine medizinisch-wissenschaftliche Forschung wurde über 50 Jahre ohne jegliche staatliche oder private Zuwendungen finanziert, einfach aus dem Grund, weil Kanner selbst dies nicht wollte. Er legte größten Wert auf geistige Unabhängigkeit, was ihm unter Kollegen u.a. den Ruf eines „akademischen Rebellen“ einbrachte. 1928 begann er seine wissenschaftliche Karriere an der Johns Hopkins University unter Prof. Adolf Meyer (1866–1950)[94]. Bereits 1930 bekam Kanner die Leitung der neugeschaffenen und in den USA erstmalig eingerichteten Abteilung für Kinder-Psychiatrie in der Pädiatrischen Klinik. Obwohl auch Kanner hierin Autodidakt war, erschien sein Lehrbuch „Child Psychiatry“, das erste englischsprachige Lehrbuch in diesem neuen Fachbereich überhaupt, bereits 1935. Während die erste Auflage sich noch stark an die Terminologie Adolf Meyers anlehnte, wurden Stil und Stoff bereits in der zweiten Auflage deutlich pragmatischer. Zwei Jahre vor seinem akademischen Ausscheiden wurde Kanner ordentlicher Professor für Kinder-Psychiatrie. 1959 erfolgte seine Emeritierung. Kanner schrieb insgesamt zehn Bücher und über 300 wissenschaftliche Artikel. Er starb am 3. April 1981.

Klinische Beschreibung:

Obwohl der Autismus-Begriff von → Bleuler (1857–1939) in einem anderen Zusammenhang in die psychiatrische Terminologie eingeführt wurde, wird er heute hauptsächlich zur Beschreibung des frühkindlichen Autismus im Sinne des „Kanner-Syndroms" bei tiefgreifenden Entwicklungsstörungen verwendet. Dies ist eine Form des Autismus, die sich meist vor dem dritten Lebensjahr u.a. mit Kontaktstörungen, Stereotypien, verzögerter Sprachentwicklung, Intelligenzminderung (im Gegensatz zum → Asperger-Syndrom) und einem allgemeinen Entwicklungsrückstand manifestiert. Die Störung kommt drei- bis viermal häufiger bei Jungen vor. Sie tritt bei ca. zwei bis vier von 10.000 Kindern auf. Die kindliche Entwicklung ist gestört, oft finden sich dabei auch epileptische Anfälle und andere neurologische Auffälligkeiten. Die Ätiologie ist noch unklar. Die soziale Verteilung wird heute als ausgewogen angesehen; früher meinte man, ein Überwiegen der Störung in der Mittel- und Oberschicht zu bemerken. Kanner selbst hatte das emotionale Klima von Familien mit einem autistischen Kind als „unterkühlt" bezeichnet. Auffallend scheint den Beschreibungen nach in der Tat eine gewisse Häufung von schizoiden und intellektualisierenden Persönlichkeiten im genetischen Umfeld des betroffenen Kindes zu sein, was als hereditärer „Autismus-Faktor" mit unterschiedlicher Penetranz postuliert wurde. Eine überwiegende Psychogenese – die ebenfalls wissenschaftlich ausgiebig diskutiert wurde – scheint v.a. angesichts der vielfach assoziierten organischen Störungen bei den Kindern ausgeschlossen zu sein. Die Kinder erscheinen in sich selbst zurückgezogen, wehren sich vehement gegen Lernen oder neue Erfahrungen, nehmen von sich aus keinen oder kaum Kontakt mit Mitmenschen auf, geben und fordern keine Zuwendung und sie wirken insgesamt extrem gefühlsarm. Freunde haben sie daher so gut wie nie. In der Sprache finden sich Echolalie, Neologismen, bizarre Verknüpfungen und gelegentlich eine sog. „pronominale Umkehr" (die Kinder sagen „du" statt „ich"). Es kommt oft zu motorischen Stereotypien, wobei auch Selbstverletzungen beschrieben werden. Vereinzelt kommen Spezialinteressen vor. Der Verlauf ist in der Regel chronisch. In der Pubertät kann es zu einer affektiven Labilisierung mit Unruhezuständen und verstärkten Autoaggressionen kommen.

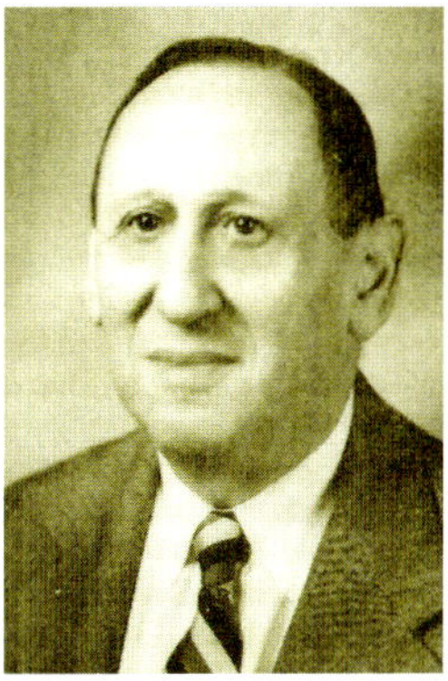

Die betroffenen Kinder vermeiden Untersuchungen zufolge schon im Säuglingsalter den Blickkontakt, begrüßen ihre Eltern nicht durch bei normal entwickelten Kindern vorhandene mimische Reaktionen und suchen auch keinen Körperkontakt. Während beim Asperger-Sydrom die Mitmenschen von den betroffenen Kindern noch oft als störend empfunden werden, scheinen Kinder mit Kanner-Syndrom ihre Mitmenschen in ihrer Existenz so gut wie überhaupt nicht zu erfassen. Der zwischenmenschliche Kontakt ist auf sehr wenige Bezugspersonen beschränkt. Viele Kinder mit Kanner-Syndrom schreien darüber hinaus immer in der gleichen Weise, so dass für die Eltern der spezielle Anlass des Schreiens nur schwer zu erkennen ist. Etwa die Hälfte der Kinder erlernen die Sprache nicht, aber auch bei den anderen entwickelt sie sich nur unzureichend. Das Spielverhalten der Kinder ist meist auf nicht lebende Objekte gerichtet.

Die Therapie umfasst heilpädagogische Maßnahmen, evtl. auch Verhaltenstherapie. Die Differenzialdiagnose muss Formen der geistigen Behinderung und auch das Asperger-Syndrom umfassen.

Kommentar:

Das Kanner-Syndrom wird in der ICD-10 unter dem Begriff des frühkindlichen Autismus (F84.0) geführt. Ob das Kanner- vom Asperger-Syndrom diagnostisch aber streng unterschieden werden kann, oder ob das Kanner-Syndrom lediglich die schwerere Variante eines Kontinuums der autistischen Störungen darstellt, ist umstritten (s. auch Asperger-Syndrom). Differenzialdiagnostisch sind umschriebene Entwicklungsstörungen, reaktive oder andere Bindungsstörungen, Intelligenzminderung, Verhaltensstörungen, Schizophrenie oder Rett-Syndrom zu beachten.

Literatur:

Braun-Scharm H (1996) Kinder- und jugendpsychiatrische Erkrankungen einschließlich Oligophrenien. In: Möller HJ, Laux G, Deister A (Hrsg) Psychiatrie. Hippokrates, Stuttgart

Sanua VD (1990) Leo Kanner (1894–1981): The Man and the Scientist. Child Psychiat Hum Dev 21:3-23

Warnke A (2000) Tiefgreifende Entwicklungsstörungen. In: Möller HJ, Laux G, Kapfhammer HP (Hrsg.) Psychiatrie und Psychotherapie. Springer, Berlin Heidelberg New York

www.autismus.de

Heinrich Klüver (1897–1979)

Paul C. Bucy (1904–?)

Klüver-Bucy-Syndrom

Biographie:

Heinrich Klüver wurde am 25. Mai 1897 in Schleswig-Holstein als Sohn von Dorothea, geb. Wübbers und Wilhelm Klüver geboren. Nach seiner Militärzeit, die mit 17 Jahren begann, ging er an die Universität Berlin und später nach Hamburg, wo er 1920 drei Jahre unter Max Wertheimer (1880–1943)[95], einem Pionier der Gestaltpsychologie studierte. 1923 verließ er Deutschland auf dem Seeweg und erreichte via Panamakanal die USA. Zunächst verbrachte er ein Jahr in Palo Alto/Kalifornien als Student der Psychologie der Stanford University. 1924 promovierte er im Fach Psychologie über sog. „Eidetische Phänomene", eine ungewöhnlich starke visuelle Vorstellungskraft, v.a. bei Kindern. 1924–1926 verbrachte er an der Universität von Minnesota, wo er den Psychologen Karl Spencer Lashley (1890–1958)[96] kennen lernte, mit dem ihn eine lebenslange Freundschaft verband. Danach ging er zwei Jahre an die Columbia University an das Social Science Research Council und wechselte anschließend nach Chicago zu Lashley ins Institute for Juvenile Research und später an die Universität von Chicago, wo er Mitglied des erlauchten „Neurology Club" wurde, in dem auch Paul C. Bucy Mitglied war. 1927 heiratete er seine erste Frau Cessa Feyerabend und wurde 1934

Bürger der USA. Er starb am 8. Februar 1979 im Alter von 81 Jahren in Oak Lawn, Illinois. Er war zwischenzeitlich mit seiner zweiten Ehefrau, Harriet Schwenk-Klüver verheiratet.

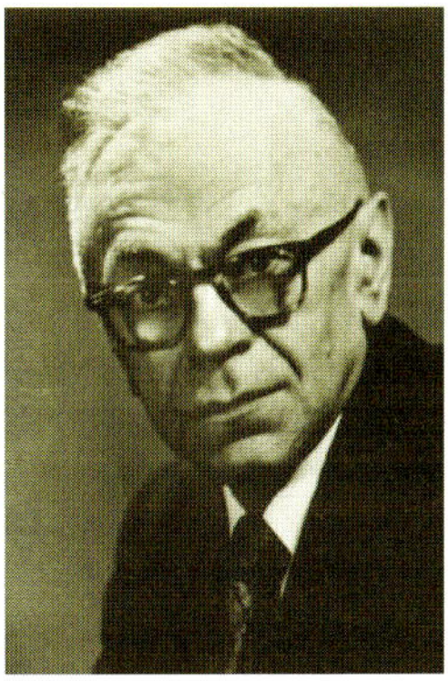

Heinrich Klüver muss Beschreibungen zufolge ein seltsamer Mensch gewesen sein. Während seiner Jahre an der Universität Chicago führte er niemals Studentenunterricht durch oder beteiligte sich sonst in irgendeiner Form an administrativen Pflichten. Ihm wurde von seinem Arbeitgeber schließlich sogar seine Sekretärin entzogen und er in seinem Culver Hall Forschungslaboratorium alleingelassen. Er selbst wehrte Besucher in seinem Labor bis auf ganz wenige Ausnahmen ab, und wenn er schließlich doch den ein oder anderen Interessierten zuließ, so mussten diese zuvor oft eine stundenlange Wartezeit vor seiner verschlossenen Laboratoriumstür über sich ergehen lassen. In seinem Ruhestand schließlich, als sein wissenschaftliches Werk darüber hinaus zunehmend anerkannt wurde, schien er zugänglicher geworden zu sein. Es wird berichtet, dass er dann auch Kongresse besucht und sich sogar als herzlicher Kollege offenbart habe.

Bereits unter Max Wertheimer beschäftigte er sich mit der visuellen Wahrnehmung in Form der „Eidetik"[97], was er an der Stanford University fortsetzte. Jahre bevor psychoaktive Substanzen populär wurden, interessierte sich Klüver für die Wirkung von Meskalin, bei der er Gemeinsamkeiten mit den eidetischen Phänomenen feststellte. An der University of Minnesota um 1924 testete er selbst die Wirkung von Meskalin zusammen mit einem Assistenten und beschrieb die Wirkungen akribisch. Dabei beobachtete er ein Ineinanderfließen der „subjektiven und objektiven Welt", was er für die Erforschung des Verlustes der Subjekt-Objekt-Grenzen bei schizophrenen Psychosen für bedeutsam hielt. Auch erlebte er 1928 bei seinen Experimenten wiederkehrende Farben und Formen, die ihn an die Gemälde des spanischen Malers Joan Miró erinnerten und denen er eine anthropologische Bedeutung zumaß. Eine Reproduktion seiner Experimente mit dem Peyote-Kaktus (Meskalin) wagte später u.a. Ronald K. Siegel, der zu ähnlichen Ergebnissen kam. Interessant ist, dass sich in Deutschland zur selben Zeit (1927) → Beringer (1893–1949) mit Studien über die Erscheinungsweise des Meskalinrausches habilitierte. Ein Jahr später publizierte Klüver seine eigenen Erfahrungen. Der internationalen Fachwelt bekannt wurde Klüver durch seine mit Paul C. Bucy durchgeführten Temporallappenresektionen bei Rhesusaffen, was später als das nach den Beschreibern benannte Syndrom bezeichnet wurde. Dabei ging es Klüver zunächst um die cerebrale Lokalisation der Wirkung von Meskalin bei Primaten, die er in der Uncusregion vermutete. Die Temporalresektion bei einem besonders aggressiven Affen („Aurora") hatte allerdings seine völlige Wesensänderung zur Folge; der Affe wurde – neben anderen Symptomen – zahm. Dieses unerwartete und für die Forscher bedeutsame Ergebnis ihrer Arbeit veranlasste u.a. Egas Moniz (1874–1955) aus Lissabon zu seinen berühmt-berüchtigten Frontalhirnresektionen (Lobotomie) ab 1935, wofür er später den Nobelpreis erhielt. Klüver selbst stand der Lobotomie beim Menschen – laut Beschreibungen – ablehnend gegenüber.

Paul C. Bucy wurde in Hubbard, Iowa, 1904 als Sohn von Lillian Clancy und Isaac Bucy geboren. Da in der Gegend die meisten Bewohner deutschstämmig waren, lernte Paul C. Bucy auch Deutsch in der Schule. Statt einer weiteren College-Ausbildung schrieb er sich in der Iowa State University für den Fachbereich Ökonomie ein. 1921, nach seinem ersten Semester, erreichte ihn die Nachricht, dass seine Eltern ihre gesamten Ersparnisse aufgrund gefallener Bodenpreise verloren hätten. Er kehrte daraufhin zur Schule zurück und arbeitete während seiner College- und medizinischen Ausbildung in mehreren Gelegenheitsjobs, um das dringend benötigte Geld zu verdienen und um möglicherweise eine Lehrfunktion in Physik

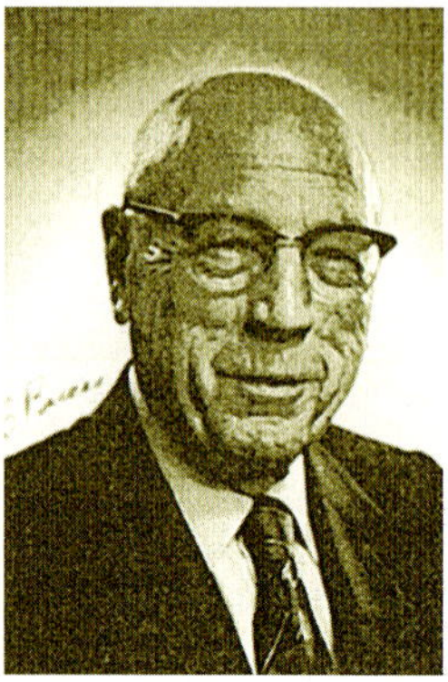

und Neurpathologie übernehmen zu können. Paul C. Bucys Neigung zur Neurochirurgie erwachte relativ früh und er verfolgte seine Ziele mit Ehrgeiz. In seinem zweiten Studienjahr bekam er eine Tutorenstelle für Neuropathologie und arbeitete in einem Forschungslabor. Außerdem führte er klinische Untersuchungen an Patienten durch, die ins Iowa State Psychopathic Hospital aufgenommen wurden, wofür er sogar eine geringe Bezahlung erhielt. Hier entstanden auch seine ersten beiden wissenschaftlichen Publikationen über das periphere und vegetative Nervensystem von Kaninchen. Zu dieser Zeit lernte er seine spätere Ehefrau, Evelyn Richards, kennen. Nach seinem Medizinstudium begann Paul C. Bucy eine Assistentenstelle am Henry Ford Hospital in Detroit. Auf Anfrage seines verantwortlichen Ausbilders schrieb er ihm über seine diesbezüglichen Erfahrungen, wobei sein Bericht allerdings alles andere als freundlich war. Daraufhin sollte Paul C. Bucy aus dem Krankenhausdienst entfernt werden, was jedoch durch den Einfluss des chirurgischen Chefarztes abgewendet werden konnte. Im Henry Ford Hospital erlangte er seine neurologischen Kenntnisse und war neurochirurgisch u.a. mit der Klassifikation von Hirntumoren beschäftigt. Er schrieb darüber hinaus auch seine ersten Publikationen über Neuroepitheltumoren des Cerebellums. Nach seiner Assistentenzeit im Henry Ford Hospital wechselte er in die Abteilung Neurologie und Neurochirurgie der Universität von Chicago. Der dortige Chefarzt erkrankte bald schwer, so dass Paul C. Bucy mit dessen Einverständnis die kommissarische Führung der Abteilung übernahm. Nach einer Einarbeitungszeit von nur einem Monat operierte er erfolgreich einen Patienten mit einem Hirntumor. Auch nach der Genesung seines Chefs konnte er relativ unabhängig und eigenständig weiterarbeiten. Die Zeit an der Universität von Chicago war für ihn eine akademisch erfolgreiche und mit dem Ergebnis vieler Publikationen. Zusammen mit seinem Chef, Dr. Bailey, etablierte er mit der Beschreibung der Oligodendrogliome eine neue Kategorie in der Einteilung der Hirntumoren. Zusammen mit Buchanan und Bailey schrieb er eine einflussreiche Monographie über intrakranielle Tumore im Kindes- und Jugendalter. Darüber hinaus entdeckte er 1937 mit Heinrich Klüver das Syndrom, das nach ihnen benannt wurde. 1939 wurde Paul C. Bucy Chef der Abteilung. 1930 hatte er auf Drängen seines damaligen Vorgesetzten ein Jahr im Ausland zu Studienzwecken verbracht. Sein Weg führte ihn nach Edinburgh, London, Berlin und auch nach Breslau zu Otfrid Foerster (1873–1941), der ihn sehr beeindruckte und ihm Anregungen für seine eigenen Studien gab. 1941 wechselte Paul C. Bucy an die Universität von Illinois. Zum Armeedienst wurde er wegen einer Mitralstenose nicht herangezogen. Er wurde Mitglied der amerikanischen Gesellschaft für Neurochirurgie.

Paul C. Bucy wird als ein Mensch mit einer natürlichen Ausstrahlung seiner Autorität geschildert, mit scharfem Verstand, Eloquenz und großem fachlichen Können in einer Ära ohne die heute selbstverständlichen Hilfsmittel von CCT oder MRT. Außerdem war Paul C. Bucy in der Forschung sehr aktiv, wobei das motorische System allgemein und speziell die Pyramidenbahnen eine besondere Rolle spielten. Er war u.a. Präsident der American Association of Neurological Surgeons

(1951–1952), Präsident der Society of Neurological Surgeons (1960), Präsident der World Federation of Neurological Surgeons (1957–1961).

Klinische Beschreibung:

Klüver und Bucy fanden 1937 nach doppelseitiger Entfernung des größten Teils der Temporallappen und des Rhinencephalons (Hippocampus, Uncus, Amygdalum, temporaler Neocortex) bei Rhesusaffen ein Muster von Verhaltensstörungen, die unter dem Namen des Klüver-Bucy-Syndroms bekannt geworden sind und zur Erforschung limbischer Strukturen Anlass bot. In seltenen Fällen wird auch ein beim Menschen analoges Syndrom beobachtet. Neben der Bezeichnung „Klüver-Bucy-Syndrom" findet sich gelegentlich auch die Bezeichnung „Klüver-Bucy-Terzian-Syndrom", da Terzian (und Dalle Ore) 1955 über ein humanes Klüver-Bucy-Syndrom nach beidseitiger Temorallappenentfernung berichtete. Eine Schädigung der Temporallappen ist streng genommen daher Voraussetzung zur Diagnose des Klüver-Bucy-Syndroms beim Menschen. Die auftretende Läsion kann dabei entzündlich, traumatisch, degenerativ oder postoperativ bedingt sein. Beschreibungen des Syndroms finden sich u.a. über Patienten mit Temporallappenepilepsie, traumatisch-apallischem Syndrom, Hirnkontusionen, beidseitigem okzipito-temporalem Hämatom, akuter viraler Enzephalitis, akuter intermittierender Porphyrie, Neuroleptika-Induktion, protrahertem Insulinkoma, Toxoplasmose-Enzephalitis, tuberkulöser Meningoenzephalitis, → Alzheimer- und → Pick-Erkrankung, Herpes-simplex-Enzephalitis, Adrenoleukodystrophie, anoxischem Hirnschaden, Angiom.

Das Klüver-Bucy-Syndrom umfasst (Tab. 1):

Tab. 1: Symptome des Klüver-Bucy-Syndroms (zit. n. Schneemann/Eckstaedt 1969 und Aichner 1984)

- Optische (visuelle) Agnosie (sog. Seelenblindheit) mit Verlust des Erkennens von Personen und Objekten
- Ablenkbarkeit v.a. durch optische Reize (Hypermetamorphismus)
- Hyperoralität (erreichbare und auch nicht essbare Gegenstände werden in den Mund gesteckt) und gestörtes Verhalten bei der Nahrungsaufnahme
- Hypersexualität (hetero-, homo-, autosexuell)
- Verlangsamung motorischer Abläufe
- Nivellierung von Antrieb und Affekt (Plazidität)
- Lern- und Gedächtnisstörungen

Die oralen Automatismen werden dabei als schablonenhafte Bewegungskoordination beschrieben. Auch wird die visuelle Agnosie gelegentlich bei Menschen mit Klüver-Bucy-Syndrom beschrieben. Dabei werden offensichtlich nicht essbare oder gefährliche Gegenstände in ihrer Bedeutung nicht adäquat erfasst und zum Mund geführt. Auch Aggressivität und fehlende Kooperationsbereitschaft kommen vor.

Aichner (1984) beschreibt einige Besonderheiten des Klüver-Bucy-Syndroms beim Menschen in Abgrenzung von den ursprünglichen tierexperimentellen Befunden (Tab. 2).

Tab. 2: Charakteristische Merkmale des Klüver-Bucy-Syndroms beim Menschen

- Überwiegend partielle Ausprägung des Symptomenkomplexes
- Komplexere Verhaltensstörungen und neurologische Defizite
- Vorhandensein einer Verlaufsdynamik bei traumatischer Genese
- Persistenz eines partiellen Klüver-Bucy-Syndroms über mehrere Jahre

Bezüglich der Genese lassen sich lokale, funktionelle oder strukturelle Läsionen, eine visuell-limbische Diskonnektion und Enthemmungsmechanismen diskutieren.

Kommentar:

Das Syndrom wurde zuerst bei Rhesusaffen (1937) beschrieben. Das Klüver-Bucy-Syndrom beim Menschen ist ein seltenes hirnorganisches Psychosyndrom, dass – ganz im Einklang mit der → Bonhoefferschen Regel – durch unterschiedliche Hirnschädigungen hervorgerufen werden kann, wobei sich hier meist inkomplette (partielle) Ausprägungen beobachten lassen. In Kasuistiken ist das Auftreten bei postoperativen Syndromen, Hirnkontusionen, Virus-Enzephalitis, frontotemporaler Demenz, Dezerebrationszeichen etc. beschrieben. Bei einer entsprechenden Symptomatik ohne erkennbare Temporallappenbeteilung sollte historisch korrekt eher von einem Klüver-Bucy ähnlichen Syndrom gesprochen werden. In der Weltliteratur sind bislang nur ca. 30 Patienten mit einer kompletten Ausprägung beschrieben worden.

Literatur:

Aichner F (1984) Die Phänomenologie des nach Klüver und Bucy benannten Syndroms beim Menschen. Fortschr Neurol Psychiat 52:375-397

Ciric I (1993) Paul C. Bucy, M.D. Surg Neurol 39:419-425

Dahlmann W, Schäfer KP (1979) Klüver-Bucy-Syndrom und Greifreflexe (oral, cheiral, podal) nach schwerer Hirnkontusion. Arch Psychiat Nervenkr 226:229-239

Nahm FKD, Pribram KH (1998) Heinrich Klüver. In: National Academy of Sciences of the United States of America. Biographical Memoirs, Vol 73:288-305

Schneemann N, Eckstaedt A (1969) Klinische Beobachtungen zum Klüver-Bucy-Syndrom. Arch Psychiat Nervenkr 212:171-179

Siegel RK (1998) Halluzinationen. Rowohlt, Reinbek

Klaus Conrad (1905–1961)

Die beginnende Schizophrenie (Conrad)

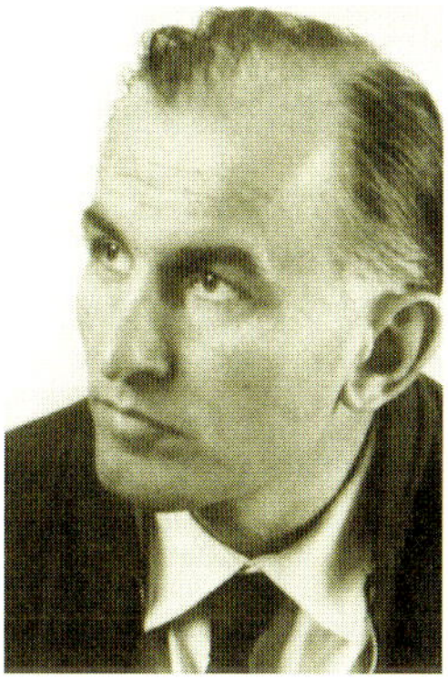

Biographie:

Klaus Conrad wurde am 19. Juni 1905 in Reichenberg (Sudetenland) geboren. Der Vater lehrte Nationalökonomie in Wien und auch die Mutter entstammte einer akademischen Familie. Er studierte Medizin in Wien, Leipzig und London, worauf seine Assistententätigkeit in Wien, Magdeburg, Paris (1933) und München (1934–1938 unter Ernst Rüdin[98]) folgte. 1938 habilitierte er sich in München, anschließend folgte eine Tätigkeit als Oberarzt bei E. Kretschmer (1888–1964) in Tübingen. Im Zweiten Weltkrieg war er zunächst Truppenarzt in Russland, 1943 übernahm er die Leitung eines Sonderlazarettes für Hirnverletzte in Marburg. 1948 wurde er erster Ordinarius für Psychiatrie und Neurologie in Homburg/Saar, ab 1958 in Göttingen. Im selben Jahr wurde ihm die Leitung der wiedererrichteten Deutschen Forschungsanstalt für Psychiatrie in München angeboten; nach Vollendung der Bautätigkeiten starb er jedoch am 5. Mai 1961 in Göttingen an einem Myelom.

Sein bedeutendes Werk: „Die beginnende Schizophrenie" erschien 1958. Conrad wandte sich bald der „gestaltpsychologischen" Theorie zu, die versucht, psychische Störungen nicht auf die Beschreibung von Elementarfunktionen und Leitungsstörungen zu reduzieren, sondern die eine Möglichkeit sucht, den anthropologisch-biologischen Sinn eines Syndroms im Ganzen zu sehen. Wenn Conrad dann 1958 seinem Werk über die beginnende Schizophrenie den Untertitel „Versuch einer Gestaltanalyse des Wahns" gibt, so geht er von dem Erlebniswandel in der Psychose aus – und nicht von psychopathologischen Einzelsymptomen. Conrad sah eine Krise der Psychiatrie in der scheinbaren Alternative zwischen einer vorwiegend deskriptiven, Einzelsymptome aufzählenden Psychopathologie und der phänomenologischen Anthropologie etwa im Sinne Ludwig Binswangers (1881–1966)[99]. Conrads „dritter Weg" der Gestaltanalyse versucht dabei, erlebte Situationen (z.B. Veränderungen des Modus der Wahrnehmung im Affekt) phänomenologisch zu erfassen.

Klinische Beschreibung:

Die (beginnende) Schizophrenie wird von Conrad aus dem schizophrenen Erlebniswandel heraus als eine Abfolge von abgrenzbaren und allgemeingesetzlichen Stadien gesehen. Die Begriffe „Trema, Apophänie, Apokalypse, Konsolidierung und Residualzustand" beschreiben dabei in gesetzesmäßiger Abfolge die Gesamtheit der schizophrenen Erkrankung in ihrem Verlauf. Der Beginn der Erkrankung wird nach dieser Theorie durch das „Trema"[100] geprägt. Der Inhalt des Erlebens kann in dieser Frühphase der Erkrankung verschieden sein, er kann sich als Depression, Spannung, Unruhe, Angst, freudiges Gehobensein, Schuld etc. äußern. Es bestehen dabei regelhaft eine „erhöhte Bodenaktivität" (erhöhte Ausgangsspannung) und ein Verlust an „Neutralität" der Umwelt gegenüber, der zu unsinnigen, situationsinadäquaten Handlungen und im Rahmen von Misstrauen bis zu einem „Überstiegsverlust" führen kann. Dies aber bedeutet den Verlust der

Fähigkeit, die Welt „mit den Augen des anderen" zu sehen. Innerhalb des Tremas kann es zur Wahnstimmung und einem Wandel der eigenen Erlebnisstruktur bis hin zur Infragestellung der eigenen Existenz kommen. Das „psychische Feld" erscheint bis hin zu einem „kritischen Punkt" eingeengt, bis es plötzlich zur Spannungsentlastung durch die zweite Phase, die „Apophänie" kommt: Plötzlich wird es dem Kranken offenbar, wie alles mit allem zusammenhängt. Die Dinge verlieren dabei endgültig ihre Neutralität und stehen in Bezug zum Kranken, der sich im „Weltmittelpunktserleben" als deren einziger Bezugspunkt wähnt (Anastrophé). Der Wechsel des Bezugspunktes im Wahn wird unmöglich, der Kranke ist „im eigenen Ich" gefangen. Apophänie und Anastrophé bedeuten nach Conrad den spezifisch schizophrenen Strukturwandel des Erlebens. In der dritten Phase, der „Apokalyptik" kommt es zu Weltuntergangsideen, ihrem Gegenteil oder hochgradiger Ambivalenz und maximaler Erregung, was bis zu katatonen Phasen führen kann. Danach kommt es zur Konsolidierung und evtl. zu einem Residualzustand.

Kommentar:

Die Monographie Conrads über die beginnende Schizophrenie von 1958 ist auch heute noch absolut lesenswert. Die Abfolge der Stadien „Trema" bis hin zur „Apophänie" wurde in jüngerer Zeit (1993) darüber hinaus auch empirisch durch die Mannheimer ABC Studie an 267 Patienten mit psychotischen Erstmanifestationen bestätigt. Dies gilt nicht für die von Conrad postulierte gesetzmäßige Reihenfolge der übrigen Stadien (Apokalypse, Konsolidierung, Residuum). Eine Katatonie (mit „apokalyptischer" Symptomatik nach Conrad) kann dabei auftreten, ohne dass zuvor z.B. ein „apophänes" Stadium durchlaufen wäre. Hier unterscheidet sich das Stadienmodell Conrads deutlich von der traditionellen kategorialen → Kraepelinschen Einteilung der Schizophrenie in die Unterformen „paranoid-halluzinatorisch" und „kataton" und der darauf basierenden Einteilung der ICD-10/DSM-IV. Dennoch findet der Begriff des „Trema" gerade in der modernen Psychiatrie unter der Berücksichtigung von „Prodromalsyndromen" bei der Früherkennung psychotischer Erkrankungen größtes Interesse. Um so erstaunlicher ist es, dass Conrad in den heutigen Psychiatrie-Lehrbüchern nur eine marginale oder überhaupt keine Erwähnung findet. Darüber hinaus gibt Conrad aus dem Erleben der Patienten heraus einen faszinierenden Einblick in die psychotische Entwicklung, die für jeden (angehenden) Psychiater zum Verständnis der Innenwelt seiner Patienten in hohem Maße beiträgt.

Exkurs: Früherkennung der Schizophrenie

Die paranoid-halluzinatorische Form der Schizophrenie ist eine schwere Erkrankung, die das Leben der Betroffenen meist grundlegend verändert. Daher ist es eigentlich erstaunlich, dass erst in den letzten Jahren verstärkte Anstrengungen zur Prophylaxe dieser Erkrankung in breiterem Rahmen unternommen werden, wie dies ja in anderen medizinischen Disziplinen – man denke z.B. nur an kardiovaskuläre Erkrankungen – schon lange üblich ist. Das erste Früherkennungszentrum für schizophrene Psychosen weltweit entstand 1992 in Melbourne/Australien (Early Psychosis Prevention and Intervention Centre; EPPIC).

Bei der Schizophrenie beträgt die Lebenszeitprävalenz 0,5 – 1% der Bevölkerung, die Jahresinzidenz liegt bei ca. 0,016%. 200.000 – 300.000 Menschen sind in Deutschland deswegen erwerbsunfähig berentet und die Minimalschätzungen der

Kosten werden auf 7 Mrd. DM geschätzt. 35 bis 40% der an Schizophrenie Erkrankten erfahren eine chronische Behinderung durch ihr Leiden.

Für die Diagnosestellung der Schizophrenie gab es früher viele verschiedene Konzepte. Während für Kraepelin (1856–1926), als dem Erstbeschreiber der zunächst „Dementia praecox" genannten Erkrankung, neben der Symptomatik auch der Verlauf entscheidend war, wurde das Konzept durch → Bleuler (1857–1939), der ihr 1911 den Namen „Schizophrenie" gab, durch die Gewichtung auf sog. „Grundsymptome" erheblich erweitert. Die Diagnostik nach → K. Schneider (1887–1967) stützt sich dagegen vorwiegend auf die von ihm konzeptualisierten produktiv-psychotischen „Erstrangsymptome". Erst durch die Einführung der operationalisierten Diagnosemanuale DSM-III (1980) und ICD-10 (1991) wurden weltweit verbindliche Kriterien zur Diagnosestellung der Schizophrenie eingeführt. Danach kann eine Schizophrenie (nach ICD-10) nur diagnostiziert werden, wenn eine schizophrenietypische Symptomatik mindestens einen Monat lang vorliegt. Prodromalsymptome sind hierin – im Gegensatz zum amerikanischen DSM-System – nicht enthalten. So begrüßenswert auch eine Festlegung auf diese Kriterien im Sinne einer vereinheitlichenden Diagnostik auch ist, so ungenügend haben sich diese Kriterien jedoch für die Erkennung des Frühverlaufs dieser Erkrankung erwiesen, die nur in seltenen Fällen mit voll ausgeprägten Symptomen quasi „über Nacht hereinbricht", sondern sich meist über einen Prodromalverlauf von mehreren Jahren ankündigt. Diese Besonderheit psychiatrischer Krankheitsverläufe wurde bereits von Bleuler 1898 beschrieben und hat auch über 100 Jahre später nichts von ihrer Aktualität verloren: „Die ausbrechende Geisteskrankheit kündigt sich meist einige Zeit lang durch Verstimmungen, Sonderbarkeiten der Patienten, 'neurasthenische Klagen', Charakteränderungen an. Leider wird sie in diesem Stadium meist verkannt, während oft gerade jetzt die beste Gelegenheit zu energischem und nützlichem Eingreifen gegeben wäre." Bleuler ist gerade in diesem Nachsatz besonders zuzustimmen, denn die Schizophrenie ist eine Erkrankung, die mit ihrer vollen Ausprägung vorwiegend in jungen Jahren auftritt, bei Männern im Durchschnitt um das 21. Lebensjahr, bei Frauen wenige Jahre später. Berücksichtigt man die Forschungsergebnisse der Mannheimer ABC-Studie (Maurer und Häfner 1995), dass nämlich bei der überwiegenden Zahl (75%) der Patienten ein im Durchschnitt fünfjähriges, sich meist durch „Negativsymptome" äußerndes Prodromalstadium der voll ausgeprägten Erkrankung vorausgeht, so trifft der Erkrankungsbeginn in der Regel junge Menschen in ihrer vulnerabelsten Phase, in der die Weichenstellung für Beruf, Partnerschaft, Wohnung etc. getroffen wird. Demzufolge ist es auch nicht überraschend, dass sich bereits in der Prodromalphase oft ein sozialer Abstieg oder eine „soziale Stagnation" andeutet.

Auf der anderen Seite gilt als wissenschaftlich gesichert, dass ein frühzeitiger Behandlungsbeginn eindeutig einen günstigeren Krankheitsverlauf bewirken kann. Bezogen auf den Gesamtverlauf und Ausgang der Schizophrenie scheint hier neueren Untersuchungen zur Folge besonders ein „Zeitfenster" von nur wenigen Jahren bedeutsam sein (Birchwood 1996). In dieser frühen Phase der Erkrankung, der sog. „kritischen Periode", könnte somit der Erkrankung eine grundsätzlich positive Wendung gegeben werden. Später – nach dieser Phase – sind schizophrene Symptome zwar therapeutisch auch weiterhin günstig beeinflussbar, nicht jedoch der grundsätzliche Krankheitsverlauf. Gerade Frühinterventionen können demnach noch besonders „kurativ" wirken, während spätere Therapieversuche oft mehr „palliativen" Charakter haben.

Die Schwierigkeit besteht nun darin, die teilweise mehrjährigen Prodromalsyndrome als solche zu erkennen, da sie in ihrer Mehrzahl zunächst unspezifisch wirken. So sind jedem Psychiater schizophrene Verläufe bekannt, die zunächst eher „neurotisch" imponierten und nicht selten z.B. als „Angststörungen, Persönlichkeitsstörungen etc. diagnostiziert wurden, bevor sich eine produktiv-psychotische Symptomatik entwickelte. Auf der anderen Seite wäre es fatal, nicht-schizophrene Störungen fälschlich als schizophrene Prodromalsyndrome zu diagnostizieren und damit einer falschen Behandlung zuzuführen, was sich auf den weiteren Lebensweg der Patienten nachteilig auswirken könnte. Der Weg, um dieses Risiko zu minimieren, auf der anderen Seite aber auch eine möglichst hohe Treffsicherheit bei der Prodromdiagnostik zu bekommen, muss darin liegen, zunächst mit Hilfe geeigneter und unkomplizierter Screeningverfahren Personen möglichst sensitiv zu erfassen, die ein erhöhtes Schizophrenierisiko aufweisen könnten und in einem zweiten Schritt durch spezifischere Untersuchungen im Sinne eines Prädiktionsverfahrens zu vervollständigen, um eine möglichst individuelle Prognose bezüglich eines zu erwartenden Überganges in eine schizophrene Psychose zu wagen und gezielt therapeutisch eingreifen zu können. Dies setzt natürlich voraus, dass sich bestimmte psychopathologische oder auch neurophysiologische Symptome (oder eventuell auch biologische Marker) finden lassen, die eine hohe Spezifität für die Schizophrenie aufweisen und daher auch bezüglich ihrer positiven und negativen Prädiktion (Vorhersagekraft) brauchbar sind. Während der erste Schritt, das Screeningverfahren noch relativ unkompliziert durch einfache Selbstbeurteilungsfragebögen durchzuführen ist (siehe z.B. www.fetz.org), gestalten sich eine zuverlässige Prodromdiagnose und individuelle Psychoseabschätzung weitaus schwieriger.

Tab. 1: Nicht-psychopathologische Risikofaktoren (vorwiegend diachron, Trait-Faktoren)

- Frühkindliche Entwicklung, Geburtskomplikationen („neuronale Vulnerabilität")
- Familienanamnese („genetische Vulnerabilität")
- Biographie („Knick" in der Lebenslinie)
- Familienklima („Expressed emotion")
- Persönlichkeitsstruktur (v.a. Schizotypiemerkmale)
- Bewältigungsverhalten (Coping), soziales Netzwerk
- Kopfverletzungen („Physiologische Vulnerabilität")

Dazu ist zu bedenken, dass zur Beurteilung des Schizophrenierisikos sowohl diachrone (Längsschnitt) Trait- als auch synchrone (Querschnitt) State-Faktoren von Bedeutung sind, die jeweils die psychopathologische oder andere Ebenen betreffen können. Auf der nicht-psychopathologischen Ebene wären dies z.B. die in Tab. 1 und 2 genannten Faktoren.

Tab. 2: Nicht-psychopathologische Risikofaktoren (vorwiegend synchron, State-Faktoren)

- Jugendliches Alter
- Psychosozialer Streß („Streßbedingte Vulnerabilität")
- Lebensereignisse („life events", psychische Traumata)
- Drogenanamnese

Wie sieht es nun mit den Risikosymptomen auf psychopathologischer Ebene aus? Bereits im amerikanischen Diagnosemanual DSM-III-R (1987) wurden neun Prodromalsymptome aufgelistet, die sich aber insgesamt als nur mäßig prädiktiv (maximale Prädiktion 0,48) erwiesen und in der Neuauflage des DSM-IV (1994) daher auch nicht mehr vertreten sind. Ein anderer Zugangsweg ergibt sich durch die Heranziehung des Basissymptomkonzeptes von Huber. Basissymptome sind demnach teils recht subtile psychopathologische, vom Patienten selbst wahrgenommene Störungen, die außerhalb der eigentlichen produktiv-psychotischen Episoden erlebbar sind und die u.a. in Prodromalzuständen vorhanden sind. Eine Auflistung sämtlicher Basissymptome findet sich beispielsweise in der „Bonn Scale for the Assessment of Basic Symptoms (BSABS)" (Gross et al. 1987), dessen Items auch in Forschungsinstrumenten wie dem „Instrument for the Retrospective Assessment of the Onset of Schizophrenia (IRAOS)" (Häfner et al. 1990) oder neuerdings „ERIraos" Eingang fanden und die im Projektverbund des derzeitigen Kompetenznetzes Schizophrenie verwendet werden. In einer prospektiven Studie

Tab. 3: Besonders prädiktive Basissymptome (n. Klosterkötter et al. 1998, 2001)

- Störung des "In-Erscheinung-Tretens"
- Gedankeninterferenz
- Gedankendrängen, Gedankenjagen
- Störungen der rezeptiven Sprache
- Störung der Diskriminierung von Vorstellung und Wahrnehmung
- Subjekt-Zentrismus
- Überempfindlichkeit gegen Licht oder visuelle Reize
- Andere optische Wahrnehmungsstörungen
- Sensorische Überwachheit
- Verlust automatisierter Fertigkeiten

von Klosterkötter et al. fanden sich dabei für einige Basissymptome erstaunlich hohe Prädiktionswerte (zwischen 0.71 und 0.91) bezüglich eines Überganges in eine schizophrene Psychose bei Patienten, denen man bei Einschluss in die Untersuchung ein gewisses Psychoserisiko zugemessen hatte (Tab. 3).

Sollten sich die Prädiktionswerte in weiteren Untersuchungen tatsächlich als valide erweisen, wäre es in absehbarer Zeit vielleicht möglich, anhand der jeweiligen Lebensgeschichte und aktueller psychopathologischer Symptome einen individuellen Gefährdungsscore für Risikopersonen zu erstellen und spezifische Therapieprogramme einzuleiten, die sowohl psychotherapeutische wie auch medikamentöse Strategien mit sog. „Atypika" umfassen können. Dies ist z.Z. Gegenstand intensiver Forschung an ausgewählten universitären Zentren im Rahmen des Kompetenznetzes Schizophrenie, wobei das erste deutsche Früherkennungszentrum (FETZ) 1997 in Köln entstand. Die Prodromalsymptome können dabei noch in eher „psychoseferne" und „psychosenahe" Symptome unterteilt werden, wobei sich gerade bei letzteren, also wenn sich bereits kurze (brief limited intermittent psychotic symptoms, sog. „BLIPS") oder attenuierte psychotische Symptome gezeigt haben, eine dringende Behandlungsbedürftigkeit ergibt.

Internetadressen für Interessenten:

- EPPIC: Early Psychosis Prevention and Intervention Centre
  www.vicnet.net.au/~eppic

- International Early Psychosis Association
  www.iepa.org.au

- FETZ: Früherkennungs- und Therapiezentrum für psychotische Krisen
  www.fetz.org

- MedNet: Kompetenznetzwerk Schizophrenie
  www.mednet-schizophrenie.de

- Rhein-Mosel-Fachklinik Andernach
  www.rhein-mosel-fachklinik-andernach.de

Literatur:

Arenz D (2001) Früherkennung schizophrener Psychosen. ZNS & Schmerz 3:50-52

Conrad K (1958) Die beginnende Schizophrenie. Thieme, Stuttgart

Hambrecht M, Häfner H (1993) „Trema, Apophänie, Apokalypse" – Ist Conrads Phasenmodell empirisch begründbar? Fortschr Neurol Psychiat 61:418-423

Klosterkötter J (1998) Frühdiagnostik und Frühbehandlung psychischer Störungen. Springer, Berlin Heidelberg New York

Klosterkötter J (2001) Diagnosing Schizophrenia in the Initial Prodromal Phase. Arch Gen Psychiatry 58:158-164

McGorry PD, Jackson HJ (1999) The Recognition and Management of Early Psychosis. Cambridge University Press, Cambridge

Saß H (1999) Nervenarzt 70:A4

Zutt J (1962) Klaus Conrad 1905–1961. Nervenarzt 33:241-242

Hans Asperger (1906–1980)

Asperger-Syndrom (Autistische Psychopathie)

Biographie:

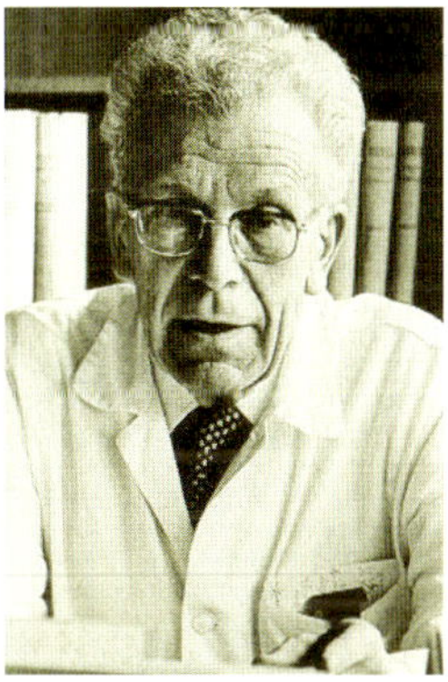

Hans Asperger wurde 1906 in der Nähe von Wien geboren, wo er 1980 starb. Er wurde als ältester von zwei Söhnen auf einem Bauernhof geboren, sein Bruder starb im Zweiten Weltkrieg in der Schlacht um Stalingrad. Seine Mutter stammte aus einer Bauernfamilie. Sein Vater wurde als ein hart arbeitender und ernster Mann beschrieben. Hans Asperger besaß schon früh gute sprachliche Fähigkeiten und es wird berichtet, dass er schon im ersten Schuljahr ständig Österreichs Nationaldichter Franz Grillparzer (1791–1872) zitierte. Asperger war für seinen Zitatenschatz bekannt. Nach seinem Medizinstudium und seiner Promotion 1931 arbeitete er ab 1932 in der Heilpädagogischen Abteilung der Wiener Kinderklinik. Er heiratete 1935 und hatte mit seiner Frau fünf Kinder. Zwei Töchter wurden Ärztinnen, eine davon Kinderpsychiaterin. Zwei Töchter und ein Sohn wurden Landwirte. 1943 habilitierte er sich mit einer Arbeit über den kindlichen Autismus. 1944 erschien seine Arbeit über die „autistischen Psychopathien im Kindesalter". Im letzten Kriegsjahr war er Soldat in Kroatien. Nach seinem Militärdienst wurde er 1945 mit der komissarischen Leitung der Universitätskinderklinik Wien betraut, die er später an August v. Reuss abgab. Einer seiner Schüler war Andreas Rett, nach dem später das „Rett-Syndrom" benannt wurde. Asperger widmete sich verstärkt seiner heilpädagogischen Arbeit. 1957 wurde er zum Vorstand der Universitäts-Kinderklinik in Innsbruck berufen; 1959 wurde er Extraordinarius für Pädiatrie an der medizinischen Fakultät in Wien, wo er u.a. auch Vorlesungen: „Wege zur Menschenkenntnis" für Nichtmediziner gab. 1962 übernahm er erneut die Wiener Universitäts-Kinderklinik. Sein wissenschaftliches Werk umfasst mehr als 300 Veröffentlichungen, darunter sein Buch „Heilpädagogik". Er war Herausgeber verschiedener heilpädagogischer und pädiatrischer Zeitschriften. Seit 1946 war er Präsident der österreichischen Arbeitsgemeinschaft und seit 1964 Präsident der Internationalen Gesellschaft für Heilpädagogik. 1971 wurde der Weltkongress für Kinderheilkunde auf sein Bestreben hin in Wien durchgeführt. 1972 wurde er Ehrendoktor der Münchener Medizinischen Fakultät. 1977 wurde Hans Asperger emeritiert. Er arbeitete bis zuletzt und hielt noch sechs Tage vor seinem Tod eine Vorlesung. Er wird von Biographen selbst als ein distanzierter und „unnahbarer" Mensch geschildert. Er hatte nur wenige Freunde und war wohl auch innerhalb seiner Familie relativ isoliert. Es wird beschrieben, dass er nur wenig Interesse an sozialen Kontakten gehabt habe, er zwar wohlwollend gewesen sei aber auch aufbrausend, wenn sich jemand einen Scherz auf seine Kosten erlaubt habe. Er sei sehr an der deutschen Sprache interessiert gewesen und habe nur auf Deutsch publiziert. Motorisch sei er trotz einer Leidenschaft für Bergwanderungen sehr ungeschickt gewesen. Seine 359 Publikationen variierten meist über die Themen „Autistische Psychopathie" und „Tod". Insgesamt ist es aufgrund der biographischen Beschreibungen offensichtlich, dass Asperger selbst gute introspektive Kenntnisse davon besaß, was später als klinisches Syndrom seinen Namen erhielt[101]. Asperger und → Kanner (1894–1981), dessen Arbeit über den „infantilen Autismus" ungefähr gleichzeitig erschien, trafen sich niemals, obgleich beide an ähnlichen Themen interessiert waren und auch Kanner aus Österreich stammte.

Klinische Beschreibung:

Das Asperger-Syndrom wird auch „autistische Psychopathie" oder moderner: „Schizoide Störung des Kindesalters" genannt. Asperger-Autisten sind in ihrer sozio-emotionalen Schwingungs- und Beziehungsfähigkeit eingeschränkt, während sie oft ein starkes Interesse an einzelnen Dingen oder Teilgebieten aufweisen. So werden sie in diesen Sonderbereichen oft zu ausgeprägten Spezialisten. Die mo-

Tab. 1: DSM-IV-Kriterien für das Asperger-Syndrom (verkürzt)

A. Störung sozialer Beziehungen in mindestens einem der folgenden Merkmale:
- Störung des nonverbalen Verhaltens
- Inadäquate Freundschaftsbeziehungen
- Kein Verlangen nach spontanen Vergnügungen, Interessen oder Anerkennung
- Fehlendes soziales oder emotionales Einfühlungsvermögen

B. Eingeschränkte wiederholte und stereotype Verhaltensmuster, Interessen und Aktivitäten in wenigstens einem Merkmal:
- Starke Beschäftigung mit einem oder mehr stereotypen Interessenmustern, inadäquat in Intensität oder Gegenstand
- Unflexibles Verhaftetsein in spezifischen, nicht funktionalen Routinehandlungen oder Ritualen
- Stereotype und sich wiederholende motorische Manierismen
- Starkes Vertieftsein in Teilobjekte

C. Die Störung verursacht eine klinisch bedeutsame Störung der sozialen, beruflichen oder andersgearteten Funktionsfähigkeit

D. Es besteht keine klinisch bedeutsame Sprachverzögerung

E. Es besteht keine klinisch bedeutsame Verzögerung der kognitiven Entwicklung, altersentsprechenden Fähigkeiten der Selbsthilfe, Anpassungsverhalten (außer in den sozialen Interaktionen) und Neugierde bezüglich der kindlichen Umgebung

F. Die Kriterien für eine andere spezifische Entwicklungsstörung oder Schizophrenie werden nicht erfüllt

torische Entwicklung ist in der Regel gegenüber der sprachlichen Entwicklung etwas verzögert. Asperger-Kinder sind oft motorisch linkisch und ungeschickt. Die Intelligenz kann, muss aber nicht unbedingt eingeschränkt sein. Es können diskrete Störungen im Umgang mit der Sprache auftreten, z.B. falscher Gebrauch von Pronomina, Verbigerationen oder Neologismen. Die Schwierigkeiten liegen jedoch v.a. im sozialen Umgang durch die starke Introversion, eine gestörte nonverbale Kommunikation und durch die soziale Unflexibilität der Betroffenen. In der Schule kommt es beispielsweise zu Konflikten, wenn die Kinder eigenwillig nur bestimmten Details verhaftet bleiben und den übrigen Lernstoff mangels Interesse oder Unflexibilität nicht aufnehmen. Auch mit Gleichaltrigen ergeben sich aufgrund ihrer Eigenwillig- und Sonderbarkeit sowie oft schrulligen und humorlosen Verhaltens Probleme. Asperger-Patienten können nur schlecht den Bezugspunkt wechseln, also kaum „die Dinge von der anderen Seite sehen" oder sich gar empathisch in andere hineinversetzen. Auch psychotische Episoden sollen „gelegentlich" auftreten. Auf der anderen Seite können Asperger-Kinder in bestimmten Teilbereichen zu ausgewiesenen Experten werden, die es auch beruflich zu beachtlichen Erfolgen bringen können, wenn an sie nicht zu viele soziale Aufgaben gestellt werden. In der Literatur finden sich immer wieder Berichte von z.B. Mathematikgenies, deren hohe Leistungsfähigkeit allerdings drauf beschränkt bleibt. Das Syndrom tritt offensichtlich wesentlich häufiger bei Jungen als bei Mädchen auf. Es scheint noch nicht ganz klar zu sein, ob das Asperger-Syndrom als eine leichtere Variante des frühkindlichen (Kanner-) Autismus oder als eine genetisch-konstitutionelle Variante mit einer Häufung in der männlichen Linie zu bewerten ist. Möglicherweise spielen darüber hinaus auch hirnorganische Störungen eine Rolle, worauf die oft verzögerte motorische Entwicklung hindeutet. Die Kinder werden etwa ab dem dritten Lebensjahr verhaltensauffällig, wobei massive Auffälligkeiten meist mit dem Schulbesuch auftreten. Mit zunehmenden Alter können die Sonderlichkeiten im Einzelfall abnehmen, wobei aber eine geistige Rigidität und eine erschwerte Kontaktfähigkeit oft lebenslang bestehen. In der ICD-10 wird das Asperger-Syndrom unter F84.5 kodiert. Auch im amerikanischen DSM-IV ist das Asperger-Syndrom seit 1994 aufgenommen worden.

Kommentar:

In der ICD-10 wird das Asperger-Syndrom unter F84.5 kodiert. Bis in die 80er-Jahre hinein wurde das Syndrom nur von einigen Eingeweihten der wissenschaftlichen Arbeit Aspergers diagnostiziert und fand erst durch die Aufnahme in die operationalisierten Diagnosemanuale ICD-10 und DSM-IV größere Verbreitung. Ein Grund für den lange bestehenden diagnostischen „Neglect" mag in der Tatsache zu suchen sein, dass Asperger – im Gegensatz zu Kanner – in den Kriegsjahren in Deutsch publizierte, was möglicherweise seine internationale Popularität beeinträchtigt haben dürfte. Untersuchungen zur Prävalenz des Asperger-Syndroms fehlen leider ebenso wie konsequente langzeit-katamnestische Untersuchungen. Anhand des Asperger-Syndroms wird der „Hiatus" zwischen der Kinder- und Jugendpsychiatrie und der Erwachsenenpsychiatrie deutlich. In der Erwachsenenpsychiatrie stellt die Diagnose eines „Asperger-Syndroms" einen sehr seltenen Sonderfall dar. Es ist zu vermuten, dass differenzialdiagnostisch oft schwer abzugrenzende und wenig trennscharfe Erkrankungen wie „Schizotype Störung", „Schizophrenia simplex", „schizoide" oder „zwanghafte Persönlichkeitsstörung" in höherem Lebensalter vermehrt bei diesen Patienten diagnostiziert werden. Ob diese Patienten aber überhaupt noch im Erwachsenenalter vermehrt in fachpsychiatrischer Behandlung sind, kann bezweifelt werden. Der Hinweis auf eine möglicherweise erhöhte Vulnerabilität bezüglich sich entwickelnder schizophrener

Psychosen sollte dabei im Rahmen von Früherkennungsprogrammen für psychotische Störungen unbedingt berücksichtigt werden. Eine großartige literarische Beschreibung eines schrulligen, einseitig begabten und schizoiden Schachgenies lieferte Vladimir Nabokov in seinem Roman „Lushins Verteidigung".

Literatur:

Asperger H (1944) Die „autistischen Psychopathen" im Kindesalter. Arch Psychiat Nervenkr 117:76-137

Berger H (1976) Professor Dr. Hans Asperger zum 70. Geburtstag. Paediatr Pädol 11:1-4

Bonus B, Assion HJ (1997) Asperger-Syndrom – eine Übersicht der diagnostischen Kriterien. Fortschr Neurol Psychiat 65:41-48

Braun-Scharm H (1996) Kinder- und jugendpsychiatrische Erkrankungen einschließlich Oligophrenien. In: Möller HJ, Laux G, Deister A (Hrsg) Psychiatrie. Hippokrates, Stuttgart

Gillberg C (1990) „Asperger-människan – en kylig särling utsatt för stora psykiska påfrestningar. Läkartidningen 87:2971-2974

Nabokov V (1974) Lushins Verteidigung. Rowohlt, Reinbek

Warnke A (2000) Tiefgreifende Entwicklungsstörungen. In: Möller HJ, Laux G, Kapfhammer HP (Hrsg.) Psychiatrie und Psychotherapie. Springer, Berlin Heidelberg New York

Wing L (1981) Asperger´s syndrome: a clinical account. Psychol Med 11:115-129

Hans Jörg Weitbrecht (1909–1975)

Endoreaktive Dysthymie (Weitbrecht)

Biographie:

Hans Jörg Weitbrecht wurde am 30. Mai 1909 in Baiersbronn bei Freudenstadt als Sohn eines Studienrates geboren. Von 1928 bis 1933 studierte er Medizin in Tübingen und Wien. Nach seinen ersten Assistentenjahren im Bürgerhospital in Stuttgart unter Albrecht Wetzel war er 20 Jahre als Oberarzt an der Privatklinik Christophsbad in Göppingen tätig, die durch eine zweijährige Militärdienstzeit unterbrochen wurde. Bereits in Stuttgart wurde er durch die Heidelberger Psychiatrie (→ Jaspers [1883–1969], Gruhle [1880–1958], → Mayer-Gross [1889–1961], Homburger [1873–1930], Wilmanns [1873–1945]) geprägt und gefördert, besonders von Jaspers. 1944 konnte er sich auf die Initiative von → Kurt Beringer

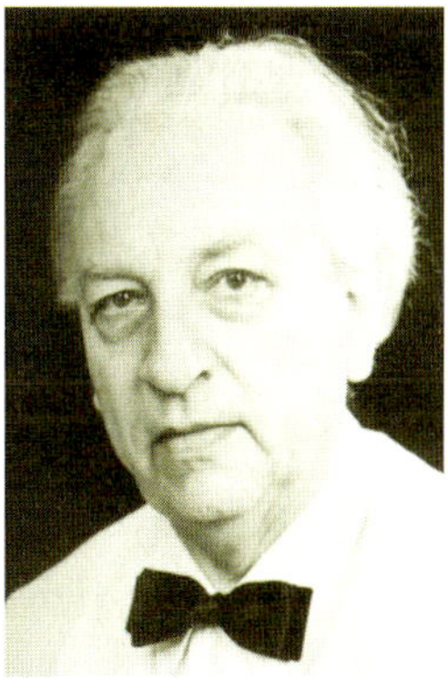

(1893–1949) an der Freiburger Universität extern habilitieren. Weitbrecht folgte 1956 dem Ruf auf den Bonner Lehrstuhl für Psychiatrie und Neurologie als Nachfolger von Hans W. Gruhle. Er plante und verwirklichte mit maßgebend den Neubau der Bonner Nervenklinik auf dem Venusberg, der 1967 eingeweiht wurde. 1959/60 wurde er Dekan, 1969/70 Rektor der Rheinischen Friedrich-Wilhelms-Universität Bonn. Nach dem zweiten Weltkrieg wurde er mit → Klaus Conrad (1905–1961) und Werner Scheid (1909–1987) Herausgeber der Fortschritte der Neurologie, Psychiatrie und ihrer Grenzgebiete, später auch Mitherausgeber des Archivs für Psychiatrie und Nervenheilkunde. Die große Spannweite seiner psychiatrischen Interessen umfasste „klassische" psychiatrische Gebiete bis hin zu Psychosomatik, „religionspsychopathologischen", ethischen und philosophischen Themen. Weitbrecht starb am 2. Januar 1975 im Alter von 65 Jahren.

Klinische Beschreibung:

Weitbrecht beschrieb die endoreaktive Dysthymie als einen Depressionszustand mit einem hohen Maß an Krankheitsgefühl, einer überwiegend „vitalen" Traurigkeit mit Angst, Hypochondrie, Versagenszuständen, vegetativen Störungen und einer oft moros-gekränkten Färbung. Die Störung wird demnach oft durch eine körperliche Schwächung (z.B. Schwangerschaft, Aborte, verzögerte Rekonvaleszenz, Infektionen, „Dystrophien bei Kriegsheimkehrern") sowie auch durch seelische Dauerbelastungen (z.B. Entbehrungssituationen, Einbuße von Heimat, Beruf oder sozialer Eingliederung, Verlusterlebnisse) ausgelöst. Ausgangspunkt der Konzeption der endoreaktiven Dysthymie war die Beobachtung, dass einige Depressionsformen weder zu den sog. abnormen Erlebnisreaktionen gehörten, da sie hierfür als zu schwer und „leibnah" angesehen wurden, noch zu den „endogenen" manisch-depressiven Formen zu zählen waren, da nur eine geringe genetische Belastung, kein „cyclothymer Charakter" und keine „grundlosen" depressiven Phasen auftraten. Der Verlauf ist den Beschreibungen nach oft langwierig und oft nicht so klar in Phasen abgrenzbar, wie bei den „endogenen Depressionen".

Kommentar:

Der Dysthymie-Begriff erfuhr seit der Antike eine wechselvolle psychiatrische Bedeutung. In die deutsche Psychiatrie wurde er wohl 1844 von Carl Friedrich Flemming (1799–1880)[102] eingeführt. Weitbrecht führte den Begriff der „endoreaktiven Dysthymie" ein, wobei er die Störung zwischen endogener und reaktiver Depression ansiedelte. Er formulierte das Konzept der „endoreaktiven Dysthymie" außerhalb der dichotomen Diagnostik → Kraepelins nicht nur als ein unspezifisches Syndrom, sondern auch als eine mögliche eigenständige Erkrankung. Während der Begriff der „endoreaktiven Dysthymie" heute nur noch gelegentlich benutzt wird, ist die Idee einer eigenständigen „dysthymen" Krankheitsentität heute sehr umstritten. In der ICD-10 wird die Dysthymia unter F34.1 kodiert. Bei der Dysthymia nach ICD-10 handelt es sich ebenso wie in der Konzeption Weitbrechts um eine chronische Störung. In der ICD-10 wird jedoch stärker das Konzept der „neurotischen Depression" und darüber hinaus auch ein geringerer Schweregrad angenommen, als dies der „endogenen Dysthymie" Weitbrechts entspricht. Die „endoreaktive Dysthymie" Weitbrechts fiele demnach zwar von der zeitlichen Dauer unter die ICD-10-Kategorie der „Anhaltenden affektiven Störungen (F34)", der Schweregrad entspräche jedoch eher den „Depressiven Episoden (F32)". Das historische Konzept der „endoreaktiven Dysthymie" zeigt deutlich die Schwierigkeit der Bemühung um zusätzliche „Krankheitsentitäten". Nosologisch zwischen „endogener" und „reaktiver" Depression angesiedelt, zusätzlich noch mit einer möglichen organischen Genese, werden die Grenzen zu den etablierten Diagnosen fließend und bleiben trotz aller Versuche um diagnostische Klarheit willkürlich. Das Problem der Trennschärfe betrifft leider auch das Konzept der „Dysthymia" und ihrer Subtypisierungen in Abgrenzung zur „Depressiven Episode". Auf der anderen Seite kann die „Dysthymia" aber auch als ein Prägnanztyp innerhalb eines „depressiven Spektrums" aufgefasst werden.

Literatur:

Brieger P, Marneros M (1995) Das Dysthymiekonzept: Aktuelles und Geschichtliches – ein Überblick. Fortschr Neurol Psychiat 63:411-420

Weitbrecht HJ (1952) Zur Typologie depressiver Psychosen. Fortschr Neurol Psychiat 20:247-269

Weitbrecht HJ (1973) Psychiatrie im Grundriss. Springer, Berlin Heidelberg New York

Wieck HH (1975) Prof. Dr. Hans Jörg Weitbrecht 1909–1975. Nervenarzt 46:609-610

Hubertus Tellenbach (1914–1994)

Typus melancholicus (Tellenbach)

Biographie:

Hubertus Tellenbach wurde 1914 in Köln als Sohn einer katholischen Kaufmannsfamilie geboren. Er besuchte die Schule in Köln, Düren und Mönchengladbach, wo er 1933 das Abitur absolvierte. Später studierte er Medizin und Philosophie in Freiburg, Königsberg, Kiel und München. Seine philosophische Ausrichtung wurde stark von Heidegger (1889–1976) geprägt. Er promovierte 1938 im Fach Philosophie über „Aufgabe und Entwicklung im Menschenbild des jungen Nietzsche" sowie über ein internistisches Thema im Fach Medizin. Im Zweiten Weltkrieg war Tellenbach Truppenarzt und er kehrte nach seiner Kriegsgefangenschaft an die Münchner Klinik zurück, wo er sich zunächst der Neurologie widmete und sich 1952 habilitierte. Danach beschäftigte er sich zunehmend mit der Psychiatrie. 1956 wechselte Tellenbach an die Heidelberger Universitätsklinik. 1958 wurde er a.o. Professor und erster Oberarzt. Er arbeitete intensiv im Bereich der Depressionsforschung und 1961 erschien seine berühmte Studie über die Melancholie, in der er den Begriff des „Typus melancholicus" in die psychiatrische Terminologie einführte. 1968 erschien sein Buch „Geschmack und Atmosphäre". Tellenbach forschte darüber hinaus auch über die → „Landoltsche Alternativpsychose", das Vaterbild in verschiedenen Kulturen, die Achtundsechziger-Generation und anthropologisch-psychiatrische Fragestellungen. 1971 wurde er Ärztlicher Direktor der neu geschaffenen Abteilung für Klinische Psychopathologie, die er bis 1979, seinem Ausscheiden aus der Klinik, leitete. In seinem Werk offenbart sich eine große Spannweite zwischen Neurologie, Epileptologie und Neuropsychologie, Psychiatrie, Daseinsanalyse[103] bis hin zu gesellschaftspolitischen, transkulturellen und anthropologisch-religiösen Fragestellungen. Hubertus Tellenbach starb am 4. September 1994 in München.

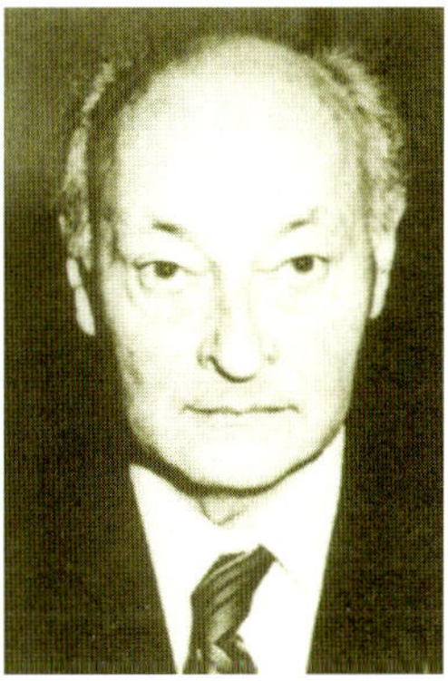

Klinische Beschreibung:

Der „Typus melancholicus" beschreibt idealtypisch die Persönlichkeit des endogen Depressiven. Der wesentliche Grundzug ist dabei ein (zwanghaftes) Festgelegtsein auf Ordnung und Ordentlichkeit. Der Typus melancholicus ist pflichtbewusst mit einer deutlich ausgeprägten Neigung zum Perfektionismus. Im Berufsleben ist die Bereitschaft zur Pflichterfüllung und Leistungsbereitschaft hoch ausgeprägt. Besonders in den Beziehungen zu Vorgesetzten sind Treue, Dienstwilligkeit und Hilfsbereitschaft ausgeprägt. Schludrigkeit und Nachlässigkeiten gestattet sich der „Typus melancholicus" nicht. Auch die persönlichen Beziehungen werden möglichst „ordentlich" und ohne Störungen durch Konflikte gestaltet. Besonders ist die Bestrebung ausgeprägt, die Beziehungen frei von eigenem Schuldhaften aufrecht zu halten. Es besteht ein ausgeprägter eigener Leistungsanspruch sowie auch ein eigener hoher moralisch-ethischer Gewissensanspruch, der auch auf Vermeidung persönlicher Schuld zielt. Das Eingeschlossensein in die eigenen Ordnungsprinzipien bezeichnete Tellenbach als „Inkludenz", das Zurückbleiben hinter den eigenen Ansprüchen v.a. während der (beginnenden) Depression als „Remanenz". Das Vorliegen des „Typus melancholicus" disponiert nach Tellenbach zur (endogenen) Depression.

Kommentar:

Seit → Kraepelins (1856–1926) Dichotomie der endogenen Psychosen in die „Dementia praecox" und das „Manisch-depressive Irresein" wurde nach disponierenden Persönlichkeitszügen der entsprechenden Erkrankungen gesucht. Ernst Kretschmer (1888–1964) beschrieb für die zweite Gruppe 1921 den „zyklothymen Charakter" und ordnete ihm dem pyknischen Habitus zu. Diese Auffassung hat sich lange gehalten, bis Tellenbach den Typus melancholicus den monopolaren Depressionen zuordnete, während man den „zyklothymen Charakter" mehr bei den bipolar Depressiven zu erkennen glaubte. Der Typus melancholicus findet sich bei der monopolaren „melancholischen" Unterform (DSM-IV) der depressiven Störungen, bzw. beim „somatischen Typ" (ICD-10) gehäuft, wie in entsprechenden Studien gezeigt wurde, allerdings kann die Mehrzahl der Patienten keiner spezifischen Charakterstruktur zugeordnet werden. Auf der anderen Seite ist der „Typus melancholicus" auch bei anderen psychiatrischen Erkrankungen gelegentlich nachweisbar. Dennoch spielt der von Tellenbach beschriebene Typ sowohl bei der Diagnostik des depressiven Prägnanztyps sowie bei der nach der akuten depressiven Phase oft sinnvoll einzuleitenden Psychotherapie auch heute noch eine gewisse Rolle. Durch die Aufgabe des Prinzips der „Endogenität" innerhalb der operationalisierten Diagnostik (DSM, ICD) hat aber auch die hiermit eng verknüpfte Bedeutung des „Typus melancholicus" an Einfluss verloren.

Literatur:

Frey R (1977) Die prämorbide Persönlichkeit von monopolar und bipolar Depressiven. Arch Psychiat Nervenkr 161-173

Glatzel J (1974) Kritische Anmerkungen zum „Typus melancholicus". Arch Psychiat Nervenkr 219:197-206

Huber G (1999) Psychiatrie. Schattauer, Stuttgart New York

Kretschmer E (1967) Körperbau und Charakter. Springer, Berlin

Mundt C (1995) In memoriam Hubertus Tellenbach. Nervenarzt 66:1-2

Tellenbach H (1983) Melancholie. Springer, Berlin Heidelberg New York Tokyo

Heinrich Landolt (1917–1971)

Forcierte Normalisierung (Landolt), Landoltsche Psychose

Biographie:

Heinrich Landolt wurde am 9. März 1917 geboren und stammte aus einer alten Zürcher Familie. Sein Vater war Ordinarius für Ophthalmologie in Straßburg. Bei Kriegsende siedelte die Familie nach Lugano um. Heinrich Landolt wurde zunächst als Pianist ausgebildet, u.a. bei Wilhelm Backhaus (1884–1969). Als der Vater starb, war Heinrich Landolt 16 Jahre alt. Bald nach dessen Tod reifte sein Entschluss, Medizin zu studieren. Sein Medizinstudium absolvierte er in Zürich. Seine ärztliche Berufstätigkeit begann er im Dienst des Internationalen Roten Kreuzes in Kriegsgefangenenlagern in Deutschland und England. 1947 heiratete er Florida geb. Magoria aus Locarno. Später ging er mit seiner Frau für einige Zeit nach Paris, wo er in der berühmten Salpêtrière arbeitete. 1949 kehrte er nach Zürich als Assistenzarzt zurück und begann seine Arbeit in der „Schweizerischen Anstalt für Epileptische" unter Dr. Braun. Nach dessen Tod 1958 war er dort bis zu seinem Tod am 16. September 1971 Chefarzt.

Klinische Beschreibung:

Der Begriff der „forcierten Normalisierung" meint die Normalisierung eines vormals pathologischen EEG-Befundes mit Hilfe des Einsatzes einer antiepileptischen Medikation. Dabei zeigte sich gelegentlich ein offensichtlicher Zusammenhang bei einigen Patienten zwischen der „forcierten Normalisierung" des EEGs und dem Auftreten einer Psychose. Es schien dabei ein Alternieren („Alternativ-Psychose") zwischen dem Auftreten epileptischer Anfälle einerseits (pathologisches EEG, keine antiepileptische Medikation) und dem Auftreten einer Psychose andererseits (normalisiertes EEG unter antiepileptischer Medikation) vorzuliegen. Auf der anderen Seite sind Klinikern aber auch anfallsgebundene und anfallsäquivalente reversible Psychosen bekannt. Für die „Alternativhypothese" im Sinne psychotischer Episoden bei Epilepsiepatienten unter „forcierter Normalisierung“ bei eindosierter antiepileptischer Medikation findet das Eponym „Landolt-Psychose“ gelegentliche Verwendung.

Kommentar:

Dass es Patienten gibt, die nach „forcierter Normalisierung“ eine Psychose entwickeln, ist eine klinisch nicht zu bestreitende Tatsache. Eine allgemeingültige Regel, etwa im Sinne einer „Alternativhypothese“ kann daraus jedoch nicht abgeleitet werden.

Literatur:

Ernst K (1973) Heinrich Landolt (1917–1971) Schweiz Arch Neurol Neurochir Psychiat 113:153-154

Klosterkötter J (1984) Review. Die Epilepsiepsychosen. Zbl Neurol Psychiat 241:637-653

Klosterkötter J, Penin H (1989) Epilepsiepsychosen und ihre medikamentöse Behandlung. Fortschr Neurol Psychiat 57:61-69

Köhler GK (1980) Psychosen bei Epilepsie. In: Peters UH (Hrsg) Psychologie des 20. Jahrhunderts. Bd. X. Kindler, Zürich

Landolt H (1955) Über Verstimmungen, Dämmerzustände und schizophrene Zustandsbilder bei Epilepsie. Schweiz Arch Neurol Psychiat 76:313-321

Landolt H (1972) Epilepsie und Psychose. In: Kisker KP, Meyer JE, Müller M, Strömgren E (Hrsg) Psychiatrie der Gegenwart. 2.Aufl. Bd. II/2. Springer, Berlin Heidelberg New York

Tellenbach H (1965) Epilepsie als Anfallsleiden und als Psychose. Über alternative Psychosen paranoider Prägung bei „forcierter Normalisierung“ (Landolt) des Elektroencephalogramms Epileptischer. Nervenarzt 36:190-202

Hans Heinrich Wieck (1918–1980)

Funktionspsychose nach Wieck (Durchgangssyndrom)

Biographie:

Hans Heinrich Wieck wurde 1918 geboren. Sein akademisches Leben ist v.a. mit den Universitätsnervenkliniken Köln und Erlangen verbunden. So war Wieck 1963 ein maßgeblicher Mitarbeiter des Kölner Ordinarius der Universitäts-Nervenklinik – Werner Scheid (1909–1987) – bei der Herausgabe seines bekannten Lehrbuches der Neurologie. 1967 wechselte Wieck, der als a.o. Professor für Neurologie und Psychiatrie Leiter der Neuropsychiatrischen Forschungsabteilung der Universitäts-Nervenklinik Köln war, auf den Posten des Ordinarius und Direktors der Universitäts-Nervenklinik Erlangen. Im selben Jahr erschien die erste Auflage seines Lehrbuches der Psychiatrie, in der er sich ausführlich mit der Konzeption und Bedeutung der von ihm beschriebenen „Funktionspsychosen“ auseinander setzte. Wieck gehörte darüber hinaus dem Herausgeberkollegium der Fachzeitschrift „Fortschritte der Neurologie, Psychiatrie und ihrer Grenzgebiete“ seit 1961 an, als er Nachfolger von → Klaus Conrad (1905–1961) wurde. Wieck starb am 2. Januar 1980 an einer Lungenembolie. Er wurde mitten aus seinem Arbeitsleben herausgerissen und die seinen Mitarbeitern gegenüber oft geäußerte Hoffnung auf ein hohes Alter erfüllte sich nicht.

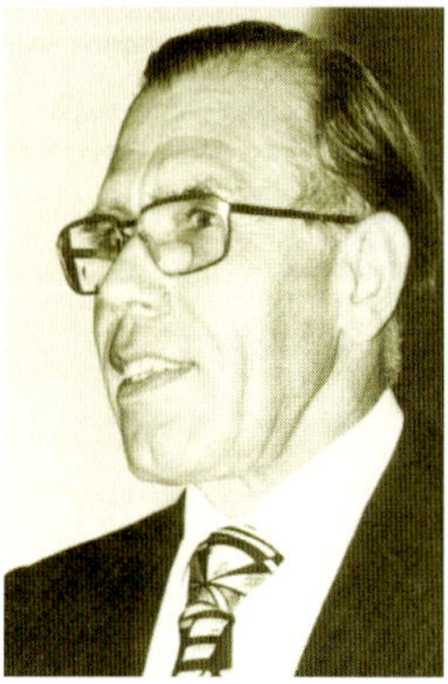

Klinische Beschreibung:

Unter den Funktionspsychosen nach Wieck werden rückbildungsfähige psychische Krankheitsbilder verstanden, die durch unmittelbare oder mittelbare Krankheitsprozesse im Gehirn (körperlich begründbare Psychosen) hervorgerufen werden. Dabei handelt es sich um reversible symptomatische Psychosen. Der Begriff „Funktionspsychose“ charakterisiert die zugrunde liegende Minderung seelisch-geistiger Funktionen (z.B. Wahrnehmung, Denken, Antrieb, Gedächtnis). Nach Wieck zählen zu den Funktionspsychosen die in Tab. 1 dargestellten Punkte.

Die organische Ätiologie der Funktionspsychosen ist vielfältig. Den reversiblen Funktionspsychosen stehen die irreversiblen organischen Defektsyndrome (Intelligenzdefekte, Persönlichkeitsänderungen, mnestische Defekte) gegenüber. Besondere Beachtung soll dem Begriff des „Durchgangssyndroms“ gewidmet werden. Hierbei werden unspezifische reversible körperlich begründbare Psychosen ohne Bewusstseinstrübung verstanden. Die Durchgangssyndrome können nach dem jeweiligen Schweregrad in leicht, mittelschwer und schwer (s.o.) unterteilt werden. Phänomenologisch unterschied Wieck affektive, amnestische, affektiv-amnestische, halluzinatorische, paranoide, paranoid-halluzinatorische Syndrome, die sich zum Teil mit den akuten exogenen Reaktionstypen nach → Bonhoeffer (1868–1948) überschneiden, wobei Bonhoeffer die Bewusstseinsstörung stärker akzentuierte als Wieck, dessen Durchgangssyndrome zwar als charakteristisch ohne die Bewusstseinsstörung beschrieben wurden, andererseits aber fließende Übergänge dorthin zeigen können.

Tab. 1: Funktionspsychosen nach Wieck

- Leichtes Durchgangssyndrom (leichte Funktionsstörung, wird oft nicht bemerkt)
- Mittelschweres Durchgangssyndrom (stärkere Funktionsstörung, wird meist bemerkt)
- Schweres Durchgangssyndrom (starke Funktionsstörung)

- Bewusstseinstrübung
- Bewusstlosigkeit
- Koma

Kommentar:

Während Bonhoeffer als Leitsymptom der „akuten exogenen Reaktionstypen" die Bewusstseinsstörung hervorhob (ohne diese genau zu spezifizieren), grenzte Wieck innerhalb der „Funktionspsychosen" auch diskretere Störungen ab, die ohne (quantitative) Bewusstseinsstörungen auftreten, die er „Durchgangssyndrome" nannte. Die relativ grobe Systematik Bonhoeffers wurde durch Wieck differenziert und darüber hinaus einer Quantifizierung unterworfen. Im Gegensatz zu Bonhoeffers Gegensatzpaar „akut" versus „chronisch" setzte Wieck: „reversibel" versus „irreversibel". Wieck konzipierte daher im Gegensatz zum eher kategorial-statischen Modell Bonhoeffers ein Stadienmodell der (hirn-) organischen Psychosyndrome, das die Spanne zwischen „gesund" und „Koma" umfasst[104]. Diese Feststellung ist für die klinische Diagnostik bedeutsam, da hierbei der diagnostische Blick auch für leichtere, diskrete (hirn-) organische Störungen geschärft und deren Differenzialdiagnostik erweitert wird. Heute wird der Begriff „Durchgangssyndrom" im klinischen Jargon historisch wenig rücksichtsvoll meist unscharf als ein unspezifischer Sammelbegriff für verschiedenste reversible Psychosyndrome benutzt. In der ICD-10 finden sich die Begriffe „Funktionspsychose" und „Durchgangssyndrom" nicht, was von einigen Autoren als ein deutlicher Mangel beanstandet wird, weil es zu einem Verlust an klinischen Kenntnissen führe. Die Funktionspsychosen mit Bewusstseinsstörung können zum Teil unter „Delir" (nicht durch Alkohol oder sonstige psychotrope Substanzen bedingt, F05) kodiert werden, die „Durchgangssyndrome" ohne Bewusstseinsstörung müssten dann unter „Sonstige psychische Störungen aufgrund einer Schädigung oder Funktionsstörung des Gehirns oder einer körperlichen Krankheit" (F06) subsumiert werden.

Literatur:

Baer R (1998) Die Abgrenzung organischer Psychosen. In: Baer R (Hrsg) Themen der Psychiatriegeschichte. Enke, Stuttgart

Clemens R, Clemens U (2001) Persönliche Mitteilung

Flügel KA (1974) Die Elektroenzephalographie der Funktionspsychosen. Thieme, Stuttgart

Huber G (1994) Psychiatrie, Schattauer, Stuttgart, New York

Koehler K (1978) Die Erlanger Schule und die psychiatrische Forschung am Beispiel des Durchgangs-Syndroms. Med Welt 29:1283-1286

Stammler A (1980) Prof. Dr. Hans Heinrich Wieck 1918–1980. Fortschr Neurol Psychiat 48:1-2

Weitbrecht HJ (1973) Psychiatrie im Grundriss. Springer, Berlin Heidelberg New York

Wieck HH (1967) Lehrbuch der Psychiatrie. Schattauer, Stuttgart

Hans Joachim Haase (1922–1999)

Handschriftentest nach Haase

Biographie:

Hans Joachim Haase wurde am 12. Juli 1922 in Berlin geboren. Er begann nach seinem Abitur 1940 Medizin und Psychologie in Berlin und Bonn zu studieren. Er promovierte an beiden Fakultäten, zunächst 1948 in Medizin und 1951 Psychologie. Seine psychiatrische Ausbildung absolvierte er (1951–1952) unter Hans W. Gruhle (1880–1958) und 1953, nach Gruhles Emeritierung, unter Kurt Pohlisch (1893–1955)[105] in der Universitätsnervenklinik in Bonn. 1953–1955 ging er im Rahmen einer Beurlaubung an die Psychiatrische Klinik Oberwil/Zug in die Schweiz. 1956–1973 arbeitete er an der Psychiatrischen Klinik der Universität/Rheinisches Landeskrankenhaus Düsseldorf, zunächst unter Friedrich Panse (1899–1973)[106], später unter Caspar Kulenkampff (geb. 1921)[107], zuletzt als kommissarischer Direktor. 1958 erfolgte seine Habilitation. 1959/1960 erhielt er einen Forschungsauftrag zur Weiterentwicklung seines Handschriftentests zur Dosierung der Neuroleptika am Delaware-State-Hospital in den USA. 1964 wurde er a.o. Professor. 1973–1987 war er ärztlicher Direktor der Pfalzklinik Landeck. Dort engagierte er sich sehr im Aufbau der Angehörigen- und Laienarbeit sowie bei der Organisation von Patientenclubs. Haase selbst führt an, als erster die parkinsonistischen Nebenwirkungen (1954) und auch die Akathisie (1955, 1956) beschrieben zu haben. Aus seinen Schriften ist eine gewisse Kränkung herauszulesen, dass seine Publikationen international fast gar nicht und auch im deutschsprachigen Raum kaum zur Kenntnis genommen wurden. Ob es in diesem Zusammenhang nur ironisch gemeint war, dass Haase im Zusammenhang mit der Entwicklung von „Leponex®" (Clozapin) erwähnt, man habe ihm erzählt, dass die Bedeutung der Namensgebung auf seine eigene Bedeutung ziele (Lepus = Ha[a]se, ex = aus), kann bezweifelt werden. Er führte eine Reihe von Begriffen in die Psychiatrie ein („neuroleptische Schwelle", „Plus"- und „Minussymptomatik", schwache, mittelstarke und starke „Potenz" eines Neuroleptikums mit dem Referenzwert für Chlorpromazin = 1), die zwar oft kritisiert wurden, sich aber andererseits als sehr langlebig im psychiatrischen Sprachgebrauch erwiesen. Haase starb 1999, nicht ohne noch wenige Tage vor seinem Tod die Mitarbeiter der Pfalzklinik Landeck erneut auf die Bedeutung „seines" Handschriftentests hinzuweisen. Haase wird als sehr patientenorientiert beschrieben, der u.a. gerne auf Klinikfesten mit den Patienten zusammen musizierte.

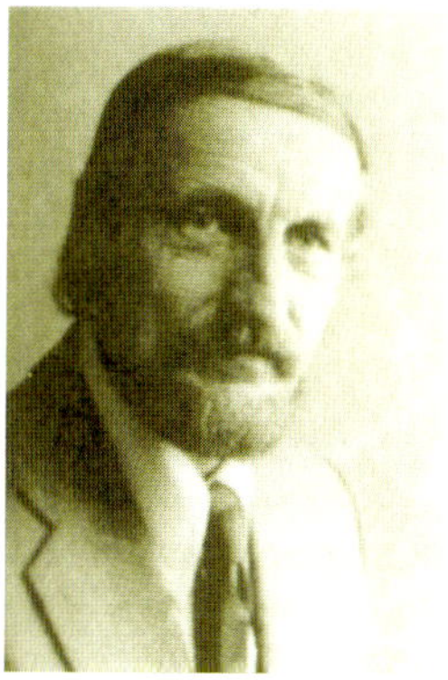

Klinische Beschreibung:

Beim „Handschriftentest nach Haase" handelt es sich um ein Verfahren, um die „neuroleptische Schwelle" und damit den „Wirk-Dosis-Bereich" eines Neuroleptikums bei Patienten individuell zu bestimmen. Haase untersuchte zunächst Antrieb und Psychomotorik vor Einführung des Chlorpromazins[108] bei verschiedenen Erkrankungen, u.a. beim Morbus Parkinson. Bei der anfänglichen Euphorie der Ärzte über die antipsychotische Wirkung des inzwischen entwickelten Chlorpromazins bei schizophrenen Störungen wurden sich einstellende Nebenwirkungen zunächst nicht immer adäquat wahrgenommen. Haase interessierte sich für die Frage, ob sich eine bei den behandelten Patienten beobachtbare Antriebsverminderung mit einem medikamentös induzierten Parkinsonsyndrom in Verbindung bringen ließ. Von 45 in der Schweiz untersuchten Patienten zeigten zwar nur zwei offenkundige klinisch auffällige Parkinson-Symptome, aber in einer subtilen Beurteilung ihrer Handschrift waren 39 Patienten im Sinne einer extrapyramidalen parkinsonistischen Bewegungshemmung auffällig beeinträchtigt. Die Beobachtungen verstärkten sich noch nach der Einführung des Rauwolfia-Alkaloides Reserpin. Eine Anfrage beim Hersteller vom März 1954 zur Frage der Parkinsonsymptomatik als mögliche medikamentöse Nebenwirkung des Chlorpromazins wurde wie folgt beantwortet: „[...] Unseres Wissens ist in der Literatur über das Entstehen von Parkinson-Syndromen nach einer Megaphen-Behandlung noch nichts niedergelegt" (zit. n. Haase). Haase kann damit sicher als einer der ersten Beschreiber neuroleptisch induzierter Parkinsonsyndrome gelten. Während Haase für eine neuroleptische Dosierung plädierte, die nicht zu parkinsonistischen „Grobsymptomen" (Akinese, Rigor, Tremor) führte, so sah er es auf der anderen Seite als unvermeidbar, ja als geradezu notwendig an, dass es unter einer neuroleptischen Therapie zur Ausbildung von feinmotorischen Parkinsonsymptomen kam. Dies – so Haase – könne als die „neuroleptische Schwelle" angesehen werden, oberhalb derer sich auch die antipsychotische medikamentöse Wirkung, quasi als „Minimaldosierung", entfalte: „[...] ich möchte versuchen, aufzuzeigen, dass ein psychomotorisches Parkinsonsyndrom in seiner feinmotorischen Ausprägung die conditio sine qua non einer in der psychiatrischen Therapie erwünschten Wirkung der Dauerbehandlung mit Megaphen [...] ist [...]". Die antipsychotische Wirkung zeigte sich dabei in der Regel ca. eine Woche nach Überschreiten der „Schwellendosis". Die Handschrift bot sich nach Haase in geradezu idealer Weise zu deren Bestimmung an, da sie eine sehr differenzierte und komplexe Feinbewegung darstellt und zudem automatisiert und reproduzierbar ist. Die „neuroleptische Schwelle" wurde im Sinne einer „Disposition" als individuell verschieden beschrieben. Die Patienten schrieben je dreimal die bekannten Zeilen:

„Der Mai ist gekommen / die Bäume schlagen aus / Da bleibet, wer Lust hat / mit Sorgen zu Haus."

Oder:

„Üb immer Treu und Redlichkeit / bis an dein kühles Grab / und weiche keinen Finger breit / von Gottes Wegen ab."

Die Schrift vor der medikamentösen Behandlung diente dabei als Referenzschrift, sofern sie nicht durch die Psychose selbst oder psychotisches Ausdrucksverhalten beeinträchtigt war. Vor der Behandlung wurden drei Schriftproben durchgeführt. Vom ersten Behandlungstag an wurde unter möglichst gleichen Bedingungen täglich je eine weitere Probe erhoben. Die neuroleptische Schwelle zeigte sich durch eine Verkleinerung und Verengung der Schrift (Verkleinerung der Gesamtfläche, in Prozent ausgedrückt). Nach Auftreten extrapyramidalmotorischer Symptome wurden noch ein bis zwei Proben pro Woche durchgeführt. Eine leichte Veränderung der Schrift konnte dabei durch Übereinanderlegen der Blätter diagnostiziert werden. Bei einer Verengung der Zeilen zwischen zwei Drittel und drei Viertel sprach Haase von einer „mittleren" Veränderung, darüber hinausgehende Veränderungen wurden als „schwer" bezeichnet. Zu Beginn der achtziger Jahre wurde u.a. eine elektronische Messtechnik benutzt. Das Pflegepersonal wandte den Handschriftentest z.T. routinemäßig morgens bei den Patienten an. Pro Jahr kamen in der Pfalzklinik dabei ca. 40.000 Handschriftentests zusammen.

Kommentar:

Während es in Westdeutschland nur zu einzelnen Anwendern des Handschriftentests (z.B. Freie Universität Berlin) kam, erlangte die Methode in den achtziger Jahren in der DDR eine beachtliche Popularität. Man kann Haase uneingeschränkt zustimmen, dass eine differenzielle und individuell angepasste medikamentöse Dosierung unerlässlich ist, um auf der einen Seite Unterdosierungen und damit medikamentöse Wirkungslosigkeit und andererseits die wahrscheinlich viel häufigeren Überdosierungen zu vermeiden. Überdosierungen führen oft aufgrund der vom Patienten subjektiv als quälend erlebten Nebenwirkungen eigenmächtig zum Absetzen der Medikation, was wiederum zu einer häufigeren Rezidivrate führt. Dass (klassische) Neuroleptika oft zu hoch dosiert angewendet werden, konnte darüber hinaus anhand neuerer Rezeptorbindungsstudien u.a. mit bildgebenden Verfahren (PET) nachgewiesen werden. Das Postulat der obligaten Verbindung zwischen feinmotorischen extrapyramidalen Symptomen und dem gewünschten antipsychotischen Effekt bei der Pharmakotherapie wurde dabei von Haase sicherlich überbetont. Eine systematische Untersuchung der Feinmotorik auf eine Parkinson-Symptomatik ist bei der Verwendung der meisten „atypischen" Neuroleptika darüber hinaus wohl kaum noch indiziert. Die „Atypika" besitzen bei gleicher antipsychotischer Wirkung wie die „klassischen" Neuroleptika ein wesentlich günstigeres Nebenwirkungsprofil, was den Patienten unmittelbar zugute kommt. Haases Paradigma, dass die „neuroleptische Schwellendosis" anhand feinmotorischer Störungen erkennbar wird, gilt daher sicher nicht für die neuen „Atypika". Dies kann für die Therapeuten eine nicht zu unterschätzende Umstellung bedeuten, denn körperliche (Neben-) Wirkungen bei der Therapie psychischer Erkrankungen haben eine lange Tradition – nicht nur bei der medikamentösen Therapie. Insofern bedeutet die Einführung der „Atypika" einen echten Paradigmenwechsel.

Exkurs: Prinzip des „therapeutischen Antagonismus" und das Erzeugen von „Gegenerkrankungen"

Wie in den Abschnitten über den → „Brownianismus" und → Autenrieth (1772–1835) ausführlicher beschrieben, wurden viele therapeutische Anwendungen im 18. und 19. Jahrhundert mit dem „Prinzip des Antagonismus" (Antagonistica) als einem antagonistischen Verhältnis zwischen Gehirn und z.B. „gangliösem System" begründet. Man erzeugte aktiv Entzündungsreize und somatische Gegenerkrankungen, um die Psyche zu heilen. So fiel den Ärzten des frühen 19. Jahrhunderts auf, dass manche psychischen Erscheinungen, namentlich die „Melancholie" durch den Ausbruch einer körperlichen Erkrankung (z.B. die „Blattern") geheilt oder gelindert wurden. Das zugrunde liegende antagonistische Prinzip lässt sich dabei weiter durch die Psychiatriegeschichte verfolgen: Bei der Schlafbehandlung durch Klaesi (1921) wurde der geisteskranke Mensch in einen bettlägerigen Kranken „verwandelt" um so v.a. den „Rapport" zwischen dem „aufrecht-helfenden Arzt" und dem „liegend-hilfesuchenden Patient" zu verbessern. Auch bei den Infektionstherapien (z.B. Malariatherapie durch Wagner-Jauregg ab 1917), Schocks (Insulinschocks durch von Sakel ab 1933, Cardiazolschocks durch Meduna ab 1934, Elektroschocks durch Cerletti und Bini ab 1938) oder sogar Lobotomien (ab 1935 Lima und Monitz, ab 1936 auch Freeman und) sind psychische und „somatische" Wirkungen aufs engste miteinander verknüpft. Auch beim Konzept der → Landolt-Psychose wird die Psychose durch das Auftreten der Epilepsie und sichtbarer EEG-Alterationen unterdrückt (und umgekehrt: entweder Epilepsie oder Psychose als „Alternativhypothese").

Literatur:

Benkert O, Hippius H (1996) Psychiatrische Pharmakotherapie. Springer, Berlin Heidelberg New York

Dietschmann D (2001) Persönliche Mitteilung

Haase HJ (1977) Therapie mit Psychopharmaka und anderen seelisches Befinden beeinflussenden Medikamenten. Schattauer, Stuttgart New York

Haase HJ (1988) Neuroleptika: Fakten und Erlebnisse. In: Linde OK (Hrsg) Pharmakopsychiatrie im Wandel der Zeit. Tilia, Klingenmünster

Mauch S (Hrsg, 1998) Transport in den Tod. Begleitmaterialien zum Film. Landschaftsverband Rheinland, Brauweiler

Historische, literarische
und fiktive

EPONYME
und
SYNDROME

Ahasver-Syndrom

Ha! nicht sterben können! nicht sterben können!
Nicht ruhen können nach des Leibes Mühen!
Den Staubleib tragen! Mit seiner Totenfarbe
Und seinem Siechtum, seinem Gräbergeruch,
Sehen müssen durch Jahrtausende
Das gähnende Ungeheuer Einerlei!

Chr. F. D. Schubart: Der ewige Jude (1783)

Ahasver-Syndrom wurde in der älteren psychopathologischen Literatur der – seltene – Wahn genannt, in dem der Betroffene die eigene Unsterblichkeit wähnt, da er aufgrund seiner vermeintlichen Sünden verdammt sei, in alle Ewigkeit auf der Erde zu wandeln und nicht sterben zu können. Das Leben wird als Strafe empfunden, Suizidalität scheint – wahnhaften Depressionen entsprechend – hoch zu sein, wobei fehlgeschlagene Suizidversuche als Beweis der Unmöglichkeit zu sterben und eigener ewiger Verdammnis gewertet werden. Der Ahasver-Wahn wird beispielsweise als akzessorisches Einzelsymptom beim nihilistischen Wahn im Sinne des → Cotard-Syndroms erwähnt, muss jedoch dabei nicht obligat vorhanden sein. Es lassen sich psychopathologisch Verbindungen zu klassisch depressiven Wahnthemen wie Schuld- und Versündigungswahn finden, wobei der Unsterblichkeitswahn in diesem Zusammenhang eine depressive Steigerung expansiver Größenideen darstellt. In der Literatur finden sich darüber hinaus Hinweise auf das Auftreten des Ahasver-Syndroms bei organischen Psychosen oder schizophrenen Erkrankungen (z.B. Besessenheitswahn).

Das Motiv des zu ewiger Wanderschaft verurteilten Juden beruht auf verschiedenen biblischen Motiven. Um 1223 kursierte das Gerücht, christliche Pilger hätten in Armenien einen Juden umherirren gesehen, der einst den kreuztragenden Christus die Rast verweigert, ihn zur Eile angetrieben und von ihm die Antwort erhalten habe: „Ich werde hier rasten, aber du wirst über die Erde wandern, bis ich zurückkomme." Um ca. 1600 verschmelzen die verschiedenen Legenden um den wandernden Juden in der Gestalt des Ahasver zusammen. In ein Büßergewand gehüllt, etwa 50 Jahre alt, Schuhmacher, irrt er ruhelos unter dem Fluch Christi von Land zu Land und ist ein lebendes Zeugnis der Kreuzigung Christi. Der Stoff fand später unzählige literarische Bearbeitungen, u.a. von C.F.D. Schubart (1739–1791), J.W. v. Goethe (1749–1832), A.W. Schlegel (1767–1845), E.A.F. Klingemann (1777–1831) und vielen anderen mit jeweils unterschiedlicher Akzentuierung, bis hin zu S. Heyms (geb. 1913) Roman 1981. So ist in den unterschiedlichen Bearbeitungen Ahasver als Heiliger oder Gotteslästerer klug oder anmaßend, bleibt jedoch durch sein rastloses Wandern stets determiniert und Außenseiter, „der plötzlich erscheint und verschwindet und nie Ruhe findet". In der Einleitung zur historisch-kritischen Ausgabe der Bearbeitung des Motivs durch Goethe wird beschrieben, dass Ahasver Christus für einen Ketzer und Verführer gehalten und an seiner Verurteilung mitgewirkt habe. In der eng-

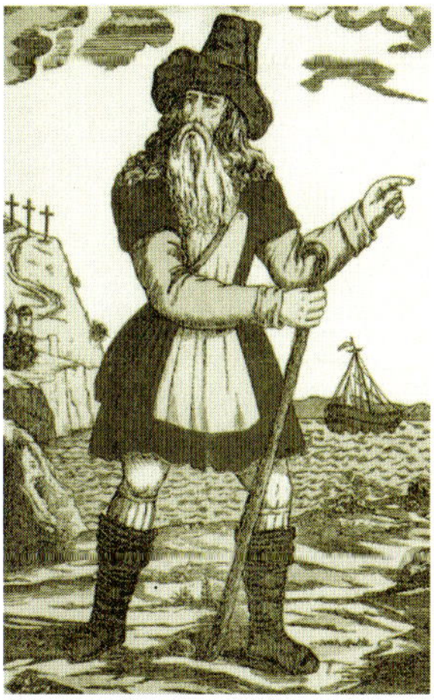

lischsprachigen Literatur wird er als „wandering jew“, in der französischsprachigen als „juif errant“ bezeichnet.

Der Wanderaspekt des „juif errant“ fand Eingang in die frühe psychiatrische Terminologie. Der Wiener Psychiater Stransky (1877–1962) griff den Ahasver-Mythos 1911 im Zusammenhang mit melancholischen Phasen auf, wobei er dem Symptom der Ruhelosigkeit innerhalb agitierter Depressionsformen größeres Gewicht beimaß, als dem Glauben an die eigene ewige Verdammnis oder Unsterblichkeit: „Andere [Patienten] wieder ziehen, von unnennbarer Angst getrieben, ruhelos in der Welt umher (Sage vom ewigen Juden, vom fliegenden Holländer).“

Eine ähnliche Gewichtung des Symptoms der Rastlosigkeit hatte bereits → Charcot (1825–1893) in seinen Vorlesungen 1888/89 vorgenommen, als er einen ungarischen Juden dem staunenden Publikum präsentierte und dessen Symptome („La maladie des voyages“) als Ausdruck einer Hysterie erklärte: „Ich stelle Ihnen den Kranken als echten Sprössling von Ahasverus oder, wenn es Ihnen beliebt, Cartaphilus vor. Tatsache ist, dass er, gleich den herumreisenden Neuropathen, [...] stets von einem unwiderstehlichem Drang zur Ortsveränderung, zum Reisen beherrscht wird, ohne an irgend einem Ort längere Zeit verweilen zu können.“ Sein Schüler Henry Meige (1866–1940)[109] veröffentlichte 1893 eine umfangreiche Arbeit unter dem Titel: „Le juif-errant à la Salpêtrière.“ Sie war deutlich von Charcots berühmten „Dienstags-Vorlesungen“ beeinflusst. Meige beschrieb dabei haltlose Menschen, die nicht lange eine Beschäftigung durchhalten, hypochondrisch auf der Suche nach immer neuer Medizin und Ärzten. Meige sah die Patienten unter den (Charcotschen) Diagnosen der Neurasthenie und Hysterie.

Ahasver ist unsterblich, aber ein normales Leben – das den eigenen Tod mit einschließt – ist ihm verwehrt. Er wird so zu einem ewig auf der Erde wandelnden „Untoten“ und befindet sich damit ethnologisch in Gesellschaft von Vampiren, Werwölfen, Zombies, Doppel- und Wiedergängern, Selbstmördern und anderer „unheimlicher“ Gestalten.

Nach psychoanalytischer Theorie kam zumindest einem Teil der „Untoten“ in sog. „animistischen“ und „primitiven“ Kulturen eine zunächst lebensversichernde Funktion zu, indem sie den Tod scheinbar überwunden hatten. Aus Todesabwehr erwuchs jedoch die „Wiederkehr des Verdrängten“ und eine daraus erwachsende Furcht vor den „Untoten“. Sie können zwar nicht sterben, gehören aber auch nicht wirklich zu den Lebenden, sind „lebendig-tot“ und meist ohne Seele. Indem diese Gestalten uns mit der (verdrängten) Frage unseres eigenen Todes konfrontieren, werden sie uns unheimlich, so wie Freud (1856–1939) überhaupt das „Lebendig-begraben-werden“ (lebendig tot sein) als die „Krone der Unheimlichkeit“ beschrieb (vgl. → „The Walking Zombie Syndrome“).

Kierkegaard beschrieb 1849 die „Verzweiflung“ als „Krankheit zum Tode“: „[...] die Qual der Verzweiflung ist gerade, nicht sterben zu können. Sie hat auf diese Art mehr gemeinsam mit dem Zustand des Todkranken, wenn er liegt und sich mit dem Tode quält und nicht sterben kann. So ist dies Zum-Tode-krank-Sein das Nichtsterben-Können, doch nicht so, als gäbe es noch Hoffnung auf Leben, nein, die Hoffnungslosigkeit ist, dass selbst die letzte Hoffnung; der Tod, nicht vorhanden ist. Wenn der Tod die größte Gefahr ist, hofft man auf das Leben; wenn man aber die noch entsetzlichere Gefahr kennenlernt, hofft man auf den Tod. Wenn dann die Gefahr so groß ist, dass der Tod die Hoffnung geworden ist, dann ist Verzweiflung die Hoffnungslosigkeit, nicht einmal sterben zu können.“

Die Brücke zum psychisch leidenden Kranken schlägt der Philosoph und Psychopathologe → Karl Jaspers (1883–1969) in einer Schrift über den philosophischen Nihilismus: „Der Verlust der Absolutheit der Dinge und der gegenständlichen Erkenntnistheorie heißt dem, der darin Halt besaß, Nihilismus", wobei für den Nihilismus als philosophischen Begriff gilt: „Der Sturz aus den Festigkeiten, die doch trügerisch waren, wird Schwebenkönnen – was Abgrund schien, wird Raum der Freiheit – das scheinbare Nichts verwandelt sich in das, woraus das eigentliche Sein zu uns spricht." Der philosophische Begriff des Nihilismus als „Totalität des Geistes in der Weltanschauung" wird jedoch – jenseits der Philosophie – erst in der Psychose erlebt: „So wird [...] der Nihilismus und Skeptizismus in absoluter Vollendung nur in Psychosen erfahren. Der nihilistische Wahn des Melancholischen ist ein Idealtypus: Die Welt ist nicht mehr, der Kranke selbst ist nicht mehr. Er lebt nur zum Schein, aber so muss er ewig leben."

In älteren psychopathologischen Beschreibungen taucht der Ahasver-Mythos gelegentlich auf, um eine schwere depressive Symptomatik zu veranschaulichen. Meist wird er als Symptom eines nihilistischen Wahns verstanden. Der nihilistische Wahn wird in einigen Beispielen als die schwerste Form einer Entfremdungsdepression beschrieben: Die Kranken sind sich selbst und ihren Gefühlen entfremdet, empfinden nichts mehr außer der Qual ihrer eigenen Existenz und werden sich selbst zum scheinbar toten Objekt, dem der entscheidende Schritt – der Tod – jedoch verwehrt ist. Eine wesentliche und frühe klinische Beschreibung des Ahasver-Syndroms stammt 1880 von Cotard (1840–1889).

Der bulgarische Psychiater Schipkowensky führte das Ahasver-Syndrom, welches er namentlich als solches bezeichnete, bei wahnhaften Depressionen weniger auf das Erleben der Depersonalisation, als auf den depressiven Schuldwahn zurück: „Das Schulderlebnis ist zuweilen bei den Kranken so schwer, dass sie glauben, ihre Schuld nur durch ewiges Leiden büßen zu müssen. Nicht einmal der Tod könne ein Ende ihrer Qualen setzen, da sie ja zur „Unsterblichkeit" verdammt seien. Wie Ahasver, werden sie Jahrhunderte leben, vergebens auf allen Erdenpfaden, das Ende ihrer Leiden in dem rettenden Tod suchend. Der Ahasver-Wahn könnte, sowie die gesamte depressive Phase, als das Gegenbild des manischen Erlebens für die Unsterblichkeit im Rahmen des Größenwahns gesehen werden. Nur ist in der Depression die Unsterblichkeit eine schwere Strafe. [...] Bei einer unserer Kranken hat der Ahasver-Wahn eine tafephobische Metamorphose[110] gezeigt. Es werde der Tag kommen, an dem ihre Angehörigen dächten, dass sie gestorben sei und sie begrüben. Ihre Seele aber würde sich nicht von ihrem Körper trennen können und so werde sie ewig lebendig begraben zu leiden haben. Eine andere Patientin erlebte sich wie versteinert, demzufolge sei es nicht möglich, dass der Zerfall und der Tod sie erreichen könnten. Sie erlebt sich ebenfalls zu Qualen durch „Unsterblichkeit" verurteilt. Ein dritter Kranker ist der unsterbliche „Geist des Bösen".

Auch → Weitbrecht (1909–1975) beschreibt das Ahasver-Syndrom in verschiedenen Publikationen über depressive Wahninhalte als eine Nuance des schweren depressiven Nihilismus: „...sein [des Patienten] Nichtkönnen ist so allgewaltig und unerhört, dass für ihn die Naturgesetze aufgehoben sind. Seine entsetzliche Angst ist, dass er nicht einmal sterben kann, dass er wie Ahasver sein grauenhaftes Schicksal durch die Ewigkeit schleppen muss." An anderer Stelle führt er aus: „Manchmal nimmt der Wahn ein über das Schicksal der eigenen Person und der nächsten Angehörigen hinausreichendes geradezu kosmisches Ausmaß allgemeiner Vernichtung und Leere an. Selbst der Tod existiert nicht mehr, und der Kranke ist verdammt, wie Ahasver seine Qualen unerlöst durch Ewigkeiten zu schleppen." Das Ahasver-Syndrom wird dabei einerseits als Steigerung der depressiven Wahnthemen des Schuld- und Versündigungswahnes, andererseits aber auch als mit Depersonalisation vergesellschaftet angesehen: „[Es bestehen fließende Übergänge zu] wahnhaft expansiven Schuldgefühlen mit Auflösung der Ich-Umwelt Grenzen, wobei der Depressive äußersten Falles in der Selbstverurteilung als „Verderber der Welt", mitunter dabei als unseliger Ahasver erscheint."

Die Tatsache, dass es sich bei der Vorstellung der eigenen Unsterblichkeit um eine besondere und eigenartige depressive Variante des „Größenwahns" handelt, fand Eingang in die psychopathologische Literatur. So findet sich bei → Bleuler (1857–1939) der Zusammenhang von nihilistischem Wahn mit dem Auftreten auch von anderen Größenideen („délire d'énormité") beschrieben: „Die Kranken dürfen nicht auf den Nachtstuhl gehen, weil sie die ganze Anstalt, die ganze Welt überschwemmen würden; sie sind so angeschwollen, das sie das ganze Haus, die Stadt ausfüllen und ersticken; sie müssen alle Leute in der Anstalt verschlucken und das sind so viele!"

Auch → Tellenbach (1914–1994) beschrieb das Phänomen der depressiven Größenideen in seiner Monographie über die Melancholie und verwandte – zunächst paradox erscheinende – Begriffe „Schuld-Größenwahn" und „Versündigungs-Größenwahn". Der (nihilistische) Schuldwahn spiegele dabei die Extremvariante der Remanenz des Typus melancholicus innerhalb der „Seinsschuld" wider: „Im Schuldwahn fühlt sich der Patient [...] nicht als Sünder, sondern als „Verbrecher"; denn er hat nicht mit den Sittengesetzen gebrochen, sondern die „Lebensgesetze" gesprengt. Es ist kaum ein drastischerer Ausdruck seiner Remanenz (in der Psychose) denkbar als der, mit dem er den Bruch der Lebensgesetze begründet: dass er nämlich noch lebe, obwohl er längst tot sein müsste. Hier zeigt sich das Paradoxon, dass der Tod quasi da ist, aber nicht gezeitigt werden kann. Das Dasein bleibt gleichsam noch hinter seinem Tod zurück – ein Phänomen des Absurden."

Bereits in frühen deutschen und französischen psychopathologischen Beschreibungen nihilistischer Wahnvorstellungen wurde dessen Tendenz zur Expansion bis hin zum (nicht manischen) Größenwahn beschrieben, wie z.B. 1878 Emminghaus (1845–1904) berichtete: „Groteske Aufschraubung der melancholischen Wahnvorstellungen durch Größenideen kommt nicht selten vor." Er beschrieb darüber hinaus den „Wahn des Verstorbenseins", den er auch „Wahn der Metamorphose" nannte.

Insgesamt ist festzuhalten, dass der Ahasver-Mythos bei einigen bedeutenden psychiatrischen Autoren zur Veranschaulichung bestimmter psychopathologischer Phänomene Verwendung fand. Auf der psychopathologischen Erlebnisebene wurde der nihilistische Unsterblichkeitswahn beschrieben, wobei die Frage letztlich strittig und der jeweiligen Prüfung anhand der Einzelfälle überlassen bleibt, ob der Wahn hierbei als isoliertes Wahnphänomen, depressiver Wahn, Wahn bei manisch-depressiven Mischzuständen oder gar als manisches Phänomen einzuordnen ist. Nihilistische Wahnphänomene werden dabei auch als Steigerung von Depersonalisationsphänomenen gesehen. Auf der Ausdrucksebene hingegen dient das Ahasver-Motiv zur Verdeutlichung von Unstetigkeit und Wanderschaft (Poriomanie). Während Cotard (1880) den Ahasver-Mythos erstmals zur Illustration des „délire hypochondriaques" im wahnhaft-nihilistischen Sinn verwendete – wie viele Autoren nach ihm – gebrauchten ihn Charcot (1888) und Meige (1893) zur

Darstellung des „Wandertriebes" vermeintlich „hysterisch-neuropathischer" Patienten. Der Ahasver-Mythos diente dabei in der psychiatrischen Literatur zur Veranschaulichung zweier nicht unmittelbar zusammengehöriger Phänomene. In diesem Zusammenhang dürften auch jeweils unterschiedliche sprachliche Konnotationen bedeutsam sein: Während die Figur des Ahasver im deutschsprachigen Raum – die Zeiten überdauernd – als „ewiger Jude" bezeichnet wird, liegt die Akzentuierung im französischen und englischen Sprachraum durch die Begriffe „juif errant" oder „wandering jew" auf Bewegung und Ruhelosigkeit.

Literatur:

Bleuler E (1983) Lehrbuch der Psychiatrie. 15. Auflg., neubearbeitet von M. Bleuler. Springer, Berlin Heidelberg

Bumke O (1948) Lehrbuch der Geisteskrankheiten. J.F. Bergmann, München; Springer, Berlin Göttingen Heidelberg

Charcot JM (1996) Ein Mann von 23 Jahren. In: Körte M Stockhammer R (Hrsg) Ahasvers Spur. Dichtungen und Dokumente vom „Ewigen Juden": Reclam, Leipzig

Cotard J (1882) Du délire des négations. Arch Neurol 4:152-70, 282-96

Cotard J (1880) Du délire hypochondriaque dans une form grave de mélancholie anxieuse. Ann Med Psycol (Paris) 4:168-74

Daemmrich S und I (1987) Themen und Motive in der Literatur, Francke, Tübingen

Dutschewska-Kothes Y (2000) Persönliche Mitteilung mit Zitat aus: Schipkowensky: Lehrbuch der klinischen Psychiatrie, 1. Teil. Verlag Wissenschaft und Kunst (1956, bulg.)

Emminghaus H (1878) Allgemeine Psychopathologie zur Einführung in das Studium der Geistesstörungen. Vogel, Leipzig

Enoch D Trethowan W (1991) Uncommon Psychiatric Syndromes. Butterworth-Heinemann Ltd, Oxford

Goethe W Werke. Bd 5 Historisch-kritische Ausgabe. Dünker (Hrsg.), Speemann, Berlin Stuttgart

Heym S (1983) Ahasver. Fischer, Frankfurt a.M.

Jaspers K (1973) Allgemeine Psychopathologie. Springer, Berlin Heidelberg New York

Jaspers K (1973) Einführung in die Philosophie. Piper, München

Kierkegaard S (1995) Die Krankheit zum Tode. Europäische Verlagsanstalt

Meige H (1893) Le juif errant a la Salpetrière. Nouvelle Iconographie de la Salpetrière 6:191-204;277-91;333-58

Stransky E (1911) Das Manisch-depressive Irresein. In: Aschaffenburg G (Hrsg) Handbuch der Psychiatrie, Bd. 6. Deuticke, Leipzig Wien

Stransky E (1919) Lehrbuch der allgemeinen und speziellen Psychiatrie. Vogel, Leipzig

Tellenbach H (1983) Melancholie. Springer, Berlin Heidelberg New York

Weber A (1938) Über nihilistischen Wahn und Depersonalisation. Abhandlungen aus der Neurologie, Psychiatrie, Psychologie und ihren Grenzgebieten, Heft 84. Karger, Basel Leipzig

Weitbrecht HJ (1973) Grundriß der Psychiatrie. Thieme, Stuttgart

Alice im Wunderland-Syndrom

Das Alice im Wunderland-Syndrom bezieht sich auf Störungen des Körperschemas, wobei v.a. Veränderungen des Leiberlebens im Sinne von vermeintlichen Vergrößerungen oder Verkleinerungen des ganzen Körpers oder einzelner Körperteile auftreten. Seinen Namen erhielt das Syndrom durch die Protagonistin „Alice" in dem 1865 von Lewis Carroll veröffentlichten Buch: „Alice im Wunderland". Lewis Carroll (1832–1898) hieß eigentlich Charles Lutwige Dodgson und lehrte Mathematik und formale Logik in Oxford. Vorbild für seine Romanheldin war Alice Pleasance Liddel, der er, wie vielen anderen kleinen Mädchen, Briefe schrieb und sie auch in mehr oder weniger erotischen Posen photographierte.

Die Bezeichnung „Alice im Wunderland-Syndrom" (AIWS) wurde Podoll und Ebel zufolge 1955 von Todd geprägt. Insgesamt lassen sich unter das Syndrom vielfältige Symptome subsumieren. Neben den Empfindungen der Vergrößerung oder Schrumpfung des Körpers oder Teile desselben können auch Derealisationen, Empfindungen einer „körperlichen Verdoppelung" oder des „Außersichseins in einem koenästhetisch empfundenen Phantomkörper", sog. „Out-of-Body Experiences" oder auch Doppelgängererlebnisse wie z.B. Heautoskopien vorkommen. Daneben wird auch von visuellen Illusionen und Zeiterlebnisstörungen berichtet. Ätiologisch ist das Alice im Wunderland-Syndrom unspezifisch. Besonderes Augenmerk verdient allerdings die Migräne, als deren selten auftretendes und akzessorisches Symptom das Phänomen auftreten kann, das Podoll und Ebel (1998) dabei als Halluzination (organische Halluzinose) deuten. Aber auch Menschen mit → Cotard-Syndrom, anderen Psychosen, Z.n. Hirninfarkten, Epilepsie, Tumoren, Intoxikationen oder auch „psychogenen" Störungen oder bei Ermüdung oder Stress können ähnliche Leibschemastörungen erleben. Eine verwandte transkulturelle Sonderform ist die panische Angst bei Männern vor dem Schwinden der eigenen Genitalien, die vor allem in Südostasien vorkommt und von der bereits von epidemischen Formen berichtet wurde. Dieses Syndrom ist unter dem Namen Suoyang oder Koro bekannt.

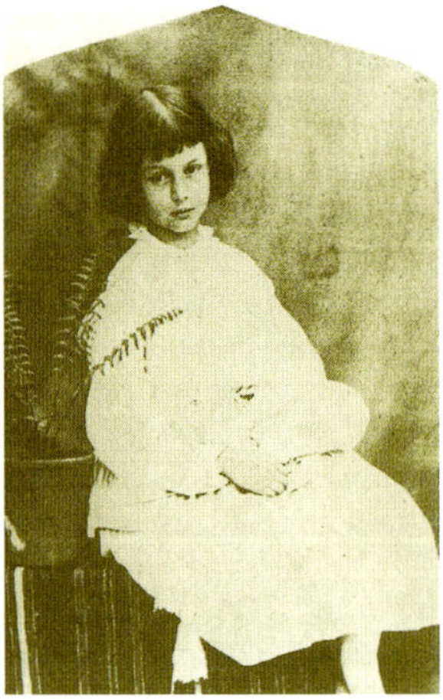

Exkurs: Verdoppelungserlebnisse (Doppelgänger) und Heautoskopie

Doppelgängerphänomene und „Personenverwechslungen" als psychiatrische Symptome wurden Mitte des 19. Jahrhunderts erstmals wissenschaftlich beschrieben, nachdem sie seit der Antike und auch besonders in der Literatur der Romantik ein beliebtes poetisches Motiv darstellten. Sie finden aber auch im Grenzgebiet zwischen Psychiatrie und Neurologie anhaltendes Interesse.

Psychopathologisch können folgende Doppelgängererlebnisse differenziert werden:

1. Wahnphänomene: Die verkennende Person wähnt z.B., eine andere Person sei ihr eigener physischer oder psychischer Doppelgänger oder andere Personen seien durch fremde Doppelgänger ersetzt. Meist sind die Doppelgänger Teil eines komplexen Wahnsystems, in dessen Mittelpunkt der Patient selbst steht. So werden die vermeintlichen Doppelgänger vom Patienten oft als feindlich und mit der Absicht der arglistigen Täuschung erlebt, was aber „durchschaut" wird. In der deutschen psychopathologischen Tradition werden diese wahnhaften Personenverkennungen als Wahnwahrnehmungen beschrieben, die verkannten Personen werden dabei korrekt in ihrer äußeren Erscheinung wahrgenommen, in Funktion und Bedeutungsgehalt jedoch verkannt. In der internationalen Literatur werden verschiedene "Delusional Misidentification Syndromes" (DMS) unterschieden (→ Capgras-Syndrom, → Fregoli-Syndrom, Intermetamorphose, Syndrome of Subjective Doubles).

2. Sinnestäuschungen: Gelegentlich kommen Personenverkennungen auch bei Illusionen vor, wobei – im Gegensatz zur Wahnwahrnehmung – die äußere Gestalt der verkannten Person verfälscht wahrgenommen wird. Normalpsychologisch geschieht dies beispielsweise, wenn wir Unbekannte kurz für einen Bekannten halten, an den wir gerade intensiv gedacht haben. Illusionen sind meist flüchtig und nicht selten mit Ermüdung, affektiver Anspannung oder auch (hirn-) organischen Störungen vergesellschaftet. Die Frage nach der Einordnung von Personenverkennungen zwischen Illusion und Wahn und ihre Problematik wird ausführlich in einer Arbeit von Koehler und Ebel (1990) diskutiert. Auch Halluzinationen und Pseudohalluzinationen kommen im Zusammenhang mit Doppelgängererlebnissen in fließendem Übergang vor: Die halluzinierende Person „sieht" sich selbst im äußeren Raum (Heautoskopie). Ein verwandtes Phänomen hiervon ist, dass sich die Person von einem Blickpunkt im äußeren Raum selbst sieht (Out-of-Body Experience).

3. Ich-Störungen, die sich besonders in einem gestörten Identitäts- und Einheitserleben im Zeitverlauf äußern und diagnoseübergreifend als Depersonalisation bezeichnet werden. Jenseits der deskriptiv-psychopathologischen Einordnung spielt z.Z. das Konzept der „Dissoziation" in der Psychotherapie eine große Rolle. Eine Person fühlt sich beispielsweise wie aus mehreren „Persönlichkeiten" oder Persönlichkeitsfragmenten bestehend. Gelegentlich tritt das Phänomen erst unter psychotherapeutischen Interventionen auf und die Symptomatologie reicht von leichteren Depersonalisationserlebnissen bis hin zur „Dissoziativen Identitätsstörung" im DSM-IV („Multiple Persönlichkeitsstörung"). Auch auf Sinnestäuschungen beruhende Doppelgängererfahrungen (z.B. Heautoskopie) können im Rahmen dissoziativer Störungen oder als isoliertes dissoziatives Symptom auftreten.

Der halluzinierte Doppelgänger, die Heautoskopie, ist so selten, so ältere Beschreibungen des Phänomens, „dass zahlreiche Nervenärzte zeit ihres Lebens ein solches Phänomen nicht beobachten können". Menninger-Lerchenthal nennt Goethe als berühmtestes Beispiel, der selbst ein heautoskopisches Erlebnis beschrieb.

Während Jaspers die Heautoskopie als eine Wahrnehmung des eigenen Leibes in der Außenwelt in Wahrnehmung, Vorstellung, Wahn oder leibhaftiger Bewusstheit beschreibt, wobei das Körperschema unserer eigenen Gestalt im Raum außer uns Wirklichkeit gewinne, wird der Begriff von anderen Autoren auf „eine visuelle Halluzination der physischen Verdoppelung" oder „eine wahnhafte Verlagerung des eigenen Körperschemas in die visuelle Sphäre" eingeschränkt . Oft bestehe aber eine intensive emotionale Beziehung zum Truggebilde („feeling of belonging"). Es scheinen dabei fließende Übergänge zwischen Wahrnehmung und Gefühl oder Vorstellung der Erscheinung zu bestehen.

Ätiologisch handelt es sich bei der Heautoskopie um ein unspezifisches psychopathologisches Symptom. Es kann u.a. bei Epilepsie, Migräne, Infektionen, Enzephalitis, Delir, Schizophrenie, Depression oder (traumatischen) Hirnschäden sowie bei Neurosen oder auch bei psychisch sonst unauffälligen Personen vorkommen.

Den eher flüchtigen und gelegentlich polymorphen Doppelgängererlebnissen bei „geistig Gesunden in besonderen Affektlagen" und auch einigen organischen, toxischen oder schizophrenen „Geistesstörungen", stellt → Conrad als dritte Gruppe in Abgrenzung zu den heautoskopischen Schilderungen durch Menninger-Lerchenthal und → Jaspers eine klar wahrgenommene, monomorphe „Spiegelhalluzination" entgegen. Er beschreibt in diesem Zusammenhang eine stabile Doppelgängerhalluzination über sieben Jahre bei einem Hypophysentumor.

Unabhängig, ob der Begriff als eine wirkliche optische Halluzination oder in einer eher weiten Bedeutung im Sinne z.B. von Jaspers auch als geistige Vorstellung definiert wird, sind sich nahezu alle Autoren darin einig, dass einer prädisponierenden besonderen Affektlage (Anspannung, Angst, Ermüdung) grundlegende Bedeutung für das Auftreten der Heautoskopie zukommt.

Viele Autoren betonen enge Beziehungen der Heautoskopie auch zur Depersonalisation, als deren extreme Form („heautoscopic depersonalisation") sie möglicherweise aufzufassen sei.

Zur Psychologie heautoskopischer Erlebnisse werden auch individuelle Ängste angenommen, die in den Außenraum in Gestalt des eigenen Doppelgängers projiziert werden. Die Bedeutung von Depersonalisation und Projektion bei der Entstehung der Heautoskopie in psychodynamischer Hinsicht impliziert, dass die Heautoskopie bei Ausschluss einer organischen Genese als ein dissoziatives Symptom aufgefasst werden kann. Dissoziation wird dabei nach der gängigen DSM-IV-Definition als eine „Unterbrechung in den normalerweise integrierten Funktionen des Bewusstseins, Gedächtnisses, der Identität oder der Wahrnehmung der Umwelt" verstanden. Auf die Möglichkeit, darüber hinaus auch akustische Halluzinationen wie „Stimmenhören" unter bestimmten Bedingungen als ein dissoziatives Symptom aufzufassen, sei an dieser Stelle nur kurz verwiesen. Die Ausdrucksgemeinschaft zwischen organischen und dissoziativen Symptomen zwingt jedoch bei allen optischen Trugwahrnehmungen zum Ausschluss hirnorganischer Störungen, besonders Tumor, Epilepsie, Migräne oder delirante Syndrome.

Literatur:

Aizenberg D, Modai I (1985) Autoscopic and Drug-Induced Perceptual Disturbances. Psychopathology 18: 237-240

Arenz D (2000) Psychiatrische Doppelgängerphänomene unter besondere Berücksichtigung des Capgras-Syndroms. Fortschr Neurol Psychiat 68:516-522

Arenz D (2001) Heautoskopie – Doppelgängerphänomen und seltene Halluzination der eigenen Gestalt. Nervenarzt 72:376-379

Conrad K (1953) Über ein eigenartiges Spiegelphantom. Heautoskopisches Phänomen als Dauerzustand bei Hypophysentumor. Nervenarzt 24: 265-270

Damas Mora JMR, Jenner FA, Eacott, SE (1980) On heautoscopy or the phenomenon of the double: Case presentation and review of the literature. Brit J Med Psych 53: 75-83

Koehler K, Ebel H (1990) Die Personenverkennung. Ein multidimensionaler Entwurf. Fortschr Neurol Psychiat; 58: 310-316

Pfeiffer WM (1994) Transkulturelle Psychiatrie. Thieme, Stuttgart New York

Podoll K, Ebel H (1998) Halluzinationen der Körperveränderung bei Migräne. Fortschr Neurol Psychiat 66:259-270

Diogenes-Syndrom

Unter der Bezeichnung „Diogenes-Syndrom" wird eine selbstgewählte weitgehende Selbstvernachlässigung bis hin zur Verwahrlosung meist älterer Menschen bezeichnet.

Diogenes von Sinope – genannt „der Hund" – war ein griechischer Philosoph aus der Athener Schule der „Kyniker" (kýon = der Hund), die eine extrem anspruchslose Lebensweise und die Verachtung der Kultur lehrte. Der Begriff „Zynismus" ist hiervon abgeleitet. Diogenes lebte um 412–323 v.Chr. Er übersteigerte das kynische Ideal der Bedürfnislosigkeit derart, dass er geltende Moralgesetze und elementare Anstandskonventionen missachtete und daher zum „Urbild kynischer Schamlosigkeit" wurde. Von Diogenes ist überliefert, dass er in einer Tonne lebte. Die antiken Kyniker werden weniger als eine „philosophische Schule" angesehen, als vielmehr eine Ansammlung eigenwilliger Persönlichkeiten, deren Gemeinsamkeit die extreme „Bedürfnislosigkeit" war. Sie übten keinen Beruf aus, waren arm, anspruchslos und verachteten materielle Werte. Die Kyniker betrieben eine philosophische radikal-ironische Zivilisationskritik. Folgende Anekdote erlangte Berühmtheit, als der nimmersatte Machtmensch Alexander der Große den Philosophen fragte, was er sich von ihm wünsche, ihm dieser antwortete, Alexander solle ihm lediglich ein wenig aus der Sonne gehen. Alexander soll derart beeindruckt gewesen sein, dass er ausgerufen habe: „Wenn ich nicht Alexander wäre, so möchte ich Diogenes sein!" Diogenes soll als einzigen Besitz eine Kürbisschale zum Wasserschöpfen besessen haben, als er aber gesehen habe, dass ein Hund auch ohne Schale Wasser trinken könne, habe er auch diese weggeworfen. Berühmt ist auch die Anekdote, als Diogenes am helllichten Tag mit einer Laterne auf dem Marktplatz erschien und er auf die Frage, was er denn damit wolle, ausgerufen habe: „Ich suche Menschen".

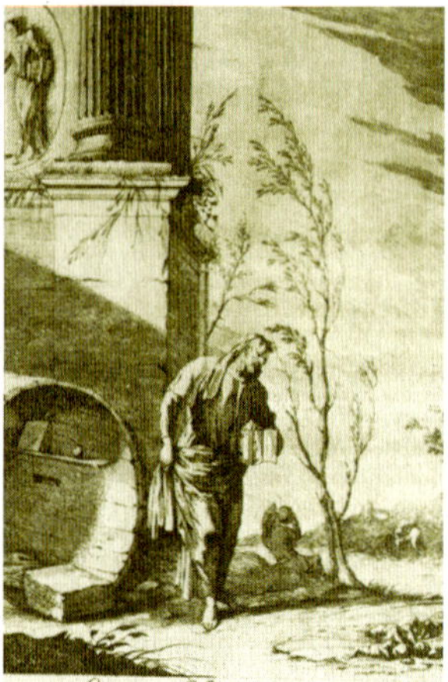

Quæro Homines

Der medizinisch-psychiatrische Begriff „Diogenes-Syndrom" wurde in die wissenschaftliche Literatur von Clark (1975) eingeführt. Die Selbstvernachlässigung im Sinne des Diogenes-Syndroms (DS) sollte streng von einer Vernachlässigung älterer Menschen aufgrund schlechter Behandlung durch andere (Bezugs-) Personen unterschieden werden. Das sog. „primäre" Diogenes-Syndrom mit unkonventionellem Lebensstil ist meist selbst gewählt und unabhängig von manifesten psychiatrischen Erkrankungen, Persönlichkeitsstörungen ausgenommen. Im Gegensatz hierzu ist das sog. „sekundäre" Diogenes-Syndrom durch psychiatrische Erkrankungen wie Demenz, Depression, Schizophrenie oder auch Alkoholismus mit verursacht. Die Auflistung verschiedener Ursachen zeigt die Heterogenität des Syndroms. Sieht man von der Selbstvernachlässigung aufgrund manifester psychiatrischer Erkrankungen einmal ab, so scheint für die Menschen mit (primärem) Diogenes-Syndrom eine eigenwillige „Lebensphilosophie" typisch zu sein, oft einhergehend mit skurril-sonderbarem Lebensstil, sozialem Rückzug und nicht selten abweisendem Verhalten mit hartnäckiger Weigerung, Hilfe anzunehmen (Tab. 1).

Oft besteht darüber hinaus eine Tendenz, Müll zu horten (Syllogomanie) und der Verlust des Schamgefühls. Es ist wahrscheinlich, dass subklinische Persönlichkeitsakzentuierungen (s. Tab. 1) ohne scharfe Grenze in die Verwahrlosung, eigenbrötlerisches Verhalten und sozialen Rückzug führen können. Es sind meist Menschen im Alter von über 60 Jahren betroffen. Intelligenzstörungen sind nicht die Regel, in einigen Studien findet sich sogar ein leicht erhöhter Intelligenzquotient. Überschneidungen und auch Verbindungen mit schizotypen, paranoiden oder zwanghaften Persönlichkeitszügen können bestehen. Es kann zu einer feindlich gesinnten Haltung der Welt gegenüber bis hin zur „soziokulturellen Totalverweigerung" kommen, ohne dass eine manifeste Psychose besteht. In den vorliegenden Studien fällt auf, dass mehr Frauen als Männer betroffen sind. Gelegentlich können professionelle Gesundheitsdienste in ein „ethisches Dilemma" geraten, einerseits zwischen dem „freien Willen" des Betroffenen und andererseits einer angenommenen Eigengefährdung durch hochgradige Verwahrlosung entscheiden zu müssen und aus Fürsorgepflicht heraus zu handeln. Die Entscheidungen können mitunter recht schwierig sein, wobei zusätzliche Risikofaktoren, die den Betroffenen oder andere Personen involvieren, zum Handeln zwingen können, wie z.B. zunehmende Brandgefährdung, Vermüllung, ernste Gesundheitsschäden (z.B. Pneumonie, Schlaganfall, Herzstörungen, Pyelonephritis, Ulzera, Behinderungen etc.). Das Diogenes-Syndrom kann sich als eine persönlichkeitsfundierte abnorme erlebnisreaktive Entwicklung erweisen, wobei offensichtlich auch der Alterungsprozess eine erhebliche Rolle spielt, wenn man annimmt, dass dieser nicht selten ohnehin mit einem fortschreitenden Rückzug des Betroffenen aus der Gesellschaft einhergeht. Die Prognose eines progredienten

Tab. 1: Primäres Diogenes-Syndrom (n. Reyes-Ortiz)

- Selbstgewählt
- Ungewöhnlicher Lebensstil
- Oft schlechte physische Gesundheit
- Risikofaktoren wie z.B.:

  a) **Persönlichkeitseigenschaften:**
  - Unfreundlich
  - Despotisch
  - Misstrauisch
  - Einsiedlerischer Lebensstil
  - Streitsüchtig
  - Exzentrisch
  - Halsstarrig

  b) **Auslösende Ereignisse:**
  - Physische Erkrankungen
  - Sensorische Deprivation (Taubheit, Blindheit)
  - Negative „life events" (z.B. Trauerfall)

Diogenes-Syndroms ist in der Regel schlecht und die Mortalität hoch. Verhaltensprogramme und sozialpsychiatrische Unterstützung sind wichtig, soweit es die Compliance der Patienten erlaubt. Sekundäre Diogenes-Formen erfordern die Therapie der jeweiligen Grunderkrankung.

Literatur:

Clark ANG, Mankiker GD, Gray I (1975) Diogenes syndrome: A clinical study of gross self neglect in old age. The Lancet 15:366-368

Hurley M, Scallan E, Johnson H, de la Harpe D (2000) Adult Service Refusers in the Greater Dublin Area. IMJ 93

Klosterkötter J, Peters UH (1985) Das Diogenes-Syndrom. Fortschr Neurol Psychiat 53:427-434

Müller M, Halder A (1979) Kleines philosophisches Wörterbuch. Herder, Freiburg i Br

Reyes-Ortiz CA (2001) Neglect and Self-Neglect of the Elderly in Long-Term Care. Annals of Long-Term Care: Clinical Care and Aging 9:21-24

Sloderdijk P (1983) Kritik der zynischen Vernunft. Suhrkamp, Frankfurt am Main

Störig HJ (1992) Kleine Weltgeschichte der Philosophie. Fischer, Frankfurt am Main

Fregoli-Syndrom

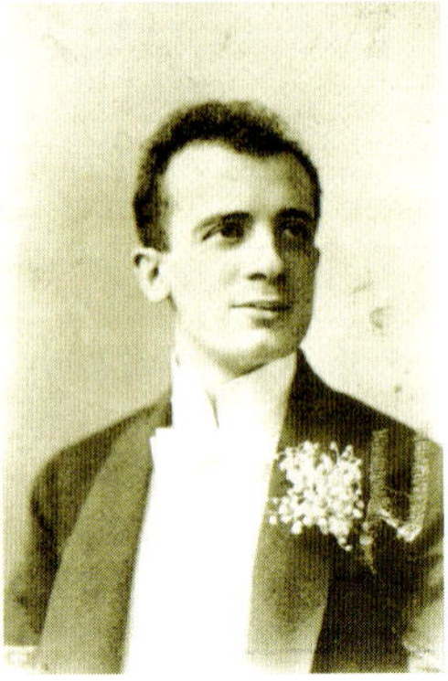

Das Fregoli-Syndrom gehört zu den wahnhaften Personenverkennungen und ist nach einem Zauberer benannt: Leopoldo Fregoli wurde 1867 in Rom als Sohn eines Uhrmachers geboren. Als junger Mann nahm er an den italienischen Kolonialkriegen in Afrika teil, wo er begann, Theateraufführungen vorzunehmen und auch Verwandlungstricks vorführte. Später kehrte er nach Italien zurück. Er war mit seiner Frau Velia verheiratet und hatte mit ihr eine Tochter. Fregoli war jedoch homosexuell und ein gewisser Romulo war sein Geliebter. Romulo sah Fregoli auffallend ähnlich und stellte sich so auch als ein Gewinn für Fregolis Verwandlungstricks auf der Bühne dar. Fregoli war als Verwandlungskünstler äußerst erfolgreich und gab Gastspiele sogar bis nach Südafrika. Besonderen Erfolg hatte er jedoch in Frankreich, wo er am 20. Januar 1900 in Paris gastierte. Er stellte bis zu 70 Charaktere auf der Bühne pro Abend dar und verzauberte so sein Publikum. Er ist noch heute das Vorbild aller professionellen Verwandlungskünstler, welche die sog. „Quickchanges" beherrschen. Fregoli selbst litt nicht unter einer psychischen Erkrankung. Die Erstbeschreibung des „Fregoli-Syndroms" in der Psychiatrie erfolgte durch die französischen Autoren Courbon und Fail 1927. Fregoli starb 1936 in Viareggio.

Das Fregoli-Syndrom gehört wie das → Capgras-Syndrom, Syndrom der Intermetamorphose und das Syndrome of Subjective Doubles zu den seltenen wahnhaften Personenverkennungen (Delusional Misidentification), in denen die wahnhafte Überzeugung von einem eigenen oder fremden Doppelgänger inhaltlich kennzeichnend ist. Beim Fregoli-Syndrom glaubt der Kranke, ein ihm bekannter Verfolger besitze die Fähigkeit, seine physische Gestalt blitzschnell und multimorph zu wechseln, so dass der Kranke seinen Verfolger in einer Vielzahl von z.B. Passanten auf der Straße wiederzuerkennen glaubt. Neben dem Auftreten bei Schizophrenien werden auch hirnorganische Hypothesen vertreten, so fand man das Fregoli-Syndrom z.B. bei rechtsseitigen temporo-parietalen oder bilateralen Hirnläsionen. Auch wird eine phänomenologische Ähnlichkeit mit dem neurologischen „Syndrom der reduplikativen Paramnesie" (→ Pick 1903) postuliert.

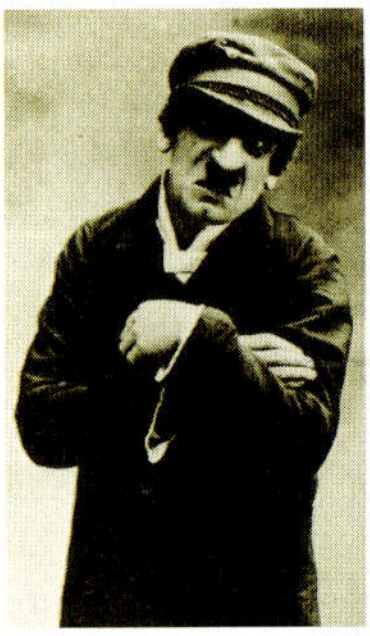

Einteilung und Beschreibung der vier wichtigsten wahnhaften Verkennungssyndrome (DMS) nach Christodoulou sind in Tab. 1 aufgelistet.

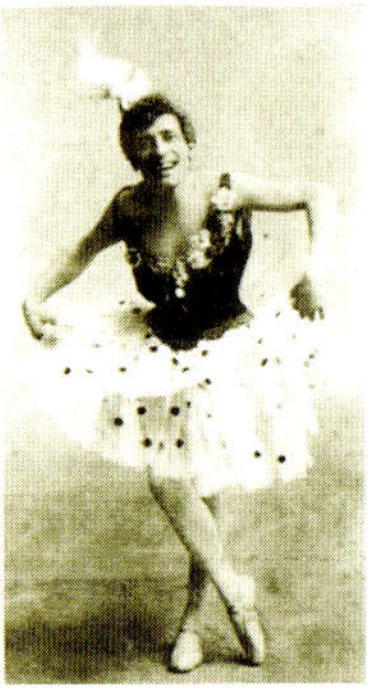

Das Fregoli-Syndrom kommt in seiner reinen Form als stabiler Wahn nur sehr selten vor. Aufgrund der in neuerer Zeit vermehrt in den Aufmerksamkeitsfokus gerückten möglichen hirnorganischen Alterationen sollte bei betroffenen Personen eine sorgfältige organische Untersuchung (EEG, CCT, evtl. MRT) erfolgen. Phänomenologisch gehört es seit den Beschreibungen Christodoulous in den siebziger Jahren zu den sog. Doppelgängersyndromen. Doppelgängerphänomene haben darüber hinaus seit jeher die Menschen fasziniert und sind Motive für unzählige Romane oder

Tab. 1: Wahnhafte Personenverkennungen (DMS) (Christodoulou)

DMS	Symptome
Capgras-Syndrom	Wahnhafter Glaube, dass eine bekannte Person durch einen Doppelgänger ersetzt worden sei
Fregoli-Syndrom	Wahnhafter Glaube, dass ein vermeintlicher bekannter „Verfolger“ seine physische Identität blitzschnell wechseln kann
Syndrom der Intermetamorphose	Wahnhafter Glaube, dass eine andere Person sowohl ihre physische als auch ihre psychische Identität schnell wechseln kann
Syndrome of Subjective Doubles	Wahnhafter Glaube, dass eine andere Person einen physisch identischen Doppelgänger der eigenen Gestalt darstelle

Filme. Die psychoanalytische Theorie nimmt an, dass dem Doppelgänger im sog. „animistischen Zeitalter“ durch die Verdoppelung des Individuums zunächst eine lebensversichernde Funktion zukam (vgl. das altägyptische KA), bevor sich die Bedeutung im Sinne einer „Wiederkehr des Verdrängten“ zur unheimlichen Todesbedeutung verschob.

Literatur:

Arenz D (2000) Psychiatrische Doppelgängerphänomene unter besonderer Berücksichtigung des Capgras-Syndroms. Fortschr. Neurol. Psychiat. 68:516-522

Christodoulou GN (1976) Delusional hyper-identifications of the Frégoli type. Acta psychiat scand 54:305-314

Christodoulou GN (1978) Syndrome of Subjective Doubles. Am J Psychiat 135, S.249 251

Christodoulou GN (1986) The Delusional Misidentification Syndromes (Ed.) Bibl psychiat No.164. Karger, Basel

Courbon P, Fail G (1927) Syndrome „d'illusion de Frégoli“ et schizophrénie. Bull Soc clin Méd ment 15:121–124

De Pauw KW, et al (1987) Frégoli Syndrome after Cerebral Infarction. J Nerv Ment Dis 175:433-438

Ellis HD, Luauté JP, Retterstøl N (1994) Delusional Misidentification Syndromes. Psychopathology 27:117-120

Freud S (1947) Gesammelte Werke. Bd.12, Imago, London

Joseph AB (1985) Bitemporal Atrophy in a Patient With Fregoli Syndrome, Syndrome of Intermetamorphosis, and Reduplicative Paramnesia. Am J Psychiatry 142:146-147

Persönliche Mitteilung von Arturo Brachetti. www.brachetti.com

Rank O (1980) Der Doppelgänger. In: Fischer JM (Hrsg). Psychoanalytische Literaturinterpretation. Niemeyer, Tübingen, 104-188

Mignon Delusion

Im American Journal of Psychiatry findet sich im Rahmen einer Fallbeschreibung über das → Capgras-Syndrom auch der Begriff „Mignon Delusion". Der Begriff bedeutet in der Beschreibung soviel wie „Abstammungswahn", wenn Wahnkranke fälschlicherweise von einer eigenen hochstehenden Abstammung (Königs- oder Adelsgeschlecht etc.) ausgehen.

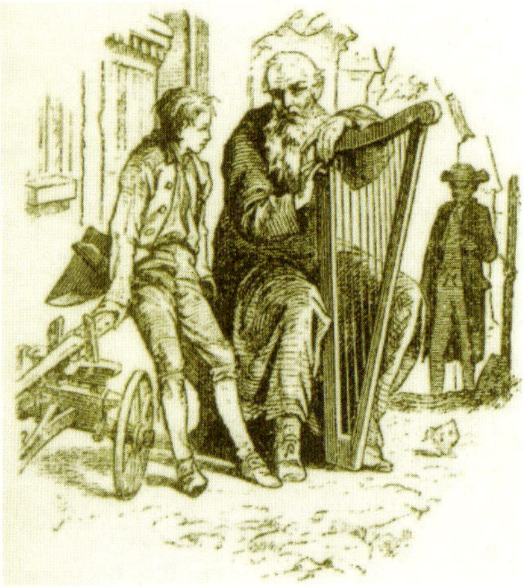

Mignon ist eine Romanfigur Goethes aus „Wilhelm Meisters Lehrjahre" (1795/96). Sie ist ein rätselhaftes Mädchen, das von Wilhelm, ihrer unerfüllten Liebe und dem Protagonisten der „Lehrjahre", aus den Fängen eines sklavenhaften Schaustellers befreit wird. Mignon (frz.: Liebling) wird als temperamentvolles Kind ohne Angehörige beschrieben, das an „Anfällen" leidet und offensichtlich schwere traumatische Erlebnisse und eigene Schuldgefühle zu bewältigen versucht. Bis kurz vor ihrem Tod verabscheut Mignon Frauenkleider. Mignons Herkunft liegt geheimnisvoll im Dunkeln. In der Gegend von Mailand geboren wurde Mignon in frühester Kindheit von fahrenden „Seiltänzern" entführt. Sie selbst berichtete nie von ihrer Herkunft und starb schließlich in jungen Jahren, aufgezehrt durch Heimweh und unerfüllte Liebe. Erst nach dem Tod offenbarte sich ihre Herkunft aus einer inzestuösen Beziehung zweier Geschwister aus einer reichen und adeligen italienischen Familie. Das Kind wurde von den Eltern getrennt und zu Fischern gegeben, bis sie von einer fahrenden Schaustellertruppe entführt wurde.

Auch „Nichtpsychiatern" ist „Mignons Lied" bekannt:

Kennst du das Land, wo die Zitronen blühn,
Im dunkeln Laub die Gold-Orangen glühn,
Ein sanfter Wind vom blauen Himmel weht,
Die Myrthe still und hoch der Lorbeer steht,
Kennst du es wohl?
Dahin! Dahin
Möcht´ ich mit dir, o mein Geliebter, ziehn!

Kennst du das Haus, auf Säulen ruht sein Dach,
Es glänzt der Saal, es schimmert das Gemach,
Und Marmorbilder stehn und sehn mich an:
Was hat man dir, du armes Kind getan?

Kennst du es wohl?
          Dahin! Dahin
Möcht´ ich mit dir, o mein Beschützer ziehn!

Kennst du den Berg und seinen Wolkensteg?
Das Maultier sucht im Nebel seinen Weg,
In Höhlen wohnt der Drachen alte Brut,
Es stürzt der Fels und über ihn die Flut:
Kennst du ihn wohl?
          Dahin! Dahin
Geht unser Weg; o Vater, lass uns ziehn!

Literatur:

Goethe JW (1981) Wilhelm Meisters Lehrjahre. Dtv, München

Sanati M, Mojtabai R (1992) Capgras Syndrome and the Mignon Delusion. Am J Psychiatry 149:709-710

Münchhausen-Syndrom

Das Münchhausen-Syndrom wird u.a. „Artifizielle Störung", „Koryphäen-Killer-Syndrom", „factitious disease", „Mimikry-Syndrom" oder „Hospital-hopper-Syndrom" genannt und beinhaltet das Vortäuschen einer meist körperlichen Erkrankung aufgrund innerseelischer Konflikte. Die Symptome, die dem Arzt vom Patienten dargeboten werden, sind nicht „echt", sondern das Ergebnis einer „Lügengeschichte" oder einer zielgerichteten „Inszenierung".

Karl Friedrich Hieronymus, Freiherr von Münchhausen zu Bodenwerder, wurde am 11.5.1720 in Bodenwerder geboren und starb am 22.2.1797. Er war Jäger und Offizier und er erzählte v.a. im Freundeskreis unglaubliche Geschichten, Abenteuer und Anekdoten, nachdem er im Alter von 30 Jahren acht Jahre Hofdienst als Page und über zehn Jahre Militärdienst mit Teilnahme an zwei „Türkenkriegen" hinter sich gebracht hatte. Zuletzt war er Kaiserlich Russischer Rittmeister im Kürassier-Regiment Seiner Kaiserlichen Hoheit des Großfürsten in Riga. Anschließend führte er das Leben eines Landedelmannes. Seine Geschichten erreichten bald einen großen Bekanntheitsgrad und sein Erzähltalent war legendär. Besonders gut erfundene Geschichten wurden bald „Münchhausiaden" genannt. Allerdings wurden in der Folgezeit auch andere Geschichten Baron von Münchhausen zugeschrieben. Der Stoff für seine Erzählungen stammte zum Teil aus Erlebnissen seiner Militärzeit, zum Teil aus etablierten Schwänken und schließlich auch aus frei erfundenen Geschichten. Es wird ihm nachgesagt, dass er im Grunde ein wahrheitsliebender Mensch gewesen sei, der seine Erzählungen vor allem in bekannter Gesellschaft bei einer Tabakpfeife erzählte. Münchhausen selbst schrieb seine Erzählungen nicht nieder, und er soll es missbilligt haben, dass Lügengeschichten unter seinem Namen kursierten. Die erste Sammlung angeblich von Münchhausen stammender Geschichten datiert aus den Jahren 1781–1783. Der nach England geflüchtete Kasseler Professor und Bibliothekar R. E. Raspe[111] erweiterte und

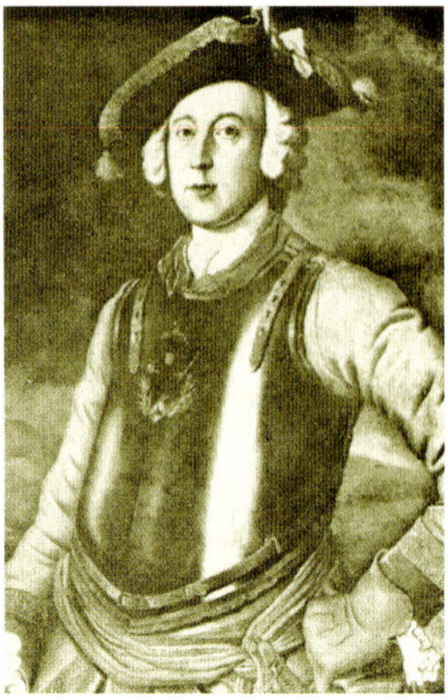

bearbeitete die bestehenden Erzählungen und veröffentlichte sie unter dem Titel: „Baron Münchhausens narrative of his marvellous travels and campaigns in Russia" (Oxford 1785), die G. A. Bürger[112] wieder ins Deutsche zurückübersetzte, um einige Geschichten vermehrte und 1786 als „Wunderbare Reisen zu Wasser und zu Lande, Feldzüge und lustige Abenteuer des Freyherrn von Münchhausen" herausgab. Das Buch wurde von der zeitgenössischen Kritik vollkommen verrissen. Später gab es viele literarische Weiterbearbeitungen des Stoffes.

Der Begriff des „Münchhausen-Syndroms" als psychiatrischer Terminus wurde 1951 von Asher eingeführt, der einen Patienten mit Selbstmanipulationen beschrieb, der durch die hieraus resultierenden klinischen Symptome zahlreiche Ärzte zu vielfältigen diagnostischen und therapeutischen Maßnahmen nötigte. Die zur Behandlung führenden Symptome werden vom Patienten heimlich und zielgerichtet erzeugt. Inwieweit dieser Vorgang dem Patienten bewusst ist oder er diesen im Zustand hochgradiger „Dissoziation" verübt, ist Gegenstand aktueller Diskussion. Die „Simulation" dagegen beruht mehr auf „externen" Motiven wie Schutz vor Strafverfolgung, Erlangung (materieller) Vorteile etc. und ist immer bewusst.

Ärztliche Hilfe und stationäre Therapie werden sehr oft und meist bei vielen verschiedenen Institutionen in Anspruch genommen. Die Störung führt nicht selten zu bleibenden körperlichen Schäden oder durch fortgesetzte schwere Manipulationen sogar zur Selbstverstümmelung oder Tod des Betroffenen. Angaben zur Prävalenz in der Literatur sind unzuverlässig, da eine hohe Dunkelziffer angenommen werden kann. Besonders Patienten in den somatischen Fachbereichen (Innere Medizin, Chirurgie, plastische Chirurgie etc.) scheinen betroffen zu sein. In einer Studie von Kapfhammer et al. (1998) fand sich eine Inzidenz von 0,6% bei psychiatrischen Konsilen in den somatischen Fachbereichen. Oft finden sich Angehörige medizinischer Assistenzberufe unter den Patienten. Die Komorbidität mit „Cluster-B-Persönlichkeitsstörungen" (DSM-IV: Antisoziale, Borderline, Histrionische und Narzisstische Persönlichkeitsstörung) oder Sucht- und Essstörungen scheint hoch zu sein. Die ohnehin zweifelhafte Prognose kann durch zusätzliche iatrogene Invalidisierung durch fortgesetzte ärztliche Eingriffe noch verschlechtert werden, da die Patienten fast ununterbrochen durch ihre selbstinduzierten Symptome ärztliche „Hilfe" provozieren. Sie stellen sich immer wieder mit dramatisch wirkenden Symptomen in Arztpraxen oder Krankenhäusern vor und erzwingen so kurzfristige Diagnostik oder sogar invasive oder chirurgische Behandlungen. Die Bandbreite selbstschädigenden Verhaltens bei artifiziellen Störungen verdeutlicht Tab. 1, wobei dem Erfindungsreichtum der Patienten kaum Grenzen gesetzt sind.

Psychodynamisch werden die Manipulationen oder „Lügengeschichten" (Pseudologia phantastica) als Reinszenierung realer kindlicher Traumata aufgefasst. Durch die medizinische Versorgung kann der Wunsch oder die „Sucht" nach Zuwendung gemildert werden, der Arzt als invasiv Tätiger aber auch nach psychodynamischer Sicht zur Übertragungsfigur möglicher früherer Misshandler werden. Die adäquate Therapie besteht in der Regel in einer stationären psychiatrisch-psychotherapeutischen Behandlung, wobei sich diese meist als schwierig erweist.

Tab. 1: Subgruppen selbstschädigenden Verhaltens bei artifiziellen Störungen (n. Freyberger und Stieglitz 1999)

- Erfinden und/oder Inszenieren von Symptomen
- Fälschen des Krankenblatts oder Manipulationen an medizinischen Geräten (z.B. Fieberthermometermanipulationen)
- Manipulation von Körpersekreten
- Einwilligung zu Eingriffen unter Verschweigen bekannter Kontraindikationen
- Einnahme pharmakologisch wirksamer Substanzen (Medikamente oder Drogen)
- Direkte nichtchirurgische Manipulation am eigenen Körper
- Direkte chirurgische Manipulation am eigenen Körper, z.B. artifizielle Wundheilungsstörungen

Die Noncompliance der Psychotherapie gegenüber kontrastiert oft auffällig mit der Bereitschaft für somatische Verfahren. Das Münchhausen-Syndrom wird in der ICD-10 unter F68.1 kodiert.

Während das Münchhausen-Syndrom in der ICD-10 mit der Artifiziellen Störung gleichgesetzt wird, wird in der neueren wissenschaftlichen Literatur eine weitergehende Differenzierung vorgenommen, wobei die Vortäuschung oder das Erzeugen körperlicher oder psychischer Symptome allen Formen gemeinsam ist:

1. Artifizielle Krankheiten im eigentlichen Sinne

Hier sind meist Frauen und oft Angehörige medizinischer Berufe mit relativ guter sozialer Anpassung betroffen. „Pseudologia phantastica" tritt nur selten auf, innerpsychische Konfliktkonstellationen sind nicht auf den ersten Blick eruierbar. Selbstentlassungen kommen meist erst nach direkter Konfrontation mit dem Arzt über die Natur der Störung vor. Die Interaktion zwischen Arzt und Patient ist oft durch ein „Mitagieren" des Arztes in Bezug auf eine oft über das Ziel hinausschießende Diagnostik und Therapie gekennzeichnet, ohne das sich das Vollbild der Störung meist nicht entwickeln kann. Die Angst, dem Patienten „Unrecht zu tun", lässt den Arzt vor der Annahme einer psychischen Störung lange Zeit zurückschrecken und provoziert neben einer übergründlichen Diagnostik oft auch eine falsche Gewichtung außerhalb der Norm befindlicher (Labor-) Parameter. Bei entsprechender Suche wird sich letztlich bei fast allen Menschen eine Reihe außerhalb der Norm gelegener Befunde konstatieren lassen. In der Literatur wird dabei sogar von einem interaktionellen Arzt-Patient-Muster im Sinne einer „folie à deux" ausgegangen. Nach Aufdeckung der Psychogenität werden die Patienten dann oft schroff abgelehnt und zurückgewiesen. In einer Untersuchung von Kapfhammer et al. (1998) fand sich dann auch eine erschreckende Rate von iatrogenen Schädigungen bei betroffenen Patienten: Bei 29% der Patienten mit einer artifiziellen Störung kam es zu Operationen (und Reoperationen)!

2. Münchhausen-Syndrom

Neben den allgemeinen Symptomen der artifiziellen Störungen besteht beim Münchhausen-Syndrom eine ausgeprägte soziale Bindungslosigkeit mit schlechter sozialer Anpassung, Beziehungsabbrüchen und völliger Entwurzelung. Klinisch kommt es zu ausgeprägter „Pseudologia phantastica" über Lebensgeschichte (einschließlich Identität), Erkrankungen etc. und dramatisierend-theatralischem Verhalten mit starker histrionischer Note. Oft kommt es zu einem „Krankenhauswandern", d.h. zu häufigen Aufnahmen in verschiedenen Krankenhäusern aufgrund der geschilderten Symptomatik[113]. Bei den Münchhausen-Patienten tritt auch häufig antisoziales und delinquentes Verhalten sowie Medikamentenmissbrauch auf. In dieser Gruppe überwiegen die Männer. Meist kann eine schwer gestörte Kindheit mit traumatischen Erlebnissen eruiert werden. Die Münchhausen-Symptomatik ist nicht selten in eine schwere „Cluster-B"-Persönlichkeitsstörung[114] eingebettet. Der Leidensdruck der Patienten wird als nicht sehr stark ausgeprägt angegeben und die Möglichkeiten der Psychotherapie sind nur sehr begrenzt. Merkmale des Münchhausen-Syndroms als eine Sonderform der artifiziellen Störungen werden in Tab. 2 dargestellt.

Tab. 2: Charakteristika des Münchhausen-Syndroms:

- Vortäuschen oder Erzeugen körperlicher oder psychischer Symptome
- Pseudologia phantastica
- Soziale Entwurzelung
- Vorliegen einer „Cluster-B-Persönlichkeitsstörung" und/oder einer Suchtproblematik
- „Krankenhauswandern"

3. Erweitertes Münchhausen-Syndrom (Münchhausen-by-proxy) bei Kindern

Eine weitere Sonderform der artifiziellen Störung ist das sog. „Münchhausen-by proxy-Syndrom", wobei Kleinkinder durch ihre Bezugspersonen (meist Mütter) misshandelt und anschließend unter Angaben einer erfundenen Anamnese ärztlicher Therapie zugeführt werden. Diese Handlungsweise der Mütter wird psychodynamisch als „stellvertretend" für eigene Automutilationen angesehen. Oft weisen die Mütter darüber hinaus aber auch eigene Selbstverletzungen oder andere „Cluster B-Merkmale" oder Suchttypika auf. Diese Bezeichnung wurde 1977 von dem englischen Kinderarzt R. Meadow beschrieben.

4. Erweitertes Münchhausen-Syndrom (Münchhausen-by-proxy) bei Erwachsenen

Die Sonderform eines Münchhausen-by-proxy-Syndroms bei Erwachsenen ist sicherlich nur selten zu diagnostizieren. Hierbei werden Krankheitssymptome bei Angehörigen oder anderen nahestehenden Personen erzeugt. Z.B. können durch die Verabreichung von Medikamenten Krankenhausaufenthalte und medizinische Eingriffe provoziert werden. Auch bei den Münchhausen-by-proxy-Formen werden falsche Geschichten über die Ursache der Störung vom Betroffenen in Umlauf gebracht.

Exkurs: Psychiatrisierung des Opferbegriffes?

Opfer zu sein, ist auf den ersten Blick betrachtet wenig positiv oder erstrebenswert. Man kann Opfer einer Gewalttat, eines Unglücks, einer Krankheit etc. sein. Immer befinden sich Opfer in der unterlegenen Position. Auf der anderen Seite erfahren Opfer aber auch oft Zuspruch, Tröstung, Therapie oder materielle Entschädigung. Münchhausen-Patienten präsentieren sich regelhaft als Opfer von Erkrankungen und werden im Rahmen des Gesundheitssystems „versorgt". Die zugrunde liegende maximale Bedürftigkeit der Patienten in diesem Bereich lässt häufig eine reale Traumatisierung vermuten; oft lässt sich diese auch tatsächlich nachweisen. Auch die oft bestehende Komorbidität mit Borderline-Störungen lässt traumatische Zusammenhänge vermuten. Dennoch birgt die konzeptionelle Festschreibung eines bestimmten psychiatrischen Syndroms auf ein zugrunde liegendes Trauma auch große Gefahren, wie die polarisierte Diskussion um „Recovered memory"- und „False-memory"-syndrome eindrücklich zeigt: Die Anhänger der „Recovered-Memory-Theorie" meinen, dass ein Kindheitstrauma (gemeint ist in der Regel sexueller Missbrauch) oft jahre- und jahrzehntelang psychisch „unterdrückt" und „abgespalten" sein kann, ohne dass es den Patienten bewusst ist, einem derartigen Ereignis überhaupt ausgesetzt gewesen zu sein. Erst die aufdeckende Psychotherapie mache das Trauma wieder bewusst und damit therapeutisch zugänglich. Die Symptome, die auf ein Trauma hinweisen, können demnach völlig unspezifisch sein. Die Gefahr bei der Vorgehensweise aber, hinter unspezifischen Symptomen (sexuelle) Traumata zu wittern, ist offenbar: Sexueller Kindesmissbrauch ist in der Öffentlichkeit ein extrem emotionalisiertes Thema und die Gefahr neuer „Hexenjagden" ist groß, wie Beispiele in jüngerer Zeit aus den Medien zeigen. Während den Opfern unser berechtigtes Mitgefühl gilt, so groß ist die öffentliche Wut den Tätern gegenüber. Die Kritik am „Recovered-memory-syndrome" zielt darauf, dass durch speziell ausgerichtete und ausgebildete Traumatherapeuten „Erinnerungen" an Traumata bei Patienten erst induziert werden, die aber real so nie stattgefunden hätten. Ob es überhaupt möglich ist, dass schwere Traumata, auch wenn sie im Kindesalter auftreten, jahrzehntelang „vergessen" werden können, scheint auch angesichts der Ergebnisse der experimentellen Gedächtnisforschung fraglich. Auch ist es ja gerade ein Symptom der sog. „Posttraumatischen Belastungsstörung", dass die Erinnerung an schreckliche Erlebnisse dauernd „vor Augen" steht und ständig erinnert wird, was einen großen Teil des Leidens der Patienten ausmacht. Ist die Erinnerung an ein Trauma erst einmal „induziert", so ergibt sich neben der Feststellung des Opfers immer automatisch die Frage nach den Tätern, die meist in der eigenen Familie „gefunden" werden, was unweigerlich zur weitgehenden Zerrüttung bestehender Familienverhältnisse führt. Tatsächlich lassen sich genügend Beispiele für derartige Zerrüttungen finden, wobei sich die strenge Zuordnung zu einem Trauma nicht aufrecht erhalten ließ. Auch ist es manchmal geradezu erschreckend, wie naiv offensichtlich manche Therapeuten den angeblich „wiedergewonnenen Erinnerungen" ihrer Klienten Glauben schenken: Wenn völlig abstruse „Traumata" (z.B. satanischer Ritualmissbrauch in systematischer und weitverbreiteter Form) bis hin zu pränatalen Erinnerungen für bare Münze genommen werden, wird offensichtlich die Grenze der Seriosität überschritten. Wenn bei Therapeuten ein bestimmtes Konzept „überwertig" wird (z.B. die Bereitschaft, „Opfer" zu diagnostizieren) und bei einem Patienten das drängende Bedürfnis nach therapeutischer Zuwendung besteht, ist immer auch eine „Induktionsgefahr" vorhanden, was im Extremfall bis zur „Induzierten wahnhaften Störung" (folie à deux, vgl. auch das Interaktionsmuster beim „Münchhausen-Syndrom") reichen kann. Auch ist es sehr problematisch, quasi als „Eintrittskarte" für eine oft mit enormer therapeutischer Zuwendung „belohnten" Diagnose (z.B.: „Multiple Persönlichkeitsstörung"), einen (sexuellen) Missbrauch zu fordern und durch die Therapie „wiederzuentdecken". Die weitreichenden psychosozialen Implikationen von Missbrauchserlebnissen z.B. in Form von juristischen Auseinandersetzungen oder auch festen Rollenzuschreibungen lassen sowohl die Bedeutung des „Realitätsprinzips" als auch das Spannungsfeld zur empathischen und voraussetzungslosen Annahme des Patienten in seinem Leiden in der Psychotherapie offenbar werden. ⊂

Literatur:

Arenz D (2000) Diagnostische, forensische und behandlungsethische Aspekte zur Problematik psychotherapieinduzierter sexueller Missbrauchserlebnisse [letter]. Nervenarzt 71:591-592

Eckhardt A (1992) Artifizielle Krankheiten (selbstmanipulierte Krankheiten) – eine Übersicht. Nervenarzt 63:409-415

Freyberger H, Stieglitz, RD (1999) Artifizelle Störungen. In: Berger M (Hrsg) Psychiatrie und Psychotherapie. Urban & Schwarzenberg, München Wien Baltimore

Kapfhammer HP (2000) Artifizielle Störungen und Simulation. In: Möller HJ, Laux G, Kapfhammer HP (Hrsg) Psychiatrie und Psychotherapie. Springer, Berlin Heidelberg New York

Kapfhammer HP, Rothenhäusler HB, Dietrich E, Dobmeier P, Mayer C (1998) Artifizielle Störungen – Zwischen Täuschung und Selbstschädigung. Nervenarzt 69:401-409

Simmich T (1999) Diagnostische, forensische und behandlungsethische Aspekte zur Problematik psychotherapieinduzierter sexueller Missbrauchserlebnisse. Nervenarzt 70:1009-1013

Wackermann E (1966) Münchhausens wunderbare Reisen. Hoffmann und Campe, Hamburg

Othello-Syndrom

Unter dem Othello-Syndrom versteht man eine pathologische, wahnhafte Eifersucht. Othello, der „Mohr von Venedig", ist Figur in Shakespeares (1564–1616) um 1604 entstandenem gleichnamigem Trauerspiel. Er ermordet aus Eifersucht seine Gattin Desdemona, von der er glaubt, sie betrüge ihn mit seinem Leutnant Cassio. Als sich schließlich ihre Unschuld herausstellt, tötet er sich selbst. Der Dichter Max Frisch beschreibt in den „Tagebüchern" das Gefühl der Minderwertigkeit als Schlüssel zur Wahnentwicklung (zit. n. Soyka): „Othello oder der Mohr von Venedig heißt der ganze Titel. Othello ist in erster Linie nicht ein Eifersüchtiger, sondern ein Mohr, also ein Mensch aus verachteter Rasse. Sein persönlicher Erfolg, den er soeben errungen hat, ändert nichts an seinem verwundeten Selbstvertrauen. Man achtet ihn zwar: obschon er ein Mohr ist. Es bleibt das Obschon, das er spürt, es bleibt seine andere Haut. Er leidet an seinem Anderssein; hier wurzelt die Tragödie [..] und so entwickelt sie sich auch. Noch handelt es sich nicht um Eifersucht; aber hinter allem, wie ein Schatten, steht jenes Gefühl von Minderwert. [..] Das allgemeinste Gefühl von Minderwert, das alle kennen, ist die Eifersucht, und der Griff auf beide Tasten, den Shakespeare hier macht, ist ungeheuer. Er deutet das eine mit dem anderen. Das besondere, scheinbar fremde Schicksal eines Mannes, der eine andere Haut oder eine andere Nase hat, wird erlebbar, indem es in einer verwandten Leidenschaft gipfelt, die uns bekannt ist; die Eifersucht wird beispielhaft für die allgemeinere Angst vor dem Minderwert, die Angst vor dem Vergleich, die Angst, dass man das schwarze Schaf sei."

Wann eine Eifersucht beginnt, pathologisch zu werden, ist nicht leicht zu beantworten. Beim Eifersuchtswahn herrscht der unkorrigierbare Glaube vor, vom Partner (sexuell) betrogen zu werden[115]. Oft werden „Beweise" gesucht und in objektiv harmlosen Gegebenheiten vermeintlich gefunden (Haare oder Kleckse auf der Kleidung, Geruch, Fußspuren, Andeutungen etc.). Das Syndrom ist unspezifisch, es kann jedoch beim „alkoholischen Eifersuchtswahn" (chronischer Alkoholismus), im höheren Lebensalter als „seniler Eifersuchtswahn", als sensitiv-paranoide Wahnentwicklung im Rahmen einer „wahnhaften Störung" (ICD-10:F22.0) oder als Einzelsymptom bei einer schizophrenen oder organischen Psychose (Demenz, Epilepsie, Intoxikationen) vorkommen. Als Einzelsyndrom kommt der Eifersuchtswahn empirischen Untersuchungen zufolge wohl nur selten (0,5 % der psychiatrischen Patienten) vor, meist im Rahmen von „endogenen" oder organischen Psychosen. Die Bedeutung des Alkoholismus scheint für das Auftreten des Syndroms insgesamt Literaturangaben nach eher überschätzt zu werden; der „Eifersuchtswahn der Trinker" ist aus diesem Grund aus den modernen Diagnosemanualen verschwunden. Patienten, die an der isolierten Form eines Eifersuchtswahns leiden, sind in der Regel in ihrem normalen Leben funktionstüchtig und weitgehend unauffällig, wobei bestehende Partnerschaften unter der Symptomatik natürlich stark leiden und oft aufgrund der Erkrankung auseinander brechen. Auch die Gefahr vor möglichen gewaltsamen Attacken seitens des erkrankten Partners muss beachtet werden (vgl. das Schicksal Desdemonas). Männer sind häufiger als Frauen betroffen. Auch psychoreaktive Momente, wie z.B. Scham über das Nachlassen der eigenen sexuellen Leistungsfähigkeit, können verstärkend oder auslösend wirken. Einige Charakteristika pathologischer Eifersucht werden in Tab. 1 aufgeführt.

Tab. 1: Klinische Charakteristika krankhafter Eifersucht (n. Soyka):

- Auftreten im Kontext mit einer psychischen Störung (z.B. major depression)
- Wahnhafte Eifersucht
- Weitere psychopathologische Symptome mit Beeinträchtigung von:
  - · Denken und Urteilsvermögen (Wahn, Zwangsgedanken, überwertige Idee)
  - · Affekt (Depression, Trauer, Misstrauen, Anspannung)
  - · Gefühle (Minderwertigkeit, geringes Selbstbewusstsein)
  - · Verhalten („checking": spionieren, kontrollieren, durchsuchen)
  - · Partnerschaft und Ehe (Streit, Ärger, Aggression)

Das Syndrom ist nicht zu verwechseln mit dem Liebeswahn (→ de Clérambault-Syndrom), bei dem sich der Patient von einer (oft hochgestellten) Person geliebt glaubt und auch seinerseits der „geliebten" Person nachstellt. Die Therapie beim Othello-Syndrom ist – wie bei allen Wahnerkrankungen – schwierig. Neuroleptika werden (manchmal halbherzig) empfohlen, des Weiteren Psychotherapie, wenn möglich unter Einschluss des Partners.

Literatur:

Fuchs T (1996) Isolierte Wahnformen und Halluzinosen. In: Förstl H (Hrsg) Lehrbuch der Gerontopsychiatrie. Enke, Stuttgart

Marneros A (1993) Behandlung von Wahnsyndromen. In: Möller HJ (Hrsg) Therapie psychiatrischer Erkrankungen. Enke, Stuttgart

Retterstøl N (1987) Nicht-schizophrene paranoide Entwicklungen und Paranoia. In: Kisker KP, Lauter H, Meyer JE, Müller C, Strömgren E (Hrsg) Psychiatrie der Gegenwart. 3. Aufl. Band 4. Springer, Berlin Heidelberg New York

Soyka M (1995) Das Othello-Syndrom – Eifersucht und Eifersuchtswahn als Symptome psychischer Störungen. Fortschr Neurol Psychiat 63:487-94

Rapunzel-Syndrom (Trichobezoar)

Unter dem „Rapunzel-Syndrom" oder „Trichobezoar" versteht man das Essen der eigenen Haare. Das Syndrom hat seinen Namen von dem gleichnamigen Märchen der Gebrüder Grimm[116]: Ein kinderloses Ehepaar wünscht sich ein Kind. Die Frau wünscht sich „Rapunzeln" (Salatpflanzen), die im Garten der Nachbarin wachsen, die unglücklicherweise eine Hexe ist. Während der gutmütige Ehemann in den Nachbarsgarten steigt, wird er von der Hexe erwischt, die als Lohn für die Rapunzeln das Kind der Eheleute fordert, dessen Geburt sie voraussagt. Dieses Kind nennt sie „Rapunzel" und sperrt es in einen türlosen Turm. Als Leiter für die Hexe dienen Rapunzels lange Haare. Als Rapunzel zur jungen Frau wird, verirrt sich ein Königssohn zum Turm und gelangt auf gleiche Weise zu ihr. Die Hexe kommt den Liebenden auf die Schliche, schneidet Rapunzel die Haare und verbannt sie in die Wüste. Den Prinzen stößt sie vom Turm, woraufhin er erblindet. Nach langen Irrfahrten gerät er in die Wüste, wo Rapunzel mit inzwischen geborenen Zwillingen lebt. Ihre Tränen heilen den Prinzen und es folgt das Happy End.

Der Name „Rapunzel-Syndrom" ist für die zu beschreibende Symptomatik schlecht gewählt, denn nichts im Märchen deutet darauf hin, dass Rapunzel etwa trichophagische Neigungen entwickelt habe. Unter dem „Rapunzel-Syndrom" leiden der einschlägigen Literatur zufolge ca. eins von 2000 Mädchen oder jungen Frauen. Die Symptomatik bleibt meist zunächst unerkannt, da die verschluckten Haare initial keine Beschwerden verursachen. Erst wenn gastrointestinale Schmerzen auftreten und die Mädchen an Gewicht abnehmen, wird durch Angehörige oder andere Bezugspersonen in der Regel ärztliche Hilfe gesucht. Es gibt Fallberichte, wonach die Mägen und Teile der Dünndärme der Mädchen vollständig von Trichobezoaren ausgefüllt waren. Bei solch enormer Größe können sogar endoskopische Entfernungsversuche fehlschlagen und es bleibt nur die chirurgische Entfernung. Unter der Bezeichnung „Trichobezoar" (arabisch) versteht man dichte und unverdauliche Haarknäuel, die über zwei Kilogramm schwer werden können. Das Syndrom findet sich bei unterschiedlichen psychischen Störungen, wie etwa Depressionen, Anorexie, Intelligenzstörungen, Persönlichkeitsstörungen oder Psychosen aus dem schizophrenen Formenkreis. Kurz eingegangen werden soll in diesem Zusammenhang noch auf verwandte Begriffe: Impulshaftes Haareausreißen wird „Trichotillomanie" genannt, in der ICD-10 unter F63.3 kodiert und verweist aufgrund seines Suffixes auf die alte französische Monomanielehre. „Pica" bedeutet orale Gelüste nach normalerweise ungenießbaren Gegenständen oder Dingen (vgl. → Klüver-Bucy-Syndrom).

Literatur:

Ärzte Zeitung, 07.12.1999: Rapunzel Syndrom – Wer die eigenen Haare isst, spricht fast nie darüber

Grimm J, Grimm W (1987) Rapunzel. In: Strich C (Hrsg) Das große Märchenbuch. Diogenes, Zürich

Kaspar A, Deeg KH, Schmidt K, Meister R (1999) Das Rapunzel-Syndrom, eine ungewöhnliche Form intestinaler Trichobezoare. Klin Paediatr 211:420-422

Schulte-Markwort M, Bachmann M, Riedesser P (2000) Trichobezoar bei einem 16-jährigen Mädchen. Nervenarzt 71:584-587

Dr. Strangelove-Syndrom (Alien hand syndrome, Anarchic hand sign)

Manche Menschen sind aufgrund einer fehlenden Kontrolle über ihre Gliedmaßen gequält. Etwa 40 Fälle in der Literatur beschreiben Zustände, in denen sich Gliedmaßen, meist die Hand, „selbständig“ machen. So wird ein Patient beschrieben, dessen Hand immer wieder nachts versucht, ihn zu erwürgen. Oder: Eine Frau nascht im Restaurant zu ihrem eigenen Entsetzen Fischgräten vom Nachbarteller und was die eine Hand eines anderen Patienten gerade als Fernsehprogramm auf der Fernbedienung gewählt hat, macht die andere postwendend rückgängig. Sogar unwillkürliche Masturbationen älterer Männer sollen gelegentlich auf das Dr. Strangelove-Syndrom zurückzuführen sein. Einige Patienten verstecken ihre Hand aus Furcht vor öffentlichen Peinlichkeiten auf dem Rücken, versuchen sie zu beschwören oder schlagen und beschimpfen sie sogar. Nachdem man das Syndrom wohl zunächst vorrangig als psychogene Störung angesehen hatte, mehren sich in den letzten Jahren Fallberichte, die cerebrale Durchblutungsstörungen und Hirninfarkte für die Symptomatik verantwortlich machen. Komplexe Handlungen, die der „anarchische“ Arm vollführt, können dabei aber nicht ohne aktivierte motorische Bewegungsmuster ablaufen, wenn man nicht gar das „Unbewusste“ ins Spiel bringen möchte. Hirninfarkte wurden bei Dr. Strangelove-Syndrom-Patienten v.a. rechtshemisphärisch und in der interhemisphärischen Verbindung des Corpus callosum gefunden. Aber auch fokale epileptische Anfälle, transitorische ischämische Attacken, → Creutzfeld-Jakob-Krankheit, Tumore, → Gilles-de-la-Tourette-Syndrom oder Chorea können „anarchische Gliedmaßen“ hervorrufen. Auch können Zwangsimpulse bei psychiatrischen Störungen ähnliche Symptome erzeugen.

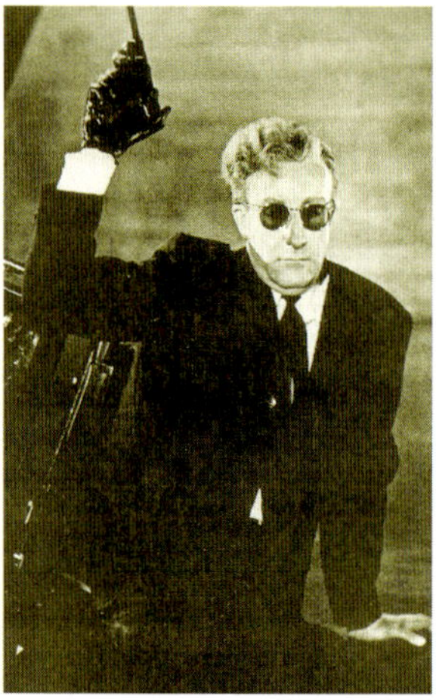

Das Syndrom verdankt seinen Namen der genialen Darstellung des Nazi-Wissenschaftles Dr. Strangelove durch Peter Sellers (1925–1980) in Stanley Kubricks Film: „Dr. Strangelove or How I Learned to Stop Worrying and Love the Bomb“ (Dr. Seltsam oder wie ich lernte, die Bombe zu lieben) aus dem Jahr 1963. Während der Kommandant eines US-Luftwaffenstützpunktes mental durchdreht und mit Wasserstoffbomben bewaffnete Flugzeuge gegen die Sowjetunion in Marsch setzt, befindet sich der deutsche Wissenschaftler in amerikanischen Diensten, Dr. Strangelove, im atomsicheren Bunker und versucht dem Pentagon makabere Überlebens- und Herrenmenschen-Theorien nahe zu bringen. Dabei reckt sich immer wieder sein Arm unwillkürlich zum Hitlergruß und muss mit dem anderen Arm unter Kontrolle gebracht werden. Der Regisseur Stanley Kubrick wurde am 26.07.1928 in New York geboren und starb am 07.03.1999. Er drehte u.a. „Klassiker“ wie „Wege zum Ruhm“ (1957), „Spartakus“ (1959/60) „Lolita“ (1962), „2001: Odyssee im Weltraum“ (1965), „Uhrwerk Orange“ (1970), „Shining“ (1980), „Full Metal Jacket“ (1987), „Eyes Wide Shut“ (1999).

Lange vor Kubricks genialem Film war es jedoch bereits zu einer literarischen Beschreibung des (wohl 1909 in Deutschland zuerst beobachteten) Syndroms durch Alfred Döblin in seiner Erzählung „Die Ermordung einer Butterblume" (1903/10) gekommen. Der Protagonist der Prosa, „Michael Fischer", zerstört während eines Spazierganges im Wald am Wegesrand wachsendes Unkraut aus Ärger darüber, mit seinem Spazierstock hängen geblieben zu sein. Dabei lässt auch eine Butterblume – wie im Titel angedeutet – ihr Leben. Dieser „Mord" wird jedoch gesühnt: Die Glieder proben den Aufstand gegen den „Chef". So werden seine Körperteile als autonom beschrieben: „Inzwischen gingen seine Füße weiter. Die Füße begannen ihn zu grimmen. Auch sie wollten sich zum Herrn aufwerfen; ihn empörte ihr eigenwilliges Vorwärtsdringen. Diese Pferdchen wollte er bald kirren. Sie sollten es spüren. Ein scharfer Stich in die Flanken würde sie schon zähmen. Sie trugen ihn immer weiter fort. [..] Halt, halt! schrie er den Füßen zu." Die Geschichte des Protagonisten ist die Geschichte einer Dissoziation (Konversion). Auch an diese Möglichkeit der Syndromgenese muss bei konkreten Fällen einschließlich der damit verbundenen psychodynamischen Interpretationsmöglichkeiten mit gedacht werden.

Literatur:

Baynes K, Tramo MJ, Reeves AG, Gazzaniga MS (1997) Isolation of a right hemisphere cognitive system in a patient with anarchic (alien) hand sign. Neuropsychologia 35:1159-1173

Döblin A (1984) Die Ermordung einer Butterblume. In: Otten K (Hrsg) Ahnung und Aufbruch. Expressionistische Prosa. Luchterhand, Darmstadt Neuwied

Generalanzeiger Bonn: Wenn die eine Hand nicht weiß, was die andere tut. 09.09.2000

Hai BG, Odderson IR (2000) Involuntary masturbation as a manifestation of stroke-related alien hand syndrome. Am J Phys Med Rehabil 79:395-398

Lexikon des internationalen Films 1999/2000. Systhema, München

Reaney P (2000) Brain Injury Gives Hand a Mind of Ist Own. http://homepage.smc.edu

Walking Zombie Syndrome

Transkulturell findet sich weit verbreitet der Glaube an ruhelos umherirrende „Untote“ (vgl. → Ahasver-Syndrom). So soll beispielsweise ein (niassischer) Glaube existieren, dass Suizidanten – ruhelos umherirrend und Unheil stiftend – sich am Ort der Tat aufhalten. Im karibischen Raum lebendig ist der Glaube an die sog. „Zombies“, die in jüngerer Zeit vor allem westliche Cineasten erschauern lassen: Ein Opfer wird durch eine Droge (kontrovers diskutiert wird die Ansicht, das Nervengift Tetrodotoxin im sog. „Zombie powder“ könne für die todesähnliche Starre der Opfer verantwortlich sein) oder durch besondere Rituale in einen todesähnlichen Zustand versetzt, möglicherweise sogar begraben und später exhumiert, um als seelenloser „Untoter“ als Handlanger und Werkzeug zu funktionieren. Es finden sich Berichte, wonach „Zombies“ vermehrt als Plantagenarbeiter herangezogen worden sein sollen. Aufsehen erregte 1981 der Fall des angeblich ins Leben zurückgekehrten Clairvus Narcisse, der nach 18-jähriger Abwesenheit – er war nach seinem angeblichen „Tod“ im Jahre 1962 von seiner Familie begraben worden – in sein Heimatdorf zurückkehrte und behauptete, verkauft und in die Sklaverei verschleppt worden zu sein. „Lebende Tote“ unter dem Begriff des „Zombie“ fanden 1979 durch Sexton unter dem Begriff des „Walking Zombie Syndrome In Depressive Disorders“ Eingang in die psychiatrische Literatur. Hiermit ist eine depressiv gefärbte Symptomatik durch eine vorausgegangene hypnotische Suggestion des eigenen Todes gemeint. Die Abbildungen entstammen aus dem legendären Film von Jacques Tourneur (1943) „I walked with a Zombie“.

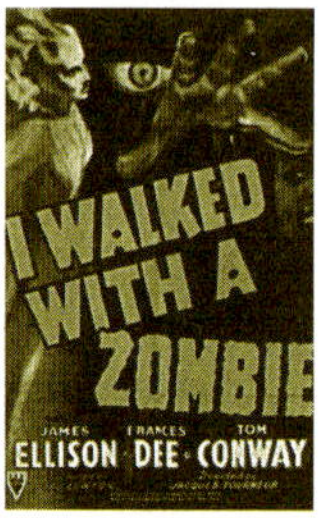

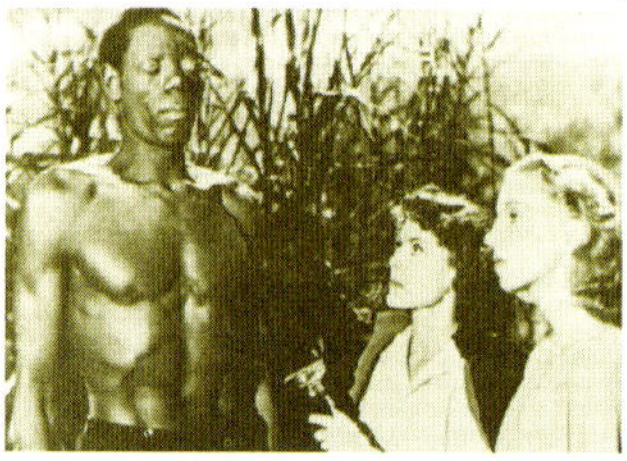

Im deutschsprachigen Raum findet sich der Aberglaube an „lebende Tote“, wie dies im Mythos des „Wiedergängers“ und seiner gefährlicheren Variante, dem sog. „Nachzehrer“ deutlich wird: Ein Wiedergänger ist in der Regel ein Verstorbener, dem als Strafe für Sünden oder Verfehlungen zu Lebzeiten die ewige Ruhe noch nicht vergönnt ist und der eine „Bußzeit im Intermediär-Reich“ ableisten muss. Besonders gefährdet waren Verbrecher, Selbstmörder und „unüblich“ begrabene Tote. In England soll es beispielsweise bis ins 19. Jahrhundert gelegentlich vorgekommen sein, Selbstmörder unter Straßenkreuzungen zu begraben, um die Seele des Toten zu verwirren und an Heimsuchungen zu hindern. „In England fand die letzte beurkundete Degradierung des Leichnams eines Selbstmörders im Jahre 1823 statt; ein Mann namens Griffiths wurde damals an der Kreuzung von Grosvenor Place und King's Road in Chelsea verscharrt.“ Selbst die Pfählung von Selbstmördern scheint betrieben worden zu sein, wobei diese damit in die Riege der zu bannenden „Untoten“ wie z.B. der gefürchteten Vampire aufgenommen wurden. Bestand Verdacht auf mögliches Wiedergängertum und etwaiger ewiger Verdammung, half oftmals nur die „Bannung“: 1720 wird von einer Leichenverstümmelung in Schlesien berichtet und die Pfählung von Leichen als Abwehr war bis ins 18. Jahrhundert ein probates Mittel gegen Wiedergänger und „Nachzehrer“, wobei von letzteren geglaubt wurde, sie zögen Angehörige oder andere Menschen mit sich in den Tod. Zu dieser Gattung gehörten auch die sog. „Neuntöter“, missgebildete Kinder, mit Zähnen oder einer doppelten Zahnreihe geboren, die nach dem eigenen Tod ihre neun nächsten Angehörigen mit sich zögen. Im weiteren Sinne verwandt, können auch Vampir- und Werwolfglaube angeführt werden. Auch die Sage vom „Golem", einem willfährigen und seelenlosen Homunculus aus Lehm, dem der berühmte Rabbi Löw (ca.1520–1609) in Prag einst Leben eingehaucht haben soll und dessen auf kabbalistischer Vorstellung beruhendes Motiv durch Meyrink zu literarischer Berühmtheit gelangte, soll an dieser Stelle nur kurze Erwähnung finden.

Aber auch innerhalb der transkulturellen Psychiatrie sind eine Reihe von Syndromen auf der Grenze zwischen Leben und Tod beschrieben, deren Mehrzahl man mit Hilfe moderner operationalisierter Klassifikationssysteme unter „Dissoziative Störungen" fassen könnte. In der lateinamerikanischen Form des Susto („Schreckkrankheit") beispielsweise führt der Schreck oder der Tod eines nahen Angehörigen angeblich zum „Seelenverlust" und der Betroffene bleibt lediglich körperlich anwesend zurück, ähnlich wie dies in der schamanistischen Tradition der Inuits von „Außer-sich-sein" und „Seelenverlust" in psychophysischen Ausnahmesituationen beschrieben wird. Auf der anderen Seite kann der suggestive Zustand eines „lebendigen Todes" auch zur Abwehr eigener Todesängste dienen: Pfeiffer schreibt beispielsweise zur Geschichte des Amok-Syndroms, dass der vorderindische Begriff des „amuco" dem Tod geweihte Krieger bezeichnete, die sich selbst schon unter die Toten rechneten und erst dadurch ihre Todesverachtung bezogen.

Es sind aber nicht nur ethnologisch-transkulturelle oder historische Kuriositäten, die hier angeführt werden sollen, sondern es finden sich in den letzten Jahren immer wieder seriöse Berichte über die Möglichkeit hypnotischer Suggestionen, z.B. während chirurgischer Eingriffe unter Vollnarkose. Bezüglich des von Sexton geprägten „Walking Zombie Syndrome" spielt hier die Frage eine Rolle, ob beispielsweise abwertende oder pessimistische Äußerungen von Chirurgen über die Erfolgsaussichten der Operation eine negative suggestive Wirkung bis zum Gefühl des eigenen Todes auf den Patienten ausüben können. Auf der anderen Seite wurde über laufende Forschungsarbeiten berichtet, welche die Wirkungen positiver Suggestionen wie Musik während Operationen untersuchen sollen.

Literatur:

Bächtold-Stäubli, H. (Hrsg, 1927) Handwörterbuch des deutschen Aberglaubens. de Gruyter, Berlin

Booth W (1988) Voodoo Science. Science 240:274-77

Freud S (1947) Das Unheimliche. In: Freud, S.: Gesammelte Werke, Bd.12. Imago, London

Pfeiffer WM (1994) Transkulturelle Psychiatrie. Thieme, Stuttgart

Sexton RO, Maddock, RC (1979) The Walking Zombie Syndrome In Depressive Disorders. J Tenn Med Ass 12:886-9

Werther-Effekt

Unter dem „Werther-Effekt" wird in der psychiatrischen Terminologie der Suizid durch „Nachahmung" („Lernen am Modell") verstanden. In der psychiatrischen Literatur findet sich der Begriff wohl zuerst bei Phillips (1974). Die Begriffsbildung bezieht sich auf eine überlieferte erhöhte Suizidrate nach dem Erscheinen von Goethes Buch: „Die Leiden des jungen Werther" (1774, 2. Fassung 1787), ohne dass es hierzu allerdings eine exakte Statistik gibt. Werther wird im Roman als ein schwärmerischer junger Mann dargestellt, der sich unsterblich in „Lotte" verliebt, die jedoch mit dem Rivalen „Albert" liiert ist. Werthers unglückliche Liebe zu Lotte endet tragisch mit seinem Suizid. Werther ist emotional ansprechbar, begeisterungsfähig, „romantisch", rebellisch, ungestüm, künstlerisch ambitioniert, aber letztlich auch ein künstlerischer Dilettant. Werthers „impressionistischer Kognitionsstil" könnte im psychiatrischen Jargon auch als „histrionische Akzentuierung" umschrieben werden. Demgegenüber wird „Albert" als eher bodenständig und „Sicherheit gebend" beschrieben. Vorbild für Goethes Roman war u.a. seine eigene unglückliche Liebe zu Charlotte Buff in Wetzlar. Goethe selbst charakterisierte seinen Roman wie folgt: „Ich stelle einen jungen Menschen dar, der mit einer tiefen, reinen Empfindung begabt, sich in schwärmende Träume verliert, sich durch Spekulation untergräbt, bis er zuletzt, durch dazutretende unglückliche Leidenschaften, besonders eine endlose Liebe zerrüttet, sich eine Kugel vor den Kopf schießt." Neben autobiographischen Zügen ist aber auch Karl Wilhelm Jerusalem

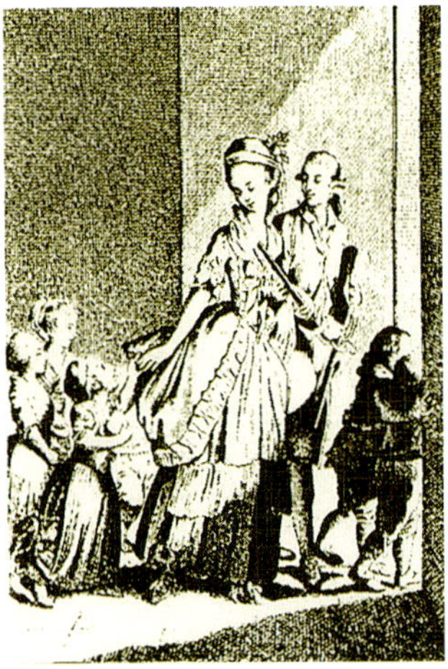

(1747–1772), ein flüchtiger Bekannter Goethes aus Leipziger Studienzeiten, Vorbild für die Figur des Werther. Jerusalem, Sohn eines bekannten Theologen und Hofpredigers, war Beschreibungen zufolge ein hypochondrisch-zwanghafter junger Mann, der nach seinem Jurastudium in Leipzig in seiner beruflichen Laufbahn als Sekretär durch Auseinandersetzungen mit seinem Vorgesetzten schwere Kränkungen erlitt. Darüber hinaus war er wohl auch dem Spott der Gesellschaft ausgesetzt. Als dann auch noch seine Liebe zu einer Frau eines Kollegen unerwidert blieb und sich die Geschichte im kleinstädtischen Wetzlar verbreitete, erschoss sich Jerusalem am 30. 10. 1772.

Johann Wolfgang von Goethes Buch „Die Leiden des jungen Werther" löste nach seinem Erscheinen unter Jugendlichen wahrscheinlich zunächst vermehrte Suizide aus. Ob man, wie mancherorts beschrieben, von einer „Suizid-Welle" sprechen kann, erscheint fraglich. Auf jeden Fall aber löste der Werther-Roman eine intensive gesellschaftliche Diskussion aus, in der die Themen „Suizid" und dessen „Ansteckungsgefahr" im Mittelpunkt standen. Der sensible, schwärmerische und letztlich scheiternde Werther traf offensichtlich den Nerv einer Generation. Die unter der Jugend schließlich sehr populäre sog. „Werthertracht" bestand aus einer gelben Weste, blauem Rock mit Messingknöpfen, Lederhose, Stulpenstiefel und das ungepuderte Haar wurde im Nacken getragen. Auch wurde bereits 1790 vom „Wertherfieber" gesprochen.

Diese schon früh beobachtete „Ansteckungsgefahr" bei Suiziden wird heute im Sinne eines Nachahmungs-Effekt nach reißerisch aufgemachten Pressemeldungen über spektakuläre Selbsttötungen beobachtet. Voraussetzung scheint allerdings eine bereits bestehende „präsuizidale Verfassung" des Betroffenen zu sein (Tab. 1).

Tab.1: Präsuizidales Syndrom nach Ringel (zit. n. Wedler et al.)

1. zunehmende Einengung

   a) situative Einengung
   b) dynamische Einengung (einseitige Ausrichtung von Apperzeption, Assoziationen, Verhaltensmustern und Abwehrmechanismen)
   c) Einengung der zwischenmenschlichen Beziehungen
   d) Einengung der Wertwelt

2. Aggressionsstauung und Aggressionsumkehr (Fehlende Aggressionsabfuhr und Wendung der Aggression gegen die eigene Person)

3. Suizidphantasien

   a) aktiv intendiert (1. Stufe)
   b) passiv sich aufdrängend (2. Stufe)

Wiener Wissenschaftler haben herausgefunden, dass die Gefahr von Imitationshandlungen um so größer wird, wenn Zeitungen (z.B. über einen Suizid) auf der Titelseite berichten, Fotos vom Selbstmörder gedruckt werden und der Suizid mysteriös oder romantisierend dargestellt wird. Die Wiener Verkehrsbetriebe meldeten im Übrigen eine Halbierung der Todesfälle durch „U-Bahn-Surfen", nachdem darüber nicht mehr in den Medien berichtet wurde. Auch die Münchner Verkehrsbetriebe erwarten durch entsprechendes Vorgehen eine drastische Verringerung der Zahl der „U-Bahn-Springer". Es besteht bereits vielerorts die stille Übereinkunft, nicht mehr über Suizide an besonders „geeigneten" Orten in der Presse zu berichten, um einen „Selbstmordtourismus" gar nicht erst entstehen zu lassen. Die Anziehungskraft suizidtauglicher Gegebenheiten ist bei entsprechend disponierten Personen nachweislich hoch. Auch eine Häufung von Suiziden bei jungen Frauen nach Lady Di's Tod 1997 in England und Wales wird auf den „Werther-Effekt" zurückgeführt. Dass dieser Effekt auch bei fiktiven Suiziden nachweisbar ist, scheint eine Suizidhäufung nach der Fernsehserie „Tod eines Schülers" 1981 und 1982 zu belegen. In dem Fernsehdrama warf sich ein Neunzehnjähriger vor den Zug. Nach der Sendung stiegen die Suizide von Fünfzehn- bis Neunzehnjährigen mit gleicher Methode um 170 %. Auch haben suizidale Handlungen im näheren Umfeld von Jugendlichen oft induzierende Auswirkungen. Besonders gefährdend sind Suizide von Familienmitgliedern, engen Freunden und Verwandten sowie von Idolen der Jugendkultur wie Musikern und Schauspielern. Als gefährlich wird auch ein „Todeskult" in der philosophisch-belletristischen Literatur (z.B. Jean Amery: „Hand an sich legen"), sektenartigen Bewegungen oder neuerdings auch im Internet mit detaillierten Suizidanweisungen angesehen.

Literatur:

Alvarez A (1980) Der grausame Gott. Eine Studie über den Selbstmord. Fischer, Frankfurt am Main

Améry J (1979) Hand an sich legen. Diskurs über den Freitod. Klett-Cotta, Stuttgart

Bogdanoff DM (1989) Die Selbstmord-Epidemie in Sowjet-Russland. In: Willemsen R (Hrsg) Der Selbstmord in Berichten, Briefen, Manifesten, Dokumenten und literarischen Texten. Dtv, München

Bronisch T (2000) Suizidalität. In: Möller HJ, Laux G, Kapfhammer HP (Hrsg) Psychiatrie und Psychotherapie. Springer, Berlin Heidelberg New York

Durkheim E (1983) Der Selbstmord. Suhrkamp, Frankfurt am Main

Glaser H, Lehmann J, Lubos A (1984) Wege der deutschen Literatur. Ullstein, Frankfurt am Main Berlin Wien

Goethe JW (1983) Die Leiden des jungen Werther. Dtv, München

Leonhard K (1965) Psychologische Entwicklung zum Selbstmord. In: Zwingmann C (Hrsg) Selbstvernichtung. Akademische Verlagsgesellschaft, Frankfurt am Main

Steinberg H (1999) Der „Werther-Effekt". Psychiat Prax 26:37-42

Wedler H, Reimer C, Wolfersdorf M (1995) Suizidalität. In: Faust F (Hrsg) Psychiatrie. Gustav Fischer, Stuttgart Jena New York

Wolfersdorf M (1995) Suizidalität – Begriffsbestimmung und Entwicklungsmodelle suizidalen Verhaltens. In: Wolfersdorf M, Kaschka P (Hrsg) Suizidalität. Springer, Berlin Heidelberg New York

Wolfersdorf M (1999) Suizidalität. In: Berger M (Hrsg) Psychiatrie und Psychotherapie. Urban & Schwarzenberg, München Wien Baltimore

Anmerkungen

1 Vgl. auch die Symptomatik und die Beschreibung des „Alice im Wunderland-Syndroms".

2 Spätere Therapeuten hätten diesbezüglich wahrscheinlich von „Widerstand" und primärem und sekundärem „Krankheitsgewinn" gesprochen.

3 Armand-Marie-Jaques de Chastenet, Marquis de Puységur (1751–1825) gilt als der Entdecker des „magnetischen Schlafes", der Hypnose als Therapieverfahren, die er öffentlich und kollektiv unter der Dorfulme von Buzancy (vgl. „Der Zauberbaum" von Sloterdijk) an seinen Untergebenen und Bauern der Region ausprobierte.

4 Ironischerweise ist man heute der Auffassung, dass Mesmer aufgrund suggestiv-psychotherapeutischer Methoden heilte, ohne es zu wissen.

5 Carl Gustav Carus (1789–1869) war u.a. Leibarzt des sächsischen Königs und Freund Goethes. Er begründete 1846 in seinem Werk „Psyche" eine Seelenlehre des Unbewussten.

6 William Cullen (1710–1790), Professor der Medizin in Glasgow mit Chemie als einem Schwerpunkt. In den Beschreibungen seiner Theorie lassen sich bereits Anklänge an den „Brownianismus" finden. Krankheitsvorgänge basieren danach auf gesteigertem oder vermindertem Tonus des Nervensystems, das von einem „Fluidum" (vgl. Mesmer) erfüllt ist. Er gilt als Erfinder des Begriffes „Neurose" (1777), worunter zunächst alle Krankheiten des Nervensystems ohne nachweisbare Ursache verstanden wurden.

7 Galen (129–ca. 200 n.Chr.): Neben der Philosophie der Stoa war Galen wesentlich von den hippokratischen Gedanken und der „Lehre von den vier Säften" beeinflusst. Gesundheit bedeutete ein ausgewogenes Verhältnis der vier Säfte (gelbe Galle, schwarze Galle, Blut, Schleim). Dyskrasie hingegen bedeutete Unausgewogenheit und Krankheitsursache. Melancholie bedeutete ein Übermaß an schwarzer Galle. Begierde, Gemüt und Ratio wurden in Leber, Herz und Gehirn lokalisiert.

8 Als Erfinder des „Tranquilizers" gilt Benjamin Rush (1745–1813). Geboren in Byberry (Philadelphia), Studium bei William Cullen (1710–1790) in Edinburgh, später Professor für Chemie und Medizin in Philadelphia. Er gilt als der Begründer der amerikanischen Psychiatrie und war ein Anhänger des Brownianismus.

9 Johann Christian August Heinroth (1773–1843). Ab 1811 in Leipzig erster Lehrstuhl für psychische Therapie. Gilt als Begründer der Psychiatrie als eigener wissenschaftlicher Disziplin. Neben Karl Wilhelm Ideler (1795–1860) der bedeutendste „Psychiker", der sich vehement gegen eine reine Somatogenese des Irrsinns wehrte. In seiner „Anweisung für angehende Irrenärzte zu richtiger Behandlung ihrer Kranken" (1825) sieht er die Leidenschaften als eine wesentliche Ursache von Geistesstörungen an: „Je leidenschaftlicher der Mensch, desto befangener und unklarer der Blick [...] Der Wahnsinn nämlich entsteht, wenn das vom Gegenstande seiner Leidenschaft entzündete

Gemüth, welches einzig und allein in diesem Gegenstande lebt, durch plötzliche Entziehung des schon errungenen oder des heiß ersehnten Gutes dergestalt aus sich herausgerissen wird, dass ihm, statt der wirklichen Welt, nur die Bilder des zerrissenen Glücks in Traum und Täuschung, kurz, im Wahne, sinnlich vorschweben, so, dass das Leben eines solchen Unglücklichen ein Träumen im Wachen ist". Bekannt geworden ist vor allem der Heinrothsche Begriff der (religiösen) Schuld, der dem Wahnsinn als Ausdruck (psychischer) Unfreiheit als Ursache zugrunde liege. „[Die Kranken] sind Menschenpflanzen, die [dem Arzt] anvertraut sind, Aussaat für eine Ewigkeit, um deren Anwartschaft sich die Unglücklichen leider durch verkehrtes Treiben gebracht haben." Ellenberger betont jedoch die Modernität des romantischen Arztes, würde man den Begriff der „Sünde" gegen „Schuldgefühl" eintauschen. Geisteskrankheit wird bei Heinroth als ein Verlust an Freiheit betrachtet, eine Folge von „Ichsucht" und Leidenschaft. Auch der Wahn sei, obwohl Störung des Intellektes, Folge von Leidenschaft.

10 Ein interessantes Kapitel der Psychiatriegeschichte ist die sog. „romantische Psychiatrie" des 19. Jahrhunderts, wobei sich die sog. „Psychiker" und „Somatiker" konzeptionell relativ konträr gegenüberstanden. Die „Psychiker" nahmen an, dass psychische Krankheiten primär Störungen der Seele seien, die durch Leidenschaften und auch durch moralische Verfehlungen erkranken könne, während körperliche Alterationen nur sekundär aufträten. Bedeutende Vertreter waren u.a. Heinroth (1773–1843) und Ideler (1795–1860). Die „Somatiker" postulierten hingegen, psychische Krankheiten seien primär Folge körperlicher Erkrankungen (nach Jacobi hauptsächlich des abdominalen Gangliensystems), auch wenn diese im einzelnen (noch) nicht nachgewiesen seien. Die Seele selbst – da von Gott stammend – könne nicht erkranken. Bedeutende Vertreter waren u.a. Nasse (1778–1851) und Jacobi (1775–1858).

11 Als Synonym für „Vitalismus". Letzter Begriff geht auf den Hallenser Medizinprofessor und Philosophen Johann Christian Reil (1759–1813) zurück, dem auch der Begriff „Psychiat(e)rie" zugeschrieben wird. Reil schrieb 1803 ein berühmtes Buch: „Rhapsodien über die Anwendung der psychischen Curmethode auf Geisteszerrüttungen".

12 In einem anderen Zusammenhang findet sich auch gelegentlich z.B. bei Krebserkrankungen eine Überbetonung der eigenen moralischen Verantwortlichkeit. So bewundernswert z.B. die individuelle Kampfbereitschaft gegen die Erkrankung bei einzelnen Personen sein kann (z.B. bei dem dreimaligen Tour de France-Gewinner Lance Armstrong), so unsinnig ist die unterschwellige Botschaft, die sich mit einer populistischen und verklärten Heldendarstellung mischt, dass nämlich der Verlauf der Erkrankung hauptsächlich vom Willen abhängig sei. Die Opfer werden dabei indirekt zu (moralischen) Versagern erklärt.

13 Die Seele und seelische Funktionen wurden schon seit der Antike (von einigen Autoren) ins Gehirn lokalisiert. Doch wird im Allgemeinen erst Wilhelm Griesinger (1817–1868) bezüglich pathologischer psychischer Funktionen die vermeintliche Neuigkeit mit dem (verkürzten) Fazit seiner Lehre: „Geisteskrankheiten sind Gehirnkrankheiten" zugeschrieben.

14 Das Angenehme dieser Welt hab ich genossen,/Die Jugendstunden sind, wie lang! Wie lang! verflossen,/April und Mai und Julius sind ferne,/Ich bin nichts mehr, ich lebe nicht mehr gerne!

15 Symbol Sb (Stibium, zur Stickstoffgruppe gehörendes, -3-, 3- u. 5-wertiges unedles Metall; bis zu 20-fache Anreicherung in der Leber und bis zu 200-fach in der Schilddrüse. Verwendet wird Antimon heute noch begrenzt als Legierungsbestandteil; 5-wertige Antimonverbindungen wie Natrium-Stibogluconat und Meglumin-Antimonat werden bei Leishmaniasen (z.B. Kala-Azar) eingesetzt. 3-wertige Antimonverbindungen werden wegen ihrer Toxizität therapeutisch (z.B. bei Schistosomiasis) nicht mehr verwendet.

16 Carl Wilhelm Pelman (1838–1916) war Psychiater in Siegburg, Görlitz, Stephansfeld, Grafenberg und Bonn, dort als erster ordentlicher Professor der Universität. Noch heute findet sich gelegentlich in Bonn der Ausspruch: „Pass op, sons küss de bei de Pelman!" Sehr lesenswert sind seine Memoiren: „Erinnerungen eines alten Irrenarztes" (1912).

17 John Conolly (1794–1866), englischer Arzt, führte in Hanwell die Abschaffung der mechanischen Zwangsmittel in der Therapie der Geistesstörungen durch und war eigentlicher Schöpfer der später populären und segensreichen „Non-restraint-Bewegung". Anlass zur Reform der inneren Humanisierung war jedoch die öffentliche Meinung in der Umgebung der Anstalt, die von den desolaten Zuständen in der Anstalt entsetzt war.

18 Der symbolträchtige Akt der „Befreiung von den Ketten" ist sicherlich nicht allein Pinel zu verdanken. Neben dem Einfluss des Pflegepersonals, über den häufig spekuliert wird, spielten wohl auch besonders die gesellschaftlichen Umwälzungen und ein für die Änderung günstiges politisches Klima eine entscheidende Rolle. Die Szene ist in einigen Gemälden festgehalten worden, u.a. von Charles Muller um 1840–1850.

19 Charcot erkannte darüber hinaus aber auch Traumata auf psychologischer Grundlage an, die zu hysterischen Symptomen führen können.

20 V.a. in der zweiten Hälfte des 19. Jahrhunderts die z.T. dominierende Theorie, die in abgewandelten Formen bis heute eine Rolle spielt. Die verschiedenen Manifestationen psychischer Erkrankung werden dabei nicht als Krankheitseinheiten, sondern als aufeinander folgende Krankheitsstadien innerhalb einer einzigen Erkrankung aufgefasst.

21 Auf Edme Félix Alfred Vulpian (1826–1887) bezieht sich das Eponym des „Vulpian-Bernhardt-Syndroms", der scapulo-humerale Typ der Spinalen Muskelatrophie.

22 Nach Pierre Paul Broca (1824–1880) wurde das „Broca-Sprachzentrum" und die „Broca-Aphasie" – als Synonym für die motorische Aphasie – benannt.

23 Joseph Mason Cox (1762–1822) war englischer Irrenarzt, der die mechanische Schwingmaschine zur Beruhigung unruhiger Patienten erfand.

24 Die Idee der „Einheitspsychose" besagt, dass es sich bei psychischen Erkrankungen weniger um Krankheitseinheiten handelt, sondern um eine Ab-

folge von bestimmten Stadien eines einheitlichen Krankheitsgeschehens. Vertreter neben Neumann waren u.a. Ernst Albert Zeller (1804–1877), Joseph Guislain (1797–1860), Wilhelm Griesinger (1817–1868).

25 Carl Westphal (1833–1890) war Assistent an der Charité in Berlin unter Horn, Ideler und Griesinger, dessen Nachfolger er wurde. Er war der Vater von Alexander Westphal (1863–1941), Professor an den Universitäten Greifswald und Bonn.

26 Theodor Meynert (1833–1892), seit 1870 Direktor der Psychiatrischen Klinik in Wien. Hirnpathologe und extrem hirnlokalisatorisch ausgerichtet. Betrachtete die Geisteserkrankungen i.W. als Störungen des Frontalhirns. Seine Lehre wurde von Jaspers ironisch als „Hirnmythologie" bezeichnet.

27 Unter „Transitivismus" versteht man die Überzeugung von psychisch Kranken, nicht sie selbst, sondern die anderen seien krank.

28 „Sejunktion" (psychologisch) ist die fehlende oder verminderte Fähigkeit, Bewusstseinsinhalte miteinander zu verbinden. Es kommt zu einer Assoziationslösung bis hin zum individuellen Zerfall.

29 Karl Heilbronner (1869–1914) war Schüler Wernickes und später ordentlicher Professor für Psychiatrie in Utrecht. Das sog. „Heilbronnersche Zeichen" ist eine Verbreiterung der Oberschenkelmuskulatur eines auf einer harten Unterlage liegenden Patienten mit progressiver Paralyse. Das Zeichen fehlt bei psychogenen Bewegungsstörungen.

30 Der von Wernicke konstatierte „gutartige" Verlauf von u.a. Angst- und Motilitätspsychosen wird von seinem Schüler Karl Kleist (1879–1960) und später von Karl Leonhard (1904–1988) weiter erforscht und die Krankheitserscheinungen dann unter die „zykloiden Psychosen" gezählt.

31 Das Leigh-Syndrom ist eine erbliche subakute nekrotisierende Enzephalomyelopathie mit Erkrankungsbeginn in den ersten Lebensjahren und infauster Prognose.

32 Ludwig Daniel Christian Snell (1817–1892) schaffte anlässlich eines Vortrages 1865 in Hannover die Voraussetzung, dass die „primäre Verrücktheit" als diagnostische Kategorie anerkannt wurde: „Über Monomanie als primäre Form der Seelenstörung". Zuvor wurden Erkrankungen mit Wahnbildung und Halluzinationen i.d.R. als Stadium im Sinne der Idee der „Einheitspsychose" betrachtet.

33 Michel Dolinin war ein Kollege Kandinskys.

34 Zit. n. Jaspers. Das Phänomen wird auch gelegentlich als sog. „Glossolalie" (Zungenreden) bezeichnet und tritt im Rahmen von veränderten Bewusstseinszuständen (Trance, Meditation) auf oder es ist gelegentlich als ein hysterisches (dissoziatives) Symptom zu werten. Bei Gruhle findet sich z.B. folgendes Zitat: „Ihm allein [Gott] überlasse ich daher in meinen Ekstasen die Lenkung meiner Zunge, indem ich mich nur bestrebe, meinen Geist auf Gott zu richten und die Worte zu merken, welche mein Mund ausspricht ... Ich

weiß nicht vorher, was ich reden werde. Meine Worte kommen mir daher wie die Rede eines anderen vor."

35 „Heautoskopie" nennt man gemeinhin eine halluzinierte Doppelgänger-Gestalt. Stabilität der Erscheinung weist eher auf eine hirnorganische Läsion, Flüchtigkeit auf dissoziative Störungen.

36 „Reduplikative Paramnesie" (Pick 1901 und 1903). Dieses Phänomen ist vor allem dadurch gekennzeichnet, dass betroffene Patienten darauf bestehen, dass bestimmte Objekte, Plätze, Gebäude, Städte oder auch Personen einschließlich des Selbst mehrfach – zeitlich parallel nebeneinander oder auch versetzt – existieren. Die „Reduplikative Paramnesie" gilt als meist durch hirnorganische Alterationen verursacht.

37 Carl Schneider (1891–1946) war Assistent von Flechsig (1847–1929) in Leipzig, 1930 Leiter der von Bodelschwinghschen Anstalt Bethel, 1933 Direktor der Sächsischen Heil- und Pflegeanstalt Untergöltzsch. 1933 Berufung auf den Heidelberger Lehrstuhl für Neurologie und Psychiatrie als Nachfolger Willmanns (1873–1945), der aus „politischen Gründen" entlassen wurde. C. Schneider war Obergutachter in der sog. „Euthanasie-Kommission". 1946 beging er Suizid in der Untersuchungshaft. C. Schneider wird mit seiner Arbeit über die schizophrenen Symptomverbände (1942) ausführlich von Jaspers in der „Allgemeinen Psychopathologie" zitiert.

38 Verwirrend wie die Einteilung der Demenzen ist die Genealogie der Binswangers: Ludwig Binswanger (1820–1880) wurde 1850 Direktor der Irrenheilanstalt in Münsterlingen. 1857 gründete er in Kreuzlingen bei Konstanz die Privatanstalt „Bellevue". Nach seinem Tod übernahm sein Sohn Robert B. (1850–1910), der zwei Jahre ältere Bruder von Otto B. die Kurklinik. Robert B. war der Vater von Ludwig B. (1881–1966), dem Begründer der „Daseinsanalyse" und Roberts Nachfolger im „Bellevue".

39 Theodor Ziehen (1862–1950) war Assistent Kahlbaums in Görlitz, bevor er zu Binswanger nach Jena ging. 1892 a.o. Prof. in Jena, 1900 o. Prof. in Utrecht. 1903 o. Prof. in Halle/Saale, 1904 Berufung nach Berlin an die Charité als Nachfolger Jollys. Ziehen gab das Amt 1912 auf und zog sich als Privatgelehrter nach Wiesbaden zurück. 1917 folgte er erneut einer Berufung nach Halle/Saale, diesmal jedoch auf den Lehrstuhl der Philosophischen Fakultät mit dem Lehrauftrag für Psychologie. 1930 folgte die Emeritierung und die Übersiedlung nach Wiesbaden. Nach dem 2. Weltkrieg blieben die Pensionszahlungen aus Halle aus und so musste Ziehen, 85-jährig, mit einer nervenärztlichen Praxis beginnen. Sein Interesse galt v.a. der experimentellen physiologischen Psychologie im Sinne Wundts, für die er in Halle ein eigenes Laboratorium einrichtete, auf dass sein Nachfolger in Halle (Carl Wernicke) wenig Wert legte und das deshalb aufgelöst wurde.

40 Wilhelm Griesinger (1817–1868) war von 1865–1868 o. Prof. für Psychiatrie in Berlin an der Charité. Er war Nachfolger Idelers (1795–1860) und Vorgänger C. Westphals (1833–1890). Er begründete das „Archiv für Psychiatrie und Nervenkrankheiten" ab 1868 und er gilt als Begründer der „naturwissenschaftlich-positivistischen" Ausrichtung der Psychiatrie. Berühmt ist sein – allerdings unvollständig und nur halbrichtig wiedergegebenes – Zitat: „Geisteskrankheiten sind Gehirnkrankheiten".

41 Friedrich Daniel von Recklinghausen (1833–1910) war u.a. o. Prof. für pathologische Anatomie in Straßburg. 1882 beschrieb er die Neurofibromatosis generalis, die später auch „Morbus Recklinghausen" genannt wurde.

42 Bernhard von Gudden (1824–1886) war 1872 bis 1886 Direktor der Oberbayerischen Kreisirrenanstalt in München. Er war Leibarzt des psychotischen Königs Ludwigs II. von Bayern und ertrank mit ihm zusammen am 13.06.1886 im Starnberger See unter bis heute nicht restlos geklärten Umständen. Wahrscheinlich wollte er den König vom Suizid abhalten und kam dabei selbst auch – bei dem wohl stattgefundenen Kampf mit dem kranken Monarchen – ums Leben.

43 Paul Nitsche (1876–1947) war Assistent in der Frankfurter Irrenanstalt, dann in Heidelberg und München bei Kraepelin. 1908 wurde er Oberarzt bei Ganser. 1913 stellvertretender Direktor der Anstalt Sonnenstein. 1918 Direktor der Heil- und Pflegeanstalt Leipzig-Dösen. 1928 Direktor der Anstalt Sonnenstein, 1940 (nach Schließung der Anstalt) Rückkehr als Direktor nach Leipzig-Dösen. Sachbearbeiter im Sächsischen Innenministerium. Nach dem Zweiten Weltkrieg wurde Nitsche wegen Verbrechens gegen die Menschlichkeit im Rahmen seiner maßgeblichen Beteiligung an den Morden an psychiatrischen Patienten (sog. „T4-Aktion") zum Tode verurteilt und hingerichtet.

44 Friedrich Jolly (1844–1904), Ordinarius in Straßburg, Direktor der Psychiatrischen und Nervenklinik in der Charité, dort Nachfolger von C. Westphal (1833–1890) und Vorgänger von Ziehen (1862–1950). Er ist übrigens nicht identisch mit dem Entdecker der „Jolly-Körperchen" (Kernreste in Erythrozyten bei Milzerkrankungen, Splenektomie, hämolytischen oder megaloblastären Anämien); hierbei handelt es sich um Justin M. Jolly (1870–1950), einen Histologen aus Paris.

45 Friedrich Meggendorfer (1880–1953), u.a. Direktor der Psychiatrischen und Nervenklinik Erlangen.

46 Auch Erbs Name ist in Eponymen „verewigt", so z.B. in der „Erb-Charcot-Krankheit" (spastische Spinalparalyse) oder der „Erb-Duchenne-Lähmung" (obere Armplexuslähmung). Auch wird jeder Medizinstudent mit dem Erlernen des „Erb-Punktes" gequält, der sowohl ein elektrodiagnostischer Reizpunkt (ca. drei cm oberhalb der Clavikula und zwei cm lateral des M. sternocleidomastoideus) zur Reizung des Plexus brachialis ist, was in einer Kontraktion der Mm. deltoideus, brachioradialis, biceps brachii und supinator mündet, als auch die auskultatorische Projektionsstelle des Klappenschlusstons der Aortenklappe und verschiedener pathologischer Herzgeräusche ist. Der „Erb-Punkt" ist am linken Sternalrand im dritten ICR lokalisiert.

47 Wundt gründete in Leipzig 1879 das erste Institut für experimentelle Psychologie, der empirisch-wissenschaftlichen Forschungsrichtung, als deren eigentlicher Begründer er gilt. Er arbeitete u.a. 40 Jahre lang in Leipzig.

48 Emminghaus schrieb zwei bedeutende Werke: „Allgemeine Psychopathologie" (1878) und „Die psychischen Störungen des Kindesalters" (1887).

49 Wer erinnerte sich nicht der berühmten „Nissl-Färbung" der „Nissl-Schollen", z.B. mit Methylenblau?

50 Vgl. Morel (1809–1873) und Magnan (1835–1916).

51 Heute würde man die „Dementia paranoides" als die „paranoid-halluzinatorische" Form der Schizophrenie bezeichnen.

52 Ernst Grünthal (1896–1972) wurde in Oberschlesien (Beuthen) geboren und starb in Bern. Er war u.a. Assistent in München unter Kraepelin und Bumke. Habilitation 1927 an der Universität Würzburg. 1934 Entlassung aus „rassischen Gründen" und Emigration in die Schweiz, wo er an der Universitätsklinik Waldau in Bern das Hirnanatomische Laboratorium leitete.

53 Oliver Sacks betont hier Ähnlichkeiten mit der Entdeckung und dem weiteren Schicksal der Encephalitis lethargica (Economo).

54 Bei den drei „transkulturellen Syndromen": Myriachit, Latah und den „Jumping Frenchmen of Maine" (Enklave französisch-stämmiger, meist Waldarbeiter aus Maine) handelt es sich jedoch um exzessive Schreckreaktionen mit motorischen (Zucken, Springen, Schlagen) und verbalen (Vokalisationen, Echolalie, Koprolalie) Reaktionen auf von außen erfolgte Schreckreize (startle-reflex).

55 Manfred Bleuler (1903–1994) verschrieb sich erst nach einem Bergunfall, der ihn an der weiteren Ausbildung in der Chirurgie hinderte, der Psychiatrie. Nach mehreren Arbeitsstellen, u.a. als Oberarzt an der Basler Universitätsklinik, wurde er schließlich Nachfolger seines Vaters am „Burghölzli" bis 1969. Sein Hauptwerk, eine große und viel zitierte Schizophreniestudie, erschien 1972: „Die schizophrenen Geistesstörungen im Lichte langjähriger Kranken- und Familiengeschichten."

56 Jakob Klaesi (1883–1980) entwickelte 1921 die sog. „Schlafkur" mit Somnifen als therapeutisches Verfahren. Klaesis Patienten wurden in einen schlafähnlichen Zustand über mehrere Tage gebracht. Ziel der Methode war es, einen „circulus vitiosus" aus „Affekterregung" und „motorischer Agitiertheit" zu unterbrechen sowie einen günstigen Rapport zwischen Pflegepersonal und Patient zu erreichen. Bis etwa 1954, als die Neuroleptika-Ära begann, war die „Schlafkur" oder die lediglich auf eine Verlängerung der Schlafdauer zielende abgeschwächte Form der „Dämmerkur" eine wichtige und verbreitete psychiatrische Therapiemethode.

57 Unter „Mnemismus" wird die Lehre verstanden, dass alle lebende Substanz eine „Mneme" besitze, d.h. ein vererbtes „Gedächtnis" bzw. eine Fähigkeit zur Speicherung für die Lebensvorgänge wichtiger Informationen (Engramme). Es handelt sich demnach um vererbte Verhaltensmuster, die ohne Bezug auf ein „Bewusstsein" bei allen organischen Lebensformen bestimmte Reizreaktionsmuster enthalten. Diese Lehre geht auf Richard Wolfgang Semon (1859–1918) zurück. Semon studierte Zoologie in Jena und Medizin in Heidelberg, ging auf Forschungsreisen nach Afrika, Malaysia und Australien. Zwischenzeitlich Arbeit an der zoologischen Station in Neapel. Habilitation für vergleichende und normale Anatomie 1887. 1893–1897 Arbeit am Anatomischen Institut Jena, danach Privatgelehrter in München. Semon starb durch Suizid.

58 Carl Gustav Jung (1875–1961) ging nach einem radikalen Bruch mit Sigmund Freud 1912/13 eigene Wege und entwickelte die sog. „analytische Psychologie“. Berühmt geworden ist sein Konzept der „Archetypen“ und des „Kollektiven Unbewussten“.

59 Ernst Kretschmer (1888–1964) war Begründer einer „Konstitutionstypologie“ (pyknisch – zyklothymer Charakter; leptosom, athletisch, dysplastisch – Schizothymie); darüber hinaus schuf er mit dem „Sensitiven Beziehungswahn“ eine lebensgeschichtlich verstehbare Form der Wahnbildung, bei der es zu einem Zusammenwirken von „sensitiver“ Persönlichkeitsstruktur, kränkendem Schlüsselerlebnis und engen, wenig freien Milieufaktoren kommt.

60 Gustav Aschaffenburg (1866–1944) arbeitete bei Meynert in Wien und Kraepelin in Heidelberg, wo er sich 1895 habilitierte. 1901 dirigierender Arzt an der Abteilung für geisteskranke Verbrecher am Strafgefängnis Halle/Saale. 1904 Professor für Psychiatrie an der Akademie für praktische Medizin in Köln und Leiter der psychiatrischen Klinik in Lindenthal. Ab 1919 ordentlicher Professor für Psychiatrie an der neugegründeten Kölner Universität. 1938 Emigration, zunächst in die Schweiz, dann in die USA. Professor für Kriminalpsychologie an der Catholic University of America in Washington, Professor für Psychiatrie an der Johns Hopkins University in Baltimore.

61 Bei der Appersonierung (Appersonation) sind die Patienten überzeugt, bestimmte Eigenschaften eines Anderen zu besitzen oder sogar dieser Andere selbst zu sein. Hier ergeben sich psychopathologische Ähnlichkeiten mit den wahnhaften Personenverkennungen des „Syndrome of Subjective Doubles“ oder der „Intermetamorphose“. Diese Verkennungssyndrome werden in der deutschen psychopathologischen Tradition als Wahnwahrnehmungen eingeordnet.

62 1917 führte Julius Wagner von Jauregg (1857–1940) die „Malariatherapie“, eine von Fieber begleitete Infektionstherapie, bei der progressiven Paralyse ein, wofür er zehn Jahre später den Nobelpreis erhielt, da die Behandlung bei der bis dahin unheilbaren Erkrankung große Fortschritte erzielte. Dem Kranken wurden 5 – 10 ml Zitratblut eines fiebernden Malaria (tertiana)-Kranken i.m. oder i.v. gespritzt. Nach ca. zehn Fieberanstiegen wurde die Kur mit Chinidin unterbrochen. Mit Beginn der Antibiotika-Ära spielte die Malariatherapie auch in der Behandlung der progressiven Paralyse eine zunehmend geringere Rolle.

63 Joseph Babinski (1857–1932) prägte den Begriff „Anosognosie“ 1918. Daher wird das oben beschriebene Syndrom gelegentlich auch als „Anton-Babinski-Syndrom“ bezeichnet. Neben der „Anosognosie“ als dem kompletten Nichterkennen des Defektes, prägte Babinski darüber hinaus auch den heute wenig gebräuchlichen Begriff „Anosodiaphorie“, der ein Bagatellisieren des jeweiligen Defektes bedeutet. Babinski wird v.a. mit der bekannten Reflexuntersuchung in Verbindung gebracht. Er wurde in Paris geboren. Er wurde Oberarzt unter Charcot an der Salpêtrière. Später arbeitete er am Krankenhaus „La Pitié“.

64 Emil Franz Sioli (1852–1922) war u.a. Assistent in Halle unter Hitzig (1838–1907) und in Berlin unter Carl Westphal (1833–1890) und ab 1888 Nachfolger Hoffmanns in Frankfurt. Sein Nachfolger wurde 1919 Karl Kleist

(1879–1960). Sein Sohn Franz Sioli (1882–1949) wurde Direktor in Grafenberg.

65 Heinrich Hoffmann (1809–1894) leitete von 1851–1888 die „Anstalt für Irre und Epileptische" in Frankfurt. Er wird zu den „Somatikern" innerhalb der „romantischen Psychiatrie" gezählt. Einem großen Publikum bekannt ist Hoffmann als Autor des „Struwwelpeter" 1845 bzw. 1859.

66 Franz Nissl (1860–1919) war u.a. in Frankfurt Oberarzt Alzheimers, mit dem ihn eine lebenslange Freundschaft verband. Wechselte zu Kraepelin nach Heidelberg, wo er 1904 Ordinarius wurde. 1918 Leiter der Histopathologischen Abteilung an der Deutschen Forschungsanstalt für Psychiatrie in München.

67 Alzheimers Nachfolger in München wurde 1912 Walther Spielmeyer (1879–1935). Nach Studium in Greifswald und Halle (unter Hitzig) ab 1902 unter Hoche (1865–1943) in Freiburg. Nach Berrios wurde die „Picksche Erkrankung" zeitweise auch „Spielmeyers Erkrankung" genannt.

68 Robert Gaupp (1870–1953) war u.a. Lehrer von Ernst Kretschmer (1888–1964). Nach einer Zeit als Assistent bei Wernicke und Oberarzt bei Kraepelin wurde er ab 1906 psychiatrischer Ordinarius in Tübingen. Wie später auch sein Schüler Kretschmer („Sensitiver Beziehungswahn") war Gaupp von der lebensgeschichtlichen Entwicklung und Verstehbarkeit von Wahnerkrankungen fasziniert. Hierzu trug wesentlich seine langjährige Beschäftigung mit dem Fall des „Massenmörders" und Hauptlehrers Ernst Wagner bei, der im Verlauf einer langjährigen paranoiden Entwicklung seine gesamte Familie sowie viele Dorfbewohner umbrachte, da er sich aufgrund einer sodomitischen Tat (oder Phantasie) von den Dorfbewohnern verspottet wähnte.

69 „Drapieren" bedeutet die künstlerische Gestaltung des Faltenwurfs bei Stoffen, Vorhängen oder Gewändern.

70 Jaques Lacan (1901–1981) war einer der prominentesten französischen Psychoanalytiker. Besondere Bekanntheit erlangte er u.a. durch die Theorie der sogenannten „Spiegelstufe": Zwischen dem 6.-18. Lebensmonat antizipiert demnach das noch motorisch unreife und sich selbst als inkohärent erlebende Kind die Vorstellung eines kohärenten Ich in der Identifikation mit seinem Spiegelbild, die nach Lacan eine „Verkennung" (weil Identifikation mit einer Spiegelung, einem Bild) ist. Die Spiegelstufe stellt den Abschluss der imaginären Seinsphase dar, in der das Kind noch keine eindeutige Unterscheidung zwischen Außen- und Innenwelt vornimmt. Im Spiegelbild konstituiert sich ein narzisstischer Mittelpunkt des Selbst, mit dem sich der Säugling identifiziert.

71 „Das Kabinett des Dr. Caligari" ist ein berühmter Film des deutschen Expressionismus aus dem Jahre 1920 von den Regisseuren Carl Mayer (1894–1944) und Hans Janowitz. Die Figur des Dr. Caligari im Film ist Direktor einer Irrenanstalt und zugleich ein Schausteller auf dem Jahrmarkt, der einen Patienten als ein „Medium" hypnotisiert, der dann in somnambulen Zustand Auftragsmorde ausführt. Nach der Entlarvung des Direktors verfällt dieser selbst dem Wahnsinn.

72 Jean Étienne Dominique Esquirol (1772–1840) war Schüler Philippe Pinels (1745–1826). Er gilt als einer der theoretischen Begründer der sog. „moralischen Behandlung“ (Vorläufer der Psychotherapie). Nach seiner ärztlichen Tätigkeit an der Salpêtrière wurde er 1823 Leiter des „Maison royale de Charenton“. Er unterschied die „Manie“ als umfassende Geistesstörung von den „Monomanien“ als lediglich partielle Störungen. Er gilt auch als Begründer der Erforschung der Halluzinationen.

73 Nach A. Joffroy, einem Schüler Charcots, ist das sog. „Joffroy-Demenzzeichen“, als ein Frühsymptom der progressiven Paralyse benannt: Bei einfachen Rechenaufgaben werden schwere Fehler gemacht, z.B. bei der fortlaufenden Subtraktion 100-7 usw.

74 Jules Falret (1824–1902) war der Sohn von Jean-Pierre Falret (1794–1870), dem Erstbeschreiber der „Folie circulaire“ (1851) und der „Folie à deux“ (1877) zusammen mit Lasègue.

75 Magnan (1835–1916) beschrieb die „Bouffée délirante“ und widmete sich u.a. Aspekten der „Degenerationslehre“.

76 Der antike Mythos in Kurzfassung: Amphitryon war König von Troizen und ehelichte die Königstochter Alkmene. Voraussetzung für die erste gemeinsame Nacht war jedoch ein Feldzug gegen die Teleboer. Amphitryons Abwesenheit benutzte Zeus am Vorabend der Heimkehr des siegreichen Feldherren, um in dessen Gestalt Alkmene zu täuschen und zu verführen (und Herakles zu zeugen). In der folgenden Nacht teilte der echte, heimgekehrte Amphitryon das Lager mit Alkmene, die zuvor unwissend Zeus empfangen hatte. Alkmene gebar daraufhin Zwillinge, Herakles von Zeus und Iphikles von Amphitryon. In der antiken Bearbeitung des Stoffes treten zwei Doppelgänger-Paare auf: Zeus (Jupiter) – Amphitryon sowie Hermes (Merkur) – Sosias. Sosias war der Sklave des Amphitryon („Illusion des Sosies“).

77 Eugen Bostroem war Vater des Nervenarztes und späteren Herausgebers der „Fortschritte der Neurologie, Psychiatrie und ihrer Grenzgebiete“, August Bostroem (1886–1944).

78 Hans Walter Gruhle (1880–1958) war Schüler Kraepelins, bei dem er 1905 promovierte und von 1905–1934 an der Heidelberger Universitätsklinik unter Nissl (1860–1919) und Wilmanns (1873–1945) tätig war, bevor er Direktor der Heilanstalten Zwiefalten und Weißenau wurde. 1934 sollte er eigentlich das Ordinariat der Universitäts-Nervenklinik in Bonn als Nachfolger des verstorbenen Arthur Hübner (1878–1934) übernehmen, was durch das nationalsozialistische Regime jedoch verhindert wurde. 1946–1952 wurde er schließlich doch noch Ordinarius für Psychiatrie und Neurologie in Bonn. Sein Nachfolger war seltsamerweise zugleich sein Vorgänger, der nationalsozialistisch erheblich vorbelastete Kurt Pohlisch (1893–1955), der das Bonner Ordinariat bereits 1934–1945 innegehabt hatte. Nach dessen Tod übernahm Gruhle erneut kommissarisch die Leitung der Bonner Klinik bis 1958.

79 Max Nonne (1861–1959). Medizinstudium in Heidelberg, Freiburg, Berlin. 1884 Assistent bei Erb (1840–1921) in Heidelberg. Studienreise zu Charcot und Bernheim. Assistententätigkeit in Kiel und Hamburg, wo er auch in niedergelassener Praxis tätig war. 1896 Chefarzt der II. Inneren Abteilung (spä-

ter Neurologische Abteilung) im Krankenhaus Eppendorf in Hamburg. Sein Sohn fiel im 1. Weltkrieg. 1919 bei Gründung der Universität Hamburg Extraordinarius, 1925 o. Professor für Neurologie. 1934 Emeritierung. Nach ihm wurden u.a. benannt: Nonne-Froin-Syndrom (albuminozytologische Dissoziation), Nonne-Marie-Krankheit (olivopontozerebellare Atrophie), Nonne-Milroy-Syndrom (hereditäres Lymphödem).

80 Ernst Siemerling (1857–1931). Nach Assistententätigkeit in Marburg, Halle und Berlin (dort 1888) Habilitation. 1893 Berufung als Direktor der Universitätsnervenklinik nach Tübingen, 1900 nach Kiel. 1925 Emeritierung. Langjähriger Herausgeber des „Archiv für Psychiatrie und Nervenkrankheiten".

81 Kurt Kolle (1898–1975). Assistent in Schwerin, Jena, Kiel. 1928 Habilitation. 1952–1966 Direktor der Nervenklinik der Universität München. Herausgeber des 3-bändigen Werkes „Große Nervenärzte".

82 Ludwig Klages (1872–1956) war Philosoph und Psychologe, der die Graphologie zu einer Wissenschaft ausbaute und eine allgemeine Ausdruckslehre und Charakterkunde entwickelte. Insgesamt wurde die Graphologie, die daraus abgeleiteten Persönlichkeitsmerkmale und ihre Bedeutung für die Psychiatrie und Psychologie jedoch zeitweise sehr überschätzt.

83 Josef Gerstmann (1887–1969), Ernst Sträussler (1872–1959), über Scheinker wurden keine Informationen gefunden.

84 Max Scheler (1874–1928), Philosoph. K. Schneider diagnostizierte bei seinem Sohn, Wolf Scheler, 1923 eine schwere Psychopathie und schlug dessen Entmündigung vor, die schließlich 1932 erfolgte.

85 Carl Schneider war trotz seiner Nähe zum Nationalsozialismus ein Psychiater, mit dessen Lehre der „Symptomenkomplexe" sich z.B. Jaspers intensiv in seiner „Allgemeinen Psychopathologie" auseinander setzte.

86 Otto Pötzl (1877–1962) war von 1922–1928 Nachfolger von Arnold Pick (1851–1924) an der Deutschen Universität Prag.

87 Karl Wilmanns (1873–1945). Er war Assistent in Bremen und später in Bonn unter Carl Wilhelm Pelman (1838–1916) und ab 1902 unter Kraepelin (1856–1926) in Heidelberg, ab 1904 dort Oberarzt unter Nissl (1860–1919). 1917 wurde er Direktor der Heil-und Pflegeanstalt Reichenau, 1918 erfolgte die Berufung nach Heidelberg als Nachfolger Nissls. 1933 wurde er „aus politischen Gründen" entlassen. Sein Nachfolger wurde Carl Schneider (1891–1946).

88 Karl Kleist (1879–1960) war 1903–1908 Assistent in Halle/Saale unter Ziehen, Wernicke und Anton. Ab 1909 wurde er Oberarzt in Erlangen. 1916 erfolgte die Berufung an die Universität Rostock als Nachfolger von Oswald Bumke. 1920 ging er als Nachfolger von Sioli an die Universitätsklinik in Frankfurt. Seine Emeritierung erfolgte 1950, sein Nachfolger wurde J. Zutt.

89 Karl Leonhard (1904–1988). Nach seiner Assistenzzeit bei Bonhoeffer und in Erlangen (1931–1936) wurde er Assistent und bald Oberarzt in der Klinik Gabersee in Oberbayern. 1936 wechselte er zu Kleist nach Frankfurt, 1955 er-

hielt er einen Ruf an die Medizinische Akademie Erfurt, 1957 an die Humboldt-Universität (Charité) Berlin. Er war ein bedeutender Exponent der nach ihm genannten sog. „Wernicke-Kleist-Leonhard-Schule". Er teilte die „endogenen Psychosen" in knapp 40 voneinander unterschiedene Einzelerkrankungen auf, was ihn zwar einerseits als genialen Psychopathologen ausweist, die klinische Anwendbarkeit seines Systems jedoch andererseits stark einschränkt. Während seine Einteilung der endogenen Psychosen im deutschsprachigen Raum noch wissenschaftliches Interesse findet und sich auch gelegentlich in klinischen Diagnosen niederschlägt, spielt sie in der internationalen Psychiatrie nur eine untergeordnete Rolle.

90 Alfred Erich Hoche (1865–1943) gilt neben Carl Wernicke als „der" Gegenspieler Kraepelins, der dessen Bemühungen um scharf voneinander abgrenzbare Krankheitseinheiten (Dementia praecox und manisch-depressives Irresein) in der Psychiatrie kritisierte. Er sprach in diesem Zusammenhang von „trüben Flüssigkeiten", die man je nach Bedarf mal in das eine, dann wieder in das andere Gefäß gieße. Durch sein 1920 mit dem Juristen Karl Binding (1841–1920) geschriebenes unsägliches Buch: „Die Freigabe der Vernichtung lebensunwerten Lebens, ihr Maß und ihre Form", in dem er den Begriff der „Ballastexistenzen" prägte, haben Hoche als unbefangen zitierfähigen Autor für die Nachwelt disqualifiziert. In den vierziger Jahren wurde er ein Gegner der inzwischen durch das nationalsozialistische Regime initiierten und in großem Umfang stattfindenden Krankenmorde (sog. „T4-Aktion"), als eine Verwandte der „Euthanasie" zum Opfer fiel.

91 Alphonse Maeder (1882–1971) war ein bekannter Psychotherapeut in Zürich, ab 1913 Schüler von Freud, später C.G. Jung.

92 Dumeng Bezzola-Rohr (1868–1936) wird als ein exzentrischer Psychiater beschrieben, welcher der Analyse der eigenen Erfahrungs- und Erlebniswelt höchste Bedeutung für Patient und Psychiater zumaß. Ab 1912 Leiter einer privaten Nervenklinik. Er schrieb z.B. über die „Empfindungsanalyse" oder die „Elementar-Autoanalyse". Rümke soll u.a. durch ihn inspiriert worden sein.

93 Vgl. den Begriff Conrads (1905–1961): Verlust des „energetischen Potentials".

94 Adolf Meyer (1866–1950) wurde bei Zürich geboren, ging 1892 in die USA, habilitierte sich ein Jahr später in Chicago für Psychiatrie und Neurologie. Ab 1910 Professor für Psychiatrie an der Johns Hopkins Universität, Baltimore. Er hatte großen Einfluss auf die Entwicklung der Psychiatrie in den USA.

95 Max Wertheimer (1880–1943), geboren in Prag, untersuchte als Schüler des Philosophen Georg Elias Müller in Göttingen die Phänomene des Bewegungssehens. Er gilt als Mitbegründer der Gestaltpsychologie. Er wurde a.o. Professor am Berliner Psychologischen Institut, ab 1929 o. Professor der Psychologie an der Universität Frankfurt. 1933 emigrierte Wertheimer in die USA, wo er 1943 in New York starb.

96 Karl Spencer Lashley (1890–1958) befasste sich u.a. mit den Auswirkungen eines veränderten Nervensystems auf die Bildung bedingter Reflexe, die er als nicht verbunden mit einem bestimmten Gehirnzentrum erkannte.

97 Unter „eidetischen Anschauungsbildern“ versteht man visuelle Erlebnisse (meist bei Kindern oder Jugendlichen), die auch nach längerer Zeit mit großer sinnlicher Anschaulichkeit und detailreich reproduziert werden können. Phänomenologisch werden sie zwischen Nachbilder und Vorstellungen eingeordnet.

98 Ernst Rüdin (1874–1952), geboren in St. Gallen, gestorben in München. Er war Assistent unter Bleuler, Kraepelin und Oppenheim. Er habilitierte sich 1909. Er wurde maßgeblicher Vertreter der psychiatrischen Erbforschung. 1916 wurde er Leiter der genealogisch-demographischen Abteilung der Deutschen Forschungsanstalt für Psychiatrie in München. Er war 1925–1928 zudem Ordinarius für Psychiatrie in Basel. Er verfasste im Nationalsozialismus den medizinischen Teil des Kommentars des Gesetzes zur Verhütung erbkranken Nachwuchses, an dessen Durchführung er ebenfalls maßgeblich beteiligt war.

99 Die von Ludwig Binswanger (1881–1966) begründete „Daseinsanalyse“ betonte die Gesamtheit der Bezüge des Kranken zur Welt, seinen „Daseinsvollzug“, im Gegensatz zu einzelnen Krankheitssymptomen. Die „Daseinsanalyse“ ist von der Philosophie Heideggers, Husserls und der Existenzphilosophie beeinflusst.

100 Der Begriff „Trema“ stammt nach Conrad aus der Theatersprache und bezeichnet das Lampenfieber des Schauspielers vor dem Auftritt.

101 Vgl. S. Shem (Mount Misery): „Psychiater spezialisieren sich auf ihre eigenen Defizite.“

102 Carl Friedrich Flemming (1799–1880) übernahm im Alter von 30 Jahren die nach seinen Plänen erbaute Anstalt Sachsenberg. Er gründete 1844 zusammen mit Heinrich Philipp August Damerow (1798–1866) und Christian Friedrich Wilhelm Roller (1802–1878) die „Allgemeine Zeitschrift für Psychiatrie“.

103 Vgl. Anm. 99.

104 Vgl. in diesem Zusammenhang das Stadienmodell Conrads für die Schizophrenie, welches von diskreten Störungen („Erhöhung der Bodenaktivität“, „Trema“) bis hin zu schwersten psychotischen Erscheinungen („Apokalypse“) führt und ebenfalls bis zu einem bestimmten Grad als reversibel beschrieben wurde.

105 Vgl. Anm. 78. Kurt Pohlisch (1893–1955) war „T4-Gutachter“ im Nationalsozialismus und damit an der „Euthanasie“ beteiligt. 1934–1945 war er Direktor der Bonner Universitätsnervenklinik. Gruhle wurde 1946 Direktor der Bonner Klinik. 1950 wurde Pohlisch freigesprochen und von der Universität Bonn rehabilitiert. Nach Gruhles Emeritierung 1952, leitete Pohlisch wieder die Bonner Nervenklinik. Eine offizielle Wiedereinsetzung als Chef der Bonner Klinik scheiterte an seinem Tod 1955. Daraufhin führte wiederum Gruhle kommissarisch die Klinik bis 1958.

106 Friedrich Panse (1899–1973) war Leiter des Rheinischen Provinzial-Institutes für psychiatrisch-neurologische Erbforschung. Hier wurden u.a. Gutachten für Erbgesundheitsverfahren erstellt. 1935–1945 hielt er Vorlesungen in

der Bonner Universitätsklinik über Rassenhygiene. Nach dem Krieg wurde er Leiter des Rheinischen Landeskrankenhauses Düsseldorf-Grafenberg (1955–1967) und Professor an der Universität Düsseldorf.

107 In der Literatur findet sich das „Kulenkampff-Tarnow-Syndrom" als Synonym für das „dyskinetisch-hypertone Syndrom" beschrieben. Darunter werden faciobucco-linguo-pharyngeale Dyskinesien, evtl. auch mit Tortikollis und okulogyren Krisen, meist in Folge einer Neuroleptikatherapie, aber auch bei enzephalitischer Genese, verstanden.

108 Chlorpromazin wurde in Frankreich 1951 synthetisiert. In Deutschland wurde es 1953 unter dem Handelsnamen „Megaphen®" eingeführt.

109 Nach Henry Meige (1866–1940) ist das sog. „Meige-Syndrom" benannt: Blepharospasmus mit lokalen Muskeldystonien im Bereich von Mund und Unterkiefer. Es kommt meist bei Frauen vor und wird auch Breughel-Syndrom genannt. Eine weitere Bedeutung ist für das hereditäre Lymphödem beschrieben.

110 Tafephobie = zwanghafte Furcht, lebendig begraben zu werden.

111 R. E. Raspe (1737–1794) war Professor für Altertumskunde und Aufseher der Münz- und Antiquitätensammlung in Kassel. Um Schulden zu bezahlen, entwendete er einige seiner ihm anvertrauten Stücke und er musste – um dem Gefängnis zu entgehen – nach England fliehen, wo er sich schriftstellerisch betätigte.

112 Gottfried August Bürger (1747–1794) war verarmter und gescheiterter Jurist, hielt als unbesoldeter Dozent an der Göttinger Universität Vorlesungen über deutschen Stil, Kants Philosophie und andere Themen. Er wurde Magister und Titularprofessor und betätigte sich anonym als Schriftsteller.

113 Das „Krankenhaus-Wandern" (hospital hopping) oder das häufige Aufsuchen von Ärzten (doctor-shopping) wurde, v.a. in Verbindung mit Drogenabhängigkeit, historisch inkorrekt auch als „Ahasverus-Syndrom" bezeichnet. Die historisch korrekte Bedeutung wird in diesem Band unter der Bezeichnung „Ahasver-Syndrom" beschrieben.

114 Unter die „Cluster-B-Persönlichkeitsstörungen" werden nach DSM-IV die sich dimensional überschneidende „Antisoziale Persönlichkeitsstörung", die „Borderline-Persönlichkeitsstörung", die „Histrionische Persönlichkeitsstörung" und die „Narzisstische Persönlichkeitsstörung" zusammengefasst.

115 Soyka weist zu Recht darauf hin, dass man durchaus an einem Eifersuchtswahn leiden und der Partner trotzdem untreu sein kann. Insofern greift hier das Wahnkriterium nach Jaspers: „Unmöglichkeit des Inhalts" nicht.

116 Jacob Grimm (1785–1863) gilt als Schöpfer der germanistischen Sprachwissenschaft. Wilhelm Grimm (1786–1859), sein Bruder, bearbeitete mit Jacob die meisten Projekte gemeinsam, so das „Deutsche Wörterbuch", die „Deutschen Sagen" und nicht zuletzt die „Kinder- und Hausmärchen".

Personenregister

(Kapitel über Namensgeber mit fettgedruckten Seitenverweisen)

A

B

C

N

O

P

R

S

T

V

W

Z

Sachregister

A

B

C

D

E

L

M

N

O

P

Q

R

Häufig benutzte Standardliteratur

Berrios G, Porter G (1995) A History of Clinical Psychiatry. The Athlone Press, London New Brunswick

Dilling, H., W. Mombour, M. H. Schmidt (Hrsg) Internationale Klassifikation psychischer Störungen ICD-10, Kapitel V (F). Verlag Hans Huber, Bern Göttingen Toronto 1991

Dilling, H., W. Mombour, M. H. Schmidt, Schulte-Markwort E (Hrsg) Internationale Klassifikation psychischer Störungen ICD-10, Kapitel V (F) Forschungskriterien. Verlag Hans Huber, Bern Göttingen Toronto Seattle 1994

Ellenberger HF (1985) Die Entdeckung des Unbewussten. Diogenes-Verlag, Zürich

Fischer I (1932) Biographisches Lexikon hervorragender Ärzte der letzten fünfzig Jahre. Urban & Schwarzenberg-Verlag, München Berlin

Hildebrandt H, Dornblüth O, Pschyrembel W (2001) Pschyrembel Klinisches Wörterbuch. de Gruyter-Verlag, Berlin

Kirchhoff T (1924) Deutsche Irrenärzte. 2 Bde. Springer Verlag, Berlin

Kolle K (Hrsg) Große Nervenärzte. 3 Bde. Georg Thieme-Verlag, Stuttgart 1956-1963

Kreuter A (1996) Deutschsprachige Neurologen und Psychiater. 3 Bde. KG Saur-Verlag, München New Providence London Paris

Leiber B (1996) Die klinischen Syndrome. Urban & Fischer-Verlag, München

Peters UH (1999) Lexikon Psychiatrie, Psychotherapie, medizinische Psychologie. Urban & Fischer-Verlag, München

Pichot P (1983) Ein Jahrhundert Psychiatrie. Editions Roger Dacosta, Paris

Saß H, Wittchen HU, Zaudig M (1996) Diagnostisches und Statistisches Manual Psychischer Störungen DSM-IV. Deutsche Überarbeitung. Hogrefe, Göttingen

Schliack H, Hippius H (Hrsg) Nervenärzte. Georg Thieme-Verlag, Stuttgart New York 1998

Toellner R (2000) Illustrierte Geschichte der Medizin. 6 Bde. Bechtermünz-Verlag, Augsburg

Abbildungsnachweis

Ahasver Körte M, Stockhammer R (1996) Ahasvers Spur. Reclam, Leipzig; **Alice im Wunderland:** Carroll L (1994) Briefe an kleine Mädchen. Insel, Frankfurt a.M.; **Alzheimer** Maurer K, Maurer U (1998) Alzheimer. Piper, S.119; **Anton** Arch Psychiat 1928 84:535; **Asperger** Persönliche Mitteilung F. Poustka; **Authenrieth** Kirchhoff T (1924) Deutsche Irrenärzte. Bd.1, Springer, S.57; **Beringer** Arch Psychiat (1949) 183:293; **Binswanger** Archiv Psychiat Bd. 89:1; **Bleuler** Arch Psychiat 1939 111:1; **Bonhoeffer** Nervenarzt 1949 20:241; **Briquet** Möller HJ, Laux G, Kapfhammer HP (2000) Psychiatrie und Psychotherapie. Springer, S. 1323; **Brown**: Eckart WU, Gradmann C (2001) Ärzte Lexikon. Springer, Berlin Heidelberg New York; **Bucy**: Surg Neurol 39:419-425; **Bumke** Arch Psychiat 1951 187:I; **Capgras** Christodoulou GN (1986) The Delusional Misidentification Syndromes. Karger, S.10; **Charcot** Kolle K (1970) Große Nervenärzte Bd.1, Thieme, S.49; **Charcotsche Punkte u. Hysteriker** Charcot JM (1886) Neue Vorlesungen über die Krankheiten des Nervensystems insbesondere über Hysterie. Toeplitz & Deuticke, Fig.15 u. 29; **Clerambault** http://www.psiconet.org/otros/clerambault.htm; **Conrad** Nervenarzt 1962 33:241; **Creutzfeld** Nervenarzt 1996 IX; **Diogenes** Sloterdijk P (1983) Kritik der zynischen Vernunft. Suhrkamp, Frankfurt a.M.; **Economo** Z f d g Neur Psych 1932 139:648; **Fregoli** Persönliche Mitteilung A. Brachetti; **Gall**: Sournia JC, Poulet J, Martiny M (2001) Illustrierte Geschichte der Medizin. Digitale Bibliothek 53. Abb.1227; **Ganser** Arch Psychiat 1923 67:356; **Gilles de la Tourette** Rev Neurol (Paris) 1986 142:811; **Haase** Linde OK (1988) Pharmakopsychiatrie im Wandel der Zeit. Tilia, S.137; **Hecker** Persönliche Mitteilung A. Kraam; **Huntington** J Hist Neurosc 2000 9:76-89; **Jakob** Nervenarzt 1996 IX; **Jaspers** Nervenarzt 1969 40:453; **Kahlbaum** Psychiatr Wschr 1899 1:127; **Kanner** Persönliche Mitteilung F. Poustka; **Klüver**: www.nap.edu/html/biomems/hkluver.html; **Korsakow** Kolle (1963) Große Nervenärzte Bd.3, Thieme, S. 89; **Kraepelin** Allg Z Psychiat 84:1926; **Lewy** Neuropathol Appl Neurobiol 1986 12:218; **Magnan** http://www.psiconet.org/otros/magnan.htm; **Mayer-Gross** Schliack H, Hippius H (1998) Nervenärzte. Thieme, S.47; **Mesmer** Darnton R (1986) Der Mesmerismus und das Ende der Aufklärung in Frankreich. Ullstein, S. 53; **Mignon** Goethe JW (1981) Wilhelm Meisters Lehrjahre. Dtv, München; **Münchhausen** Wackermann E (1966) Münchhausens wunderbare Reisen. Hoffmann und Campe, Hamburg; **Pick** Nervenarzt 2000 XII; **Rümke** Hist Psychiat 1990 1:333; **Schneider** Nervenarzt 1996 IX; **Stertz** MMW 1959 19:869; **Strangelove** Archiv; **Tellenbach** Nervenarzt 1995 66:1-2; **Veraguth** Bleuler E (1983) Lehrbuch der Psychiatrie. Springer, S.473; **Walking Zombie** http://staff.ulv.edu/~borcrc/rcvicws/walkwithzomb.htm; http://www.acm.vt.edu/~yousten/lewton/images/s-zomb2.jpg; **Weitbrecht** Nervenarzt 1975 46:609-610; **Wernicke** Mschr Psychiat Neurol 1906 18:I-IV; **Werther** Goethe JW (1983) Die Leiden des jungen Werther. Dtv, München; **Wieck** Fortschr Neurol Psychiat 1980 48:1-2; **Zeitungsausschnitte S.111** Rhein-Zeitung Nr.81, 5. April 2001; Kölner Stadt-Anzeiger Nr.69, 22. Mai 2001; **Zentrifuge, Zwangsjacke, Drehmaschine S.56, 57, 89** Schneider PJ (1824) Entwurf zu einer Heilmittellehre gegen psychische Krankheiten oder Heilmittel in Beziehung auf psychische Krankheitsformen. Laupp. Tübingen;

Der Autor dankt den Verlagen für die großzügige Erlaubnis der Abbildungsübernahmen.

Da trotz sorgfältiger Recherchen nicht sämtliche Originalquellen der Abbildungen festgestellt werden konnten, wird bei entsprechendem Rechtenachweis nachträglich das übliche Honorar gezahlt.

Der Autor

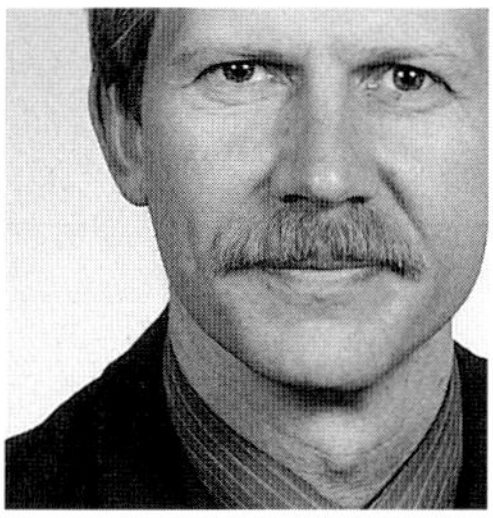

Dirk Arenz, Jahrgang 1961, lebt in Bonn. Studium der Germanistik und Philosophie, später der Humanmedizin an der Rheinischen Friedrich-Wilhelms-Universität in Bonn, dort auch Promotion. Ausbildung zum Facharzt für Psychiatrie und Psychotherapie an den Rheinischen Kliniken Bonn sowie an den Universitätskliniken Bonn, Halle/Saale und Köln. Seit 1999 ist er 1. Oberarzt der Abteilung Allgemeinpsychiatrie an der Rhein-Mosel-Fachklinik Andernach. Er ist verheiratet und hat drei Kinder.

Arbeitsschwerpunkte: Klinische Psychopathologie, Präventivmedizin, Psychiatriegeschichte.

E-Mail: D.Arenz@t-online.de